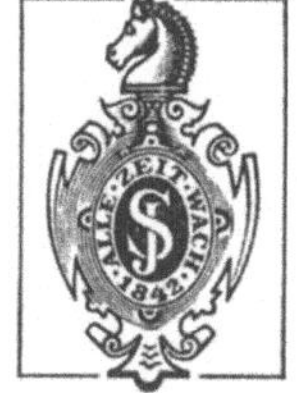

M. Dittrich   H.-M. Straßburg
E. Dinkel   B.-J. Hackelöer

Zerebrale Ultraschalldiagnostik
in Pädiatrie und Geburtshilfe

Mit 182 Abbildungen in 323 Einzeldarstellungen

Springer-Verlag
Berlin Heidelberg New York Tokyo

Dr. Matthias Dittrich
Kinderklinik und Kinder-Poliklinik, Klinikum der
Johannes Gutenberg-Universität, Langenbeckstraße 1, D-6500 Mainz

Dr. Hans-Michael Straßburg
Universitäts-Kinderklinik, Klinikum der Albert-Ludwigs-Universität,
Mathildenstraße 1, D-7800 Freiburg

Dr. Ernst Dinkel
Zentrum Radiologie, Klinikum der Universität Freiburg,
Hugstetterstraße 55, D-7800 Freiburg

Prof. Dr. B.-Joachim Hackelöer
Medizinisches Zentrum für Frauenheilkunde und Geburtshilfe,
Pilgrimstein 3, D-3550 Marburg 1

CIP-Kurztitelaufnahme der Deutschen Bibliothek
Zerebrale Ultraschalldiagnostik in Pädiatrie und Geburtshilfe / M. Dittrich . . . – Berlin;
Heidelberg; New York; Tokyo: Springer, 1985.
ISBN-13: 978-3-642-70000-2   e-ISBN-13: 978-3-642-69999-3
DOI: 10.1007/978-3-642-69999-3
NE: Dittrich, Matthias [Mitverf.]

Gesamtherstellung: G. Appl, Wemding. 2121/3140-543210

Vorwort

Die Fortschritte der sonographischen Gerätetechnik ermöglichen seit
1979 eine verläßliche zweidimensionale Darstellung der Strukturen des
Gehirns im Säuglingsalter. Die Methode hat sich mittlerweile einen festen Platz in der pädiatrischen Diagnostik erobert. Durch den Einsatz
transportabler Geräte kann für intensivmedizinisch behandelte Säuglinge auf zeitraubende Transporte verzichtet werden.
In der Wertigkeit der diagnostischen Aussage erbrachten Vergleichsuntersuchungen mit der Computertomographie und pathologisch-anato-
mische Studien eine sehr gute Übereinstimmung. So können frühzeitig
eine Hirnblutung oder ein Hydrozephalus nachgewiesen werden. Auch
Feinstrukturen wie Tumoren oder verschiedene Ödemformen, pathologische Veränderungen im Nahbereich, z. B. Subduralergüsse und spinale Erkrankungen, sind im Ultraschallbild gut erkennbar. Die Notwendigkeit zur Anwendung ionisierender Strahlen wird somit vermindert.
Die Beurteilung von Bewegungsabläufen (z. B. von Gefäßpulsationen)
im Echtzeitverfahren und die Dopplersonographie erlauben zusätzliche
Aussagen über dynamische Vorgänge, vor allem über die zerebrale
Durchblutung.
Ziel dieses Buches, welches aufgrund der Anregung zahlreicher Kollegen entstand, ist es, als systematischer Leitfaden zu dienen, der es erlaubt, die Methode zu erlernen und Kenntnisse zu vertiefen.
Nur ein optimaler Ausbildungsstand des Untersuchers erlaubt, die breiten Möglichkeiten der zerebralen Sonographie zu nutzen und den Rou-
tineeinsatz zu propagieren.
Um die Interpretation der Untersuchungsergebnisse zu erleichtern, ist
jedem Kapitel ein kurzer klinischer Abschnitt vorangestellt. Die Abbildungen werden durch schematische Darstellungen ergänzt und zum
Teil computertomographischen und pathologisch-anatomischen Befunden gegenübergestellt. Auf Literaturzitate im Text wurde verzichtet; da-
für findet sich am Ende jedes Kapitels eine Zusammenstellung der weiterführenden Literatur. In einem eigenen Kapitel wird die pränatale
Schädelsonographie ausführlich dargestellt. Dies erlaubt ein wesentlich
besseres Verständnis der Entstehung und der Ausprägung postpartaler
Befunde.
Das Buch entstand in gemeinsamer Arbeit der Autoren, wobei entsprechend den wissenschaftlichen Arbeitsgebieten die Kapitel Hirnblutung
und Hirnödem (Straßburg), Hydrozephalus und Varianten der normalen sonographischen Anatomie (Dittrich), zerebrale Fehlbildungen
(Dinkel) sowie die fetale Zerebraldiagnostik (Hackelöer) jeweils
schwerpunktmäßig bearbeitet wurden.
Wir möchten vielen Helfern für ihren Einsatz bei der Entstehung dieses
Buches herzlich danken: den Kollegen Dr. R. Bohlayer und Dr. H. Bode
für die konstruktive Mitarbeit, Herrn W. Meyer und Herrn H.-D. Hart-
mann für die zahlreichen Graphiken und Frau H. Tromp für ihre Ge-
duld und Mühe bei der Manuskripterstellung. Die Bearbeitung des

Bildmaterials erfolgte mit viel Engagement durch Frau H. Kretschmer
und Frau S. Zenzinger. Den Kollegen Dr. B. Ludwig und Prof. Dr.
C. Ostertag verdanken wir die computertomographischen Abbildungen; Dr. C. Wiestler stellte uns die pathologisch-anatomischen Abbildungen zur Verfügung. Herrn Dr. Ing. M. Schönemann danken wir für
die Durchsicht des Abschnittes „Physikalische und technische Grundlagen der Ultraschalldiagnostik".
Herzlicher Dank gilt vor allem Herrn B. Lewerich und Frau I. Oppelt
vom Springer-Verlag für das großzügige Entgegenkommen und bestän-
dige Engagement bei der Entstehung und Gestaltung dieses Buches.
Für Anregungen und kritische Hinweise sind wir jederzeit dankbar.

Januar 1985   Die Autoren

Inhaltsverzeichnis

Standardisierte Schnittebenen –
Graphische Zuordnung

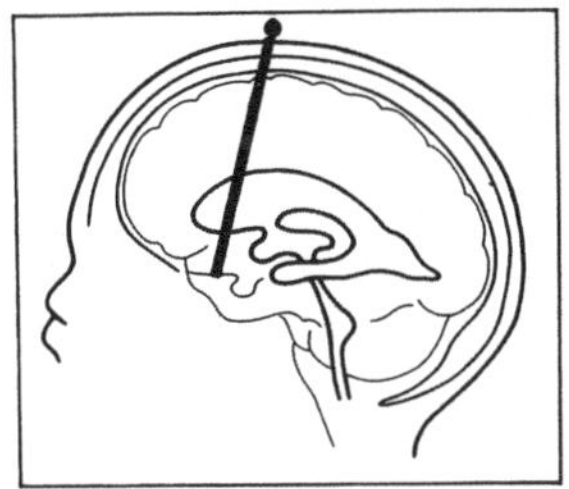

Vordere koronare Schnittebene

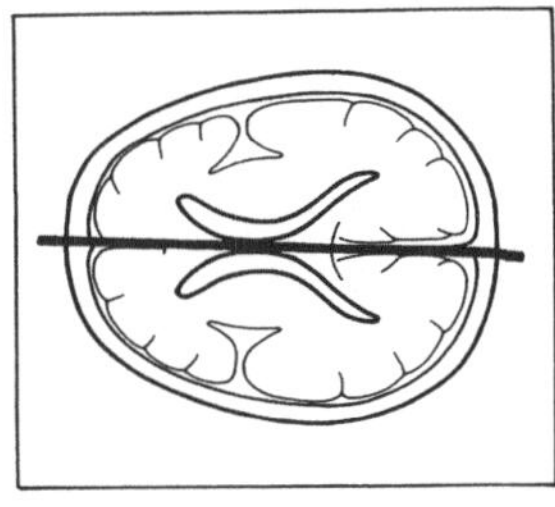

Sagittale Schnittebene

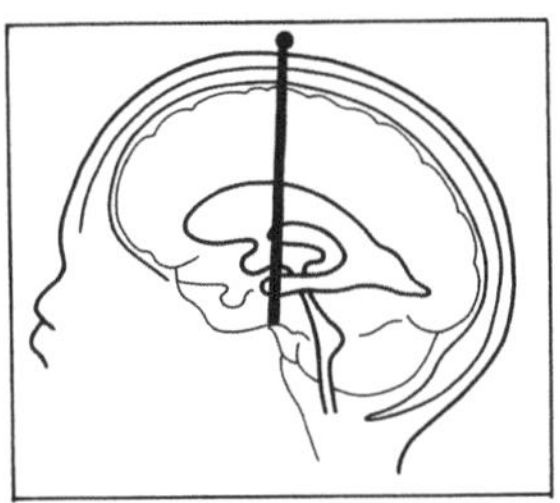

Mittlere koronare Schnittebene

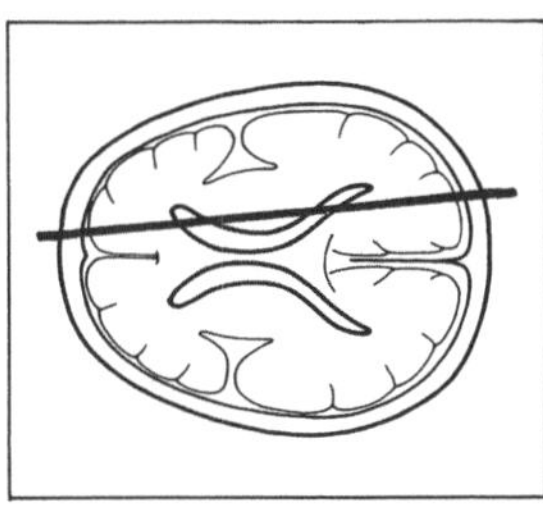

Parasagittale Schnittführung, rechts

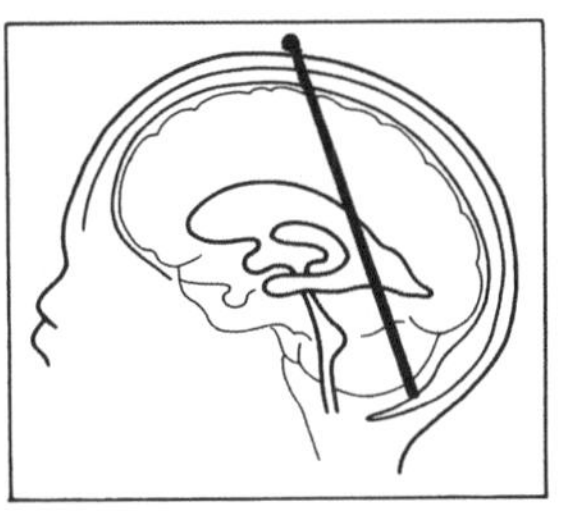

Hintere koronare Schnittebene

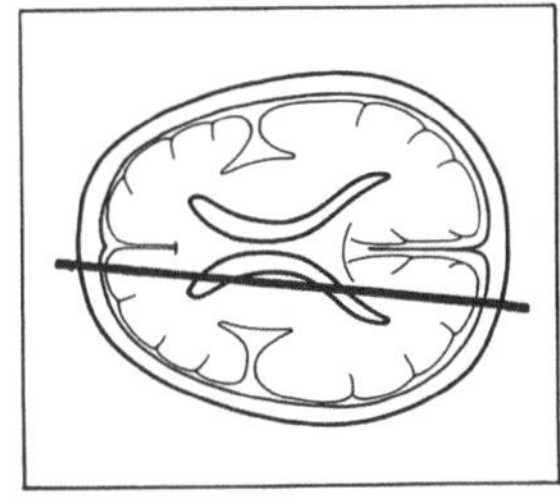

Parasagittale Schnittführung, links

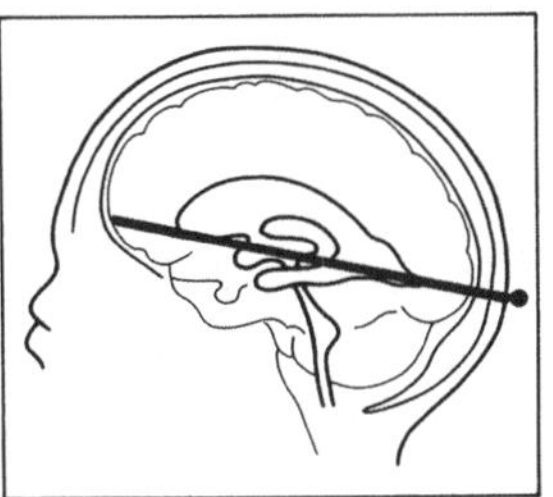

Transversale Schnittebene von okzipital

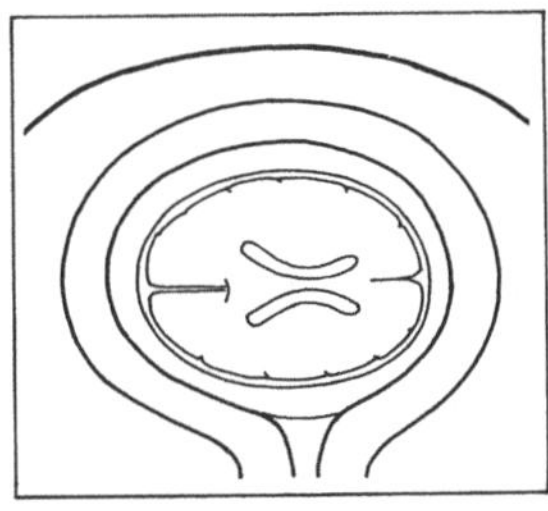

Intrauterine Schnittebene

1 Einleitung

1.1 Historische Einführung

Die Griechen nannten das Naturereignis des Widerhalls der Sprache, z. B. an steilen Felswänden, *Echo* ($\varepsilon\chi\omega$) und deuteten dies in ihrer Mythologie. So habe sich die Nymphe Echo in den schönen Narziß verliebt und, da sie keine Gegenliebe fand, vor Gram verzehrt, bis schließlich ihr Gebein zu Felsen wurde und nur die Stimme übrig blieb (Ovid, Metamorphosen III). Eine andere Version berichtet, daß Hera die Nymphe Echo aus Eifersucht in einen Felsen verwandelt habe, aus dem nur noch ihre Stimme ertönte.

Spallanzani (1794) aus Pavia postulierte beim Studium des Blindfluges der Fledermäuse einen „sechsten Sinn" dieser Tiere, mit dem sie sich im Raum orientieren können. Auch andere Tiere (Insekten, einzelne Nagetiere, Vögel und Fische) können sich ohne optische Organe gut zurechtfinden.

Die Gebrüder Curie (1880) beschrieben erstmals den *Piezoeffekt* (von $\pi\iota\acute{\varepsilon}\zeta\varepsilon\iota\nu$ = drücken) als elektrische Aufladung von Schwingquarzen durch mechanische Druckwirkung und entdeckten ein Jahr später die Umkehrung dieses Prinzips, die Entstehung mechanischer Energie durch Anlegen eines elektrischen Stromes an Quarzkristalle.

Der Untergang der „Titanic" 1912 nach einer Kollision mit einem Eisberg veranlaßte den Ingenieur Chilowsky und den Physiker Langevin 1916 zur Entwicklung des ersten Ultraschallgenerators. Sie hatten die lineare Ausbreitung von Ultraschallwellen im Wasser und ihre Reflexion an festen Körpern erkannt. Die reflektierten Wellen wurden zur Entfernungsmessung registriert. Als „Sonar" („sound navigation ranging") wurde diese Methode zur U-Boot-Erkennung von den Alliierten im 1. Weltkrieg bereits eingesetzt. Seither fand Ultraschall zunehmende Anwendung in der Industrie, z. B. zur zerstörungsfreien Materialprüfung von Stahl.

Die Brüder Dussik (1942), ein Neurologe und ein Physiker, begannen damit, hochfrequente mechanische Schwingungen als diagnostisches Hilfsmittel, z. B. bei der Suche nach Hirntumoren, anzuwenden. Mit ihrem sog. „Hyperphonographen" versuchten sie eine lineare Durchschallung des Schädels und eine Umwandlung der mechanischen Energie in Lichtenergie, die auf Photoplatten abgebildet wurde (Abb. 1.1). Ihre Hoffnung, so Hirnstrukturen darstellen zu können, ging nicht in Erfüllung. Die von ihnen gemessenen Veränderungen sind am wahrscheinlichsten mit der unterschiedlichen Dicke des Schädelknochens zu erklären.

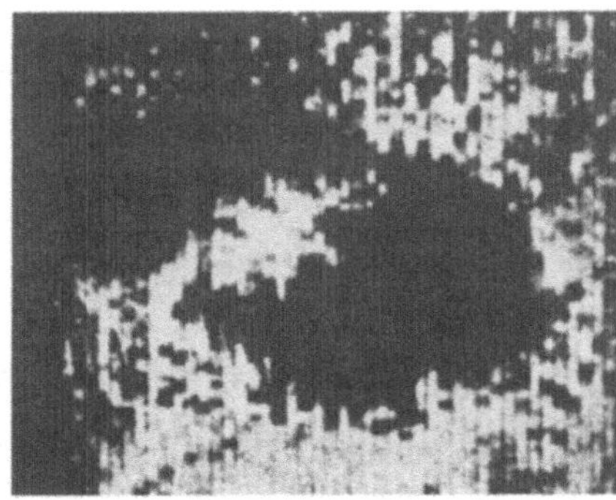
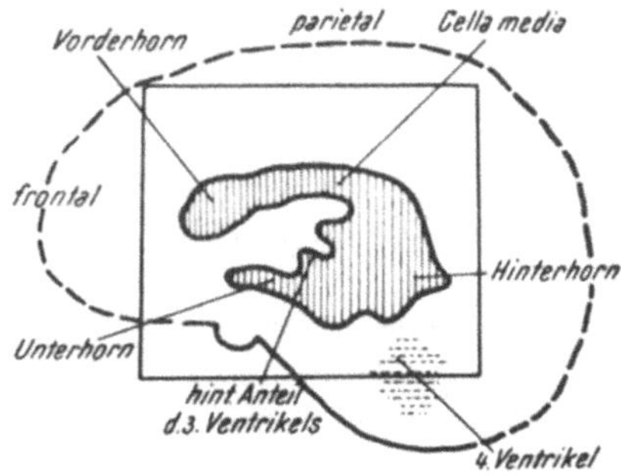

Abb. 1.1. Normales Hyperphonogramm nach Dussik. Die unterschiedliche Schallabschwächung durch den Schädelknochen wurde als Ventrikelsystem interpretiert. [Aus: Dussik KT (1952) Acta Neurochir 2: 387]

French et al. (1951) berichteten über die Möglichkeit, intrakranielle Tumoren mittels einer gepulsten eindimensionalen Echoreflexion am exstirpierten Leichenhirn darzustellen. Diese Methode wurde 1955 von dem Neurochirurgen Leksell erstmals zur Diagnostik von Verlagerungen der Mittellinienstrukturen des Gehirns angewendet. Ein Überblick über die Entwicklung und die Möglichkeiten der eindimensionalen, amplitudenmodulierten Echoenzephalographie findet sich z. B. in der Monographie von Schiefer u. Kazner (1973). Auch in der Pädiatrie fand diese Methode besonders zur Hydrozephalusdiagnostik breite Anwendung (Mostafawy 1971).

Versuche, intrakranielle Strukturen *zweidimensional* mit Hilfe des Ultraschalls darzustellen, erfolgten ab 1960 in mehreren Arbeitsgruppen mit verschiedenen Techniken, z. B. dem *Compoundscan,* dem *Linearscan* und dem elektronischen *Sektorscanner* (De Vlieger et al. 1963; Lombroso et al. 1968; Pendl 1974). Noch 1975 stellten Grumme u. Meese enttäuscht fest, daß eine zufriedenstellende Darstellung intrakranieller Strukturen mit den bestehenden apparativen Möglichkeiten nicht gegeben sei. White et al. (1978) erklärten dies hauptsächlich durch die Artefakte, die bei der Durchschallung des Schädelknochens entstehen. Die Entwicklung der Röntgencomputertomographie verminderte zunächst das Interesse an der zweidimensionalen Schädelsonographie.

Durch den intensiven Einsatz zweidimensionaler Sonographiegeräte in der Diagnostik der Abdominalorgane, des Herzens und des Auges wurden vielfältige technische Verbesserungen veranlaßt, z. B. in der Grauwertabstufung, den Verstärkerverfahren und der Einführung rotierender Schallköpfe zur Echtzeitdarstellung.

Pape et al. (1979) und Johnson et al. (1979) berichteten erstmals über die Darstellung von Hirnblutungen bei Frühgeborenen mit einem Linearscanner. Interessanterweise wurde erst 1979 von Cooke die Durchschallung der vorderen Fontanelle zur sonographischen Diagnostik intrakranieller Strukturen beim Säugling vorgeschlagen. Ausführlichere Darstellungen dieser Methode wurden dann von Dewbury u. Aluwihare und Ben-Ora et al. 1980 publiziert. Seither wurden über die zweidimensionale Echoenzephalographie beim Säugling eine Vielzahl von speziellen Fallbeschreibungen

und einige Übersichtsarbeiten (Babcock, Couture) veröffentlicht.

Die *Doppler-Sonographie* beruht auf dem von Doppler (1803–1853) beschriebenen Prinzip. Hiernach wird eine Welle, die von einem sich bewegenden Gegenstand reflektiert wird, in Abhängigkeit von dessen Geschwindigkeit in ihrer Frequenz verändert. Satomura (1959) konnte erstmals in der Medizin mit einem kontinuierlichen Schallstrahl („continuous wave") ein Korrelat der Blutflußgeschwindigkeit der Arterien registrieren. Die Methode wurde dann zur unblutigen Bestimmung des Blutdrucks, zum Nachweis fetaler Herzaktionen und zur Anzeige der Strömungsrichtung in den Gefäßen eingesetzt. Technische und methodische Weiterentwicklungen ermöglichen heute eine zunehmend genauere Diagnostik extrakranieller Hirnarterienstenosen und -verschlüsse. Aber auch Gliedmaßenarterienstenosen, tiefe Beinvenenthrombosen sowie Venenklappeninsuffizienzen und arteriovenöse Shunts können nichtinvasiv mit der Doppler-Sonographie nachgewiesen werden.

1979 berichtete Bada erstmals über die Möglichkeit, die Blutflußgeschwindigkeit der A. cerebri anterior des Säuglings durch die offene vordere Fontanelle Doppler-sonographisch zu registrieren. Der von ihr, in Anlehnung an den „index de résistance" von Pourcelot (1974), gebildete „pulsatility index" (P. I.) wurde in mehreren Arbeiten zur Charakterisierung des intrakraniellen Blutflusses verwendet.

Spencer (1978) führte die *gepulste Doppler-Sonographie* in die Echokardiographie ein. Hiermit ist eine Bestimmung des Strömungsprofils in den Gefäßen möglich. In Kombination mit der zweidimensionalen Sonographie (Duplexscan) können auch kleine intrakranielle Gefäße mit der gepulsten Methode lokalisiert und registriert werden.

Literatur

Babcock DS, Han BK (1981) Cranial ultrasonography of infants. Williams and Wilkins, Baltimore, London

Backmund H (1980) Kraniale Computertomographie im Kindesalter. Pädiatr Prax 23: 473–483

Bada HS, Hajjar W, Chua C, Sumner DS (1979) Noninvasive diagnosis of neonatal asphyxia and intraventricular hemorrhage by Doppler ultrasound. J Pediatr 95, 775–780

Ben-Ora A, Eddy L, Hatch G, Solida B (1980) The anterior fontanelle as an acoustic window to the neonatal ventricular system. J Clin Ultrasound 8: 65–67

Cooke RWI (1979) Ultrasound examination of neonatal heads. Lancet 7: 38

Couture A, Cadier L (1983) Echographie cérébrale par voie transfontanellaire Editions Vigot (Paris)

Dewbury KC, Aluwihare APR (1980) The anterior fontanelle as an ultrasound window for study of the brain: A preliminary report. Br J Radiol 53: 81–84

Dussik KT (1942) Über die Möglichkeit, hochfrequente mechanische Schwingungen als diagnostisches Hilfsmittel zu verwenden. Z Ges Neurol Psychiatry 174: 153

French LA, Wild JJ, Neal D (1951) The experimental application of ultrasonic to the localisation of brain tumors. J Neurosurg 8: 198–203

Freund H-J, Somer JC, Kendel KH, Voigt K (1973) Electronic sector scanning in the diagnosis of cerebrovascular and space-occupying diseases. Neurology (NY) 23: 1147–1159

Grumme T, Meese W (1975) Die zweidimensionale Echoencephalographie (B-Scan) des kindlichen Hirnkammer-Systems. Neuropädiatrie 6: 65–76

Heimburger RF, Fry FJ, Franklin TD, Sanghvi NT, Gardner G, Muller J (1976) Two dimensional ultrasound scanning of excised brains – I. Normal anatomy. Ultrasound Med Biol 2: 279–285

Johnson ML, Mack LA, Rumack CM, Frost M, Rashbaum C (1979) B-Mode. Echoencephalography in the normal and high risk infant. AJR 133: 375–381

Kossoff G, Garrett WJ, Radavanovich G (1974) Ultrasonic atlas of normal brain of infant. Ultrasound Med Biol 1: 259–266

Leksell L (1955) Echo-encephalography I. Acta Chir Scand 110: 301–315

Lombroso CT, Erba G, Yogo T (1968) Two-dimensional ultrasonography: A method to study normal and abnormal ventricles. Pediatrics 42: 157–174

Mostafawy A (1971) Pediatric sonoencephalography. Springer, Berlin Heidelberg New York

Pape KE, Cusick G, Houang MTW, Blackwell RJ, Sherwood A, Thorburn RJ, Reynolds EOR (1979) Ultrasound detection of brain damage in preterm infants. Lancet I: 1261–1264

Pendl G (1974) Two-dimensional ultrasound encephalography in infants and children. Neuropädiatrie 5: 5–18

Pourcelot L (1974) Applications cliniques de l'examen Doppler transcutané. INSERM 34, 213

Radü EW, Kendall BE, Moseley IF (1980) Computertomographie des Kopfes. Thieme, Stuttgart New York

Satomura S (1959) Study of the flow patterns in peripheral arteries by ultrasonics. J acoust Soc Jap 15: 151–158

Schiefer W, Kazner E (1967) Klinische Echo-Encephalographie. Springer-Verlag, Berlin Heidelberg New York

Somer JC (1968) Electronic sector scanning for ultrasonic diagnosis. Ultrasonics 6: 153–159

Vlieger M de (1980) Evaluation of echoencephalography. J Clin Ultrasound 8: 39–47

Vlieger M de, Sterke A, de Molin CE, van der Ven C (1963) Ultrasound for two dimensional echoencephalography. Ultrasonics 1: 148–151

White DN, Curry GR, Stevenson RJ (1978) The acoustic characteristics of the skull. Ultrasound Med Biol 4: 225–252

1.2 Physikalische und technische Grundlagen der Ultraschalldiagnostik

Schall mit einer Frequenz, die über dem für Menschen hörbaren Bereich von 16 000 Hertz liegt, bezeichnet man als Ultraschall. Ultraschallwellen sind an Materie gebundene mechanische Schwingungen. Es handelt sich um Longitudinalwellen, d.h. die Schwingungsachse der Masseteilchen entspricht der Ausbreitungsrichtung der Welle. Die Weitergabe der Bewegungsenergie beruht auf der elastischen Ankopplung der Masseteilchen aneinander, während die Teilchen selbst ausschließlich um ihre Ruhelage schwingen und somit örtlich stationär bleiben; somit pflanzt sich nur die Verdichtung bzw. Verdünnung der Materie fort.

Die Schallfrequenz gibt die Zahl der Schwingungen pro Sekunde an. Die Maßeinheit ist das Hertz (Hz). In der medizinischen Diagnostik sind Schallfrequenzen zwischen 2 und 10 MHz üblich.

- 1 Hz   1 Schwingung/s,
- 1 KHz (Kilohertz)   1000 Schwingungen/s,
- 1 MHz (Megahertz)   1 Million Schwingungen/s.

Die Distanz zwischen 2 Zonen mit gleicher Dichte, d.h. mit gleichem Druck innerhalb der Longitudinalwelle entspricht der Wellenlänge Lambda (λ). Die Ausbreitungsgeschwindigkeit der Schallwelle ist von der Materie abhängig:

- Luft 331 m/s,
- Fett 1476 m/s,
- Wasser ca. 1492 m/s,
- Gehirnparenchym 1530 m/s,
- Muskel 1568 m/s,
- Knochen ca. 3300 m/s.

Die Ausbreitungsgeschwindigkeit der Ultraschallwellen in biologischem Gewebe streut in einem relativ engen Bereich. Für medizinisch-diagnostische Geräte wird eine mittlere Ausbreitungsgeschwindigkeit im Gewebe von 1540 m/s zugrunde gelegt.

Die Wellenlänge λ ändert sich in Abhängigkeit vom Medium entsprechend der Formel $c = f \cdot \lambda$. Bei einer üblichen Ultraschallfrequenz (f) von 3,5 MHz und einer durchschnittlichen Ausbreitungsgeschwindigkeit (c) der Welle im Körpergewebe von 1540 m/s beträgt beispielsweise die Wellenlänge 0,44 mm.

Die spezifische Ultraschallimpedanz Z oder der Wellenwiderstand ist ein Maß für die Kraft, die erforderlich ist, um eine Schwingung in Materie zu erzeugen, d.h. um Masseteilchen aus der Ruhelage auszulenken. Der Wellenwiderstand Z ist abhängig von der Ausbreitungsgeschwindigkeit c der Welle und der materialspezifischen Dichte ρ des Mediums.

$$Z = \rho \cdot c.$$

Die Ultraschallintensität ist eine Größe für die Schwingungsenergie, die pro Zeiteinheit und pro Flächeneinheit in Wellenausbreitungsrichtung weitergeleitet wird. Diese Intensität wird in W/m^2 gemessen und beträgt bei medizinisch-diagnostischen Ultraschallgeräten in der Regel unter 10 mW/cm^2.

1.2.1 Absorption

Bei der Ausbreitung der Ultraschallwelle in Materie wird durch innere Reibung benachbarter Masseteilchen die Bewegungsenergie teilweise in Wärme umgewandelt. Der Grad der Absorption ist von der Schallfrequenz und vom Gewebe abhängig. Die Absorption steigt mit zunehmender Frequenz (1–10 MHz) linear an. Wasser absorbiert Ultraschall nur wenig, Knochen sehr stark. Die Absorption verursacht neben der Reflexion und Streuung den größten Energieverlust der Ultraschallwellen im Gewebe. Daraus ergibt sich, daß der Energieverlust der Ultraschallwelle in Abhängigkeit von der durchlaufenen Gewebedicke und damit auch in Abhängigkeit von der Laufzeit des Schallimpulses zunimmt.

Je höher die Ultraschallfrequenz, desto geringer wird bei gleicher Schalleistung des Senders die Eindringtiefe in das Gewebe. Eine kompensatorische Erhöhung der in das Gewebe eingestrahlten Schallintensität ist jedoch nicht beliebig möglich. Hieraus ergibt sich, daß bei der Diagnostik oberflächennaher Strukturen oder Organe, wie beispielsweise der Schilddrüse, höhere Ultraschallfrequenzen, (z. B. 7,5 MHz) mit besserem Auflösungsvermögen eingesetzt werden können, während die Oberbauchsonographie bei Erwachsenen mit einer erforderlichen Eindringtiefe von ca. 20 cm sich üblicherweise mit einer Schallfrequenz von 3,5 MHz begnügen muß.

Bei Kindern mit ihrem geringeren Körperdurchmesser sind höhere Schallfrequenzen einsetzbar.

Unter dem Absorptionskoeffizienten, der gewebespezifisch ist, versteht man den Energieverlust in dB zwischen 2 Punkten, die 1 cm auseinander liegen. Der Absorptionskoeffizient ist von der Frequenz der Ultraschallwelle abhängig. In menschlichem Gewebe beträgt die Absorption ungefähr 1 dB/cm.

1.2.2 Reflexion

Ultraschallwellen werden an der Grenzfläche von Medien mit unterschiedlichen physikalischen Eigenschaften (Ausbreitungsgeschwindigkeit für Schall: c, materialspezifische Dichte: ρ) teilweise reflektiert, teilweise weitergeleitet. Das Verhältnis zwischen dem Anteil der reflektierten und dem Anteil der weitergeleiteten Energie ist direkt vom Wellenwiderstand Z der die Grenzfläche bildenden Medien abhängig ($Z = \rho \cdot c$). Der Reflexionsfaktor R gibt für den Fall der senkrecht zur Grenzfläche einfallenden Welle den relativen Anteil der reflektierten Energie wieder:

$$R = \frac{Z_2 - Z_1}{Z_2 + Z_1}.$$

Die Grenzfläche von Medien mit gleichem Wellenwiderstand verursacht keine Reflexion. Der Reflexionsfaktor für Weichteilgewebe, d.h. der Anteil der reflektierten Energie, liegt unter 1%. Ist der Schallwellenwiderstand zweier Medien sehr groß, beispielsweise Leber/Luft, so wird die gesamte Energie der Welle reflektiert, es tritt eine Totalreflexion auf. Bei Knochen tritt zwar keine Totalreflexion auf, der Anteil der reflektierten Energie ist jedoch so hoch, daß die durch den Knochen weitergegebene Energie nicht mehr ausreicht, um noch verwertbare Informationen zu gewinnen. Außerdem bewirkt die Trabekelstruktur der Spongiosa eine unterschiedliche Ausbreitungsgeschwindigkeit der Schallwelle und somit eine verzerrte Darstellung der intrakraniellen Strukturen. Für die Schädeldiagnostik bedeutet dies, daß bei ossifizierter Kalotte die vordere und hintere Fontanelle als Schallfenster benutzt werden müssen.

Der im zweiten Medium weitergeleitete Energieanteil wird nach den Wellengesetzen gebrochen. Da im Weichteilgewebe, beispielsweise dem Gehirn, die Ausbreitungsgeschwindigkeiten der Schallwellen nur geringfügig divergieren, ergeben sich vernachlässigbare Abweichungen von der ursprünglichen Ausbreitungsrichtung, wenn die Schallwelle die Grenzfläche zwischen 2 Medien passiert.

$$\frac{\sin \alpha_1 \text{ (Einfallswinkel)}}{\sin \alpha_2 \text{ (Ausfallswinkel)}} = \frac{c_1}{c_2}.$$

Beim Bildaufbau in der medizinischen Ultraschalldiagnostik wird fast ausschließlich die Information verarbeitet, die sich aus der Reflexion der Schallwelle an den Grenzflächen ergibt, die senkrecht zur Wellenausbreitungsrichtung liegen.

1.2.3 Streuung

Unter Streuung versteht man die „ungerichteten Reflexionen", die an den zahlreichen Grenzflächen des Gewebes auftreten. Die Mehrzahl der Gewebe im Körper streut den Schall in alle Richtungen. Der Anteil dieses Energieverlustes der Schallwelle ist relativ niedrig. Die Rauhigkeit natürlich vorkommender Grenzflächen im Gewebe ergibt, daß mit jeder Reflexion einer Schallwelle, bezogen auf die Hauptausbreitungsrichtung, eine Streuung einhergeht.

Da der in das Körperinnere abgestrahlte Echoimpuls entsprechend der Länge seiner Laufzeit, d.h. der im Gewebe zurückgelegten Laufstrecke, durch Absorption, Streuung und Brechung Energieverluste erfährt, müssen gleichzeitig laufzeitabhängig die zurückgekehrten Echoimpulse eine exponentielle Verstär-

kung erfahren. Dies soll gewährleisten, daß für gleiche Impedanzsprünge in unterschiedlicher Tiefe im Gewebe eine identische Abbildung entsteht.

1.2.4 Technische Erzeugung von Ultraschallwellen

Ultraschallwellen werden in den zur medizinischen Diagnostik verwendeten Geräten unter Ausnutzung des „piezoelektrischen Effektes" erzeugt. Kristalline Materialien, wie Quarz oder das künstlich hergestellte Bariumtitanat, ändern beim Anlegen einer Wechselspannung entsprechend der Wechselstromfrequenz die Anordnung ihres Kristallgitters und damit ihre Dicke, da sich bei der positiven Schwingung die Kristallgitter weiten und bei der negativen Schwingung enger angeordnet werden. Diese induzierte Dickenänderung der Piezokeramik wird als Longitudinalwelle, d.h. hier als Ultraschallwelle, an das umgebende Medium weitergegeben. Die Funktion des Schallkopfes als Sender beruht auf der frequenzgekoppelten Umwandlung elektrischer in mechanische Energie. Gleichzeitig wird in der medizinischen Diagnostik die aus dem Gewebe reflektierte mechanische Energie der zurückkehrenden Ultraschallwelle am gleichen Kristall in umgekehrter Weise wieder in elektrische Energie transformiert. Somit liegt die Funktion des Senders und Empfängers im gleichen Kristall mit dem in beiden Richtungen wirksamen „piezoelektrischen" Effekt.

1.2.5 Echoimpulstechnik

Die medizinischen Ultraschalldiagnostikgeräte arbeiten nach dem Impuls-Echo-Verfahren. Ein Schallimpuls von 2–3 Wellenlängen Dauer wird im Mikrosekundenbereich emittiert, und der Sender schaltet anschließend auf Empfang. Die zeitliche Relation zwischen Senden und Empfang beträgt etwa 1:1000. An Grenzflächen von Medien mit unterschiedlichem Wellenwiderstand wird die Ultraschallenergie teilweise reflektiert und nach einer Laufzeit, die der doppelten Strecke vom Sender zur reflektierenden Grenzfläche entspricht, wieder vom Empfänger aufgenommen. Unter der Annahme einer durchschnittlichen Ausbreitungsgeschwindigkeit der Ultraschallwelle von 1540 m/s kann aus der Laufzeit des Echoimpulses (Sender/reflektierende Grenzfläche/ Empfänger) die Entfernung der reflektierenden Struktur vom Sender, d. h. die Tiefenlokalisation im Körper, berechnet werden.

1.2.6 Ultraschallfeld

Das Kernstück des Senders bzw. des Empfängers des Ultraschallapplikators besteht aus dem Wandler (bzw. dem Schwinger oder Transducer). Eine günstige Geometrie des in den Körper abgestrahlten Schallfeldes wird erreicht, wenn der Durchmesser des Piezokristalls wesentlich größer als die Wellenlänge des Ultraschalles ist. Im Nahbereich des Ultraschallfeldes verlaufen die Schallwellen parallel, im Fernfeld divergieren sie unter dem Winkel α. Das Nahfeld ist annähernd zylindrisch, der Durchmesser des Schallstrahles nimmt bis zur Übergangszone vom Nah- zum Fernfeld, dem sog. natürlichen Fokus ab. Die Länge des Nahfeldes, d. h. der Abstand Applikator/Fokus, entspricht der Fokustiefe (Abb. 1.2).

Die schallkopfnahe Zone des Gewebes ist für diagnostische Aussagen schlecht geeignet, da physikalisch bedingt in diesem Bereich ein inhomogenes Schallfeld mit rasch wechselndem Schalldruck vorliegt. Dadurch werden Schallimpulse nicht nur vom Gewebe, sondern auch durch die physikalisch bedingten Unregelmäßigkeiten beeinflußt, was die Gefahr der Artefaktentstehung bei der bildlichen Informationsauswertung der reflektierten Schallenergie beinhaltet. Zonen gleicher Schalldruckamplitude finden sich erst im Fokus und im Fernfeld. Durch die Verwendung einer Vorlaufstrecke,

beispielsweise mit Wasser, kann die ungünstige Nahzone in der Abbildung vermieden werden. Die innere Zone des Schallfeldes zeigt die größte Schalldruckamplitude; der größte Teil der für den Bildaufbau verwendeten Information wird durch die zentrale Zone des Schallfeldes geliefert.

1.2.7 Auflösungsvermögen

Die Fähigkeit, 2 eng benachbarte Strukturen getrennt abzubilden, wird als Auflösungsvermögen bezeichnet. Man unterscheidet bei der Ultraschalldiagnostik das seitliche oder laterale und das axiale Auflösungsvermögen. Das laterale Auflösungsvermögen ist von der Schallfeldgeometrie und der Frequenz, das axiale von der Schallimpulsdauer abhängig. Bei hoher Schallfrequenz kann eine kürzere Impulsdauer gewählt werden. Die axiale Auflösung bei einer Schallfrequenz von 3–4 MHz beträgt ca. 1 mm. Das laterale Auflösungsvermögen ist geringer, es beträgt ca. 3–5 mm. Das beste laterale Auflösungsvermögen ist im Bereich der Fokuszone gegeben. Das axiale Auflösungsvermögen hingegen ist über die gesamte Eindringtiefe im Gewebe konstant. Ein Schallkopf mit kleinem Durchmesser und höherer Frequenz verbessert die Auflösung im Nahfeld, die Fernfeldauflösung hingegen wird schlechter. Bei einem Schallkopf mit großem Durchmesser liegt der Fokusbereich tiefer und verbessert dort die laterale Auflösung zu Lasten des Nahfeldbereiches. Bei fokussiertem Schallkopf wird durch eine konkave Oberfläche das Schallfeld in der Fokuszone gebündelt. Nachteilig ist, daß hierbei das Schallfeld hinter der Fokuszone stärker divergiert.

1.2.8 Abbildungsverfahren in der Ultraschalldiagnostik

A-Bildverfahren

Bei dem A-Bildverfahren (A = amplitude) wird der reflektierte Echoimpuls graphisch dargestellt (Abb. 1.3). Auf der X-Achse wird die über die Laufzeit berechnete Tiefe bzw. Distanz der reflektierenden Strukturen vom Sender, d. h. von der Körperoberfläche, abgebildet. Die

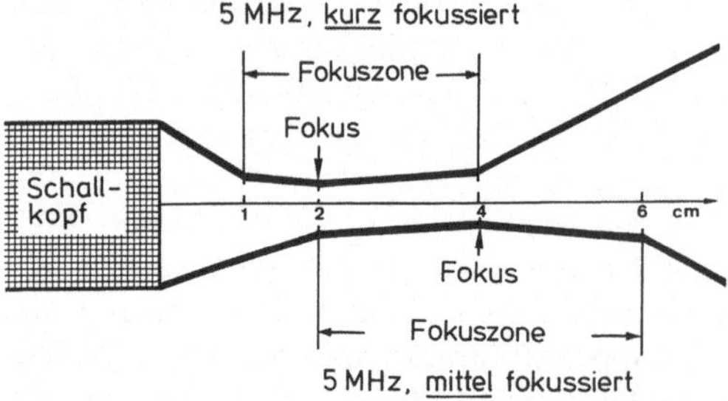

Abb. 1.2. Darstellung der Schallfeldgeometrie in Abhängigkeit von der Fokussierung. Einzelheiten s. Text

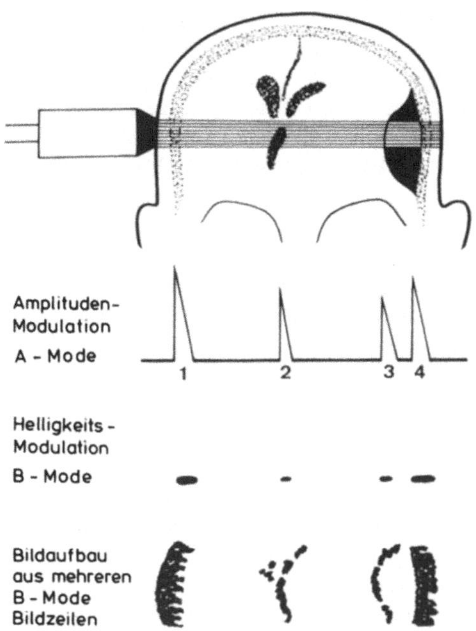

Abb. 1.3. Unterschiedliches Abbildungsprinzip im amplituden- und helligkeitsmodulierten Bildaufbau. Epidurales Hämatom mit Massenverlagerung. *1* Schädelkalotte, *2* Mittellinienstrukturen, Ventrikelsystem, *3* Epiduralhämatom, *4* Schädelkalotte

Auslenkung in der Y-Achse korreliert zur Schallintensität, d.h. zum Prozentsatz des reflektierten Energieanteils bezogen auf den emittierten Impuls. Je höher der Impedanzsprung an den reflektierenden Grenzflächen, desto höher die prozentual reflektierte Energie und desto größer der Amplitudenausschlag. Anwendung findet diese Technik heute noch zur Vermessung der Abstände von Strukturen, z.B. bei der Echoenzephalographie, in der Ophthalmologie und zur Gewebefeincharakterisierung.

B-Bildverfahren

Die Tiefenlokalisation der reflektierenden Grenzschichten erfolgt in gleicher Weise wie beim A-Scan. Die Energie des reflektierten und somit vom Empfänger aufgenommenen Echoimpulses steuert hier nicht die Höhe der Amplitude, sondern erscheint als Helligkeitsfleck unterschiedlichen Grades (B = brightness, engl. = Helligkeit). Dabei haben die auf dem

Monitor entsprechend ihrer Laufzeit linear aufgereihten Punkte energieabhängige Grauwerte zwischen schwarz und weiß, wobei die Zahl der unterscheidbaren Graustufen bei digital arbeitenden Geräten bis 64 betragen kann. In einer Schnittebene des Körpers entstehen somit durch multiple nebeneinander gesetzte „Echolinien", die jeweils von einem Sendekristall bzw. Empfangskristall erzeugt werden, zweidimensionale Bilder.

M-Bildverfahren

Hierbei wird eine Echoimpulslinie bei konstantem Schalleinfallswinkel kontinuierlich entsprechend dem B-Modus aufgezeichnet und mit konstanter Geschwindigkeit über den Bildschirm bewegt (M = motion). Bei sich bewegenden Strukturen, wie beispielsweise dem Myokard oder den Herzklappen kann somit ein Zeit-Bewegungs-Diagramm („time-motion") entstehen. Die jeweils interessierende Schnittlinie wird durch Kippen oder Versetzen des Applikators aufgesucht. Bei einigen Geräten kann die gewünschte Schnittlinie im B-Bild ausgewählt werden.

1.2.9 Gerätetypen der B-Bilddiagnostik

Compound-Ultraschallgeräte

Bei den Compound-Ultraschallgeräten ist der Schallkopf nicht frei beweglich, sondern über Winkelarme mit dem Ultraschallgerät verbunden. Der von Hand geführte Schallkopf ist jeweils nur in einer Ebene bewegbar. Positionsmelder an den Winkelarmgelenken erlauben eine Umsetzung der Meldung von Schallkopfposition und Schallstrahlrichtung in einen räumlich richtigen Bildaufbau. Durch Kippung des Schallkopfes oder Bewegung über die Körperoberfläche wird ein zweidimensionales Ultraschallschnittbild in der durch den Winkelarm jeweils fest definierten Schnittebene aufgebaut. Die Registrierung der Echosignale erfolgt auf einem Speichermonitor als stehendes Bild. Der Zeitaufwand dieser Untersuchungstechnik mit sehr guter Bildqualität aber langsamem Bildaufbau ist relativ hoch. Im Gegensatz zur Abdominaldiagnostik sind am Gehirn mögliche Artefakte durch Bewegungen des Patienten von geringerer Bedeutung.

Real-time-Ultraschallgeräte

Im Gegensatz zum langsamen Bildaufbau beim Compoundgerät wird hier das gesamte Schnittbild automatisch bis zu 50mal pro Sekunde aufgebaut. Dies erlaubt die filmähnliche Darstellung von Bewegungen, beispielsweise des Herzens oder der atmungsbedingten Organverschiebung.

Aufgrund des unterschiedlichen Bildaufbaues und der Form des Schallbildes unterscheidet man Parallel- und Sektorscanner. Die Geräte können auf elektronischer oder mechanischer Basis arbeiten. Beim elektronischen Parallel- oder Linearscanner senden die im Ultraschallapplikator linear angeordneten Wandler („linear array") zeitlich nacheinander den Ultraschallimpuls. Der Schallstrahl erzeugt einen rechtwinkligen Bildausschnitt mit parallelen Bildzeilen wie beim Compoundscanner. Durch die gebündelte Ansteuerung der meist 64–72 Elemente auf dem Applikator werden bessere Abbildungseigenschaften als bei der Einzelansteuerung der Wandlerelemente erreicht.

Bei mechanischen Real-time-Ultraschallgeräten wird das Ultraschallfeld durch die mechanische Bewegung des Wandlers ausgelenkt. Beim Rotationsscanner rotiert eine beliebige Anzahl von Einzelwandlern um eine Achse, beim Pendelscanner schwingt der Schallkopf um einen Nullpunkt. Es entsteht bei beiden Verfahren ein sektorförmiges Schallbild mit einem Öffnungswinkel von 30–100°.

Bei gleichzeitiger, aber phasenverschobener Ansteuerung der einzelnen Wandlerelemente kann auch bei elektronischen Real-time-Geräten ein sektorförmiges Bild aufgebaut werden („phased array"). Dies wird erreicht, indem zwar die Phasenverzögerung von Wandlerelement zu Wandlerelement konstant bleibt, sich jedoch von einer Ansteuerung der Wandlerelemente zur nächsten ändert. Die resultierende Schallwelle führt dadurch eine sektorförmige Bewegung aus.

Die Vorteile des Sektorscanners sind eine kleine Ankopplungsfläche bei kleinem Schallkopf; dies ist beispielsweise wichtig für die Untersuchung durch eine nur kleine vordere Fontanelle. Der Sectorscanner erlaubt somit die Darstellung von Strukturen, die hinter „schallfeindlicher" Materie (Knochen, Luft) gelegen sind.

Nachteilig kann bisweilen sein, daß das Nahfeld relativ klein ist. Dies läßt sich jedoch durch das Vorschalten einer Wasservorlaufstrecke verbessern. Wichtig ist dies beispielsweise bei der Diagnostik der Meningomyelozele, des Subduralergusses oder der äußeren Hirnatrophie, wenn die Veränderungen im Nahfeldbereich gelegen sind.

1.2.10 Grundlagen der Doppler-Sonographie[1]

Nach dem von C.J. Doppler erstmals erkannten physikalischen Gesetz werden Wellen, die von bewegten Körpern ausgesendet werden, in Abhängigkeit von der Größe und Richtung des Geschwindigkeitsvektors dieser Körper in ihrer Frequenz verändert. Bekannte Beispiele hierfür sind die zunehmende Geräuschfrequenz eines herannahenden Zuges und die sog. Rotverschiebung als Ausdruck der Bewegung weit entfernter Himmelskörper in der Astronomie.

In der Anwendung von Ultraschall wird in der Medizin mit zwei verschiedenen Techniken der Doppler-Effekt eingesetzt.

Bei der continuous-wave Methode (cw) erfolgt eine kontinuierliche Durchschallung des Gewebes, wobei Aussende- und Empfangs-Kristall getrennt arbeiten. Somit werden alle sich bewegenden Partikel, auch in übereinander liegenden Gefäßen, dopplersonographisch erfaßt.

Bei der gepulsten Methode werden kurze Ultraschall-Impulse ausgesendet und nach einem definierten Zeitintervall vom gleichen Kristall wieder empfangen. So ist die Registrierung bewegter Partikel in einem begrenzten Areal, dem sog. „sample volume" möglich, das von der Frequenz und Geschwindigkeit der ausgesendeten Ultraschallwelle, der Schallimpuls-Dauer und der Dauer der Impuls-Intervalle definiert wird (Abb. 1.4).

Mit Ultraschall-Wellen zwischen 2 und 20 MHz kann die Durchströmungsgeschwin-

---

[1] Literatur s. S. 134

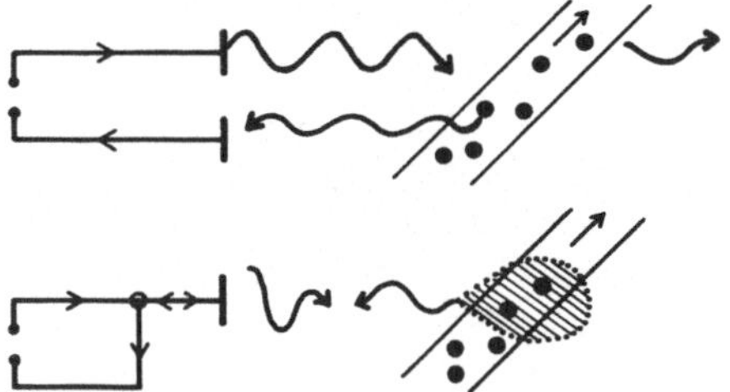

Abb. 1.4. Prinzip der Dopplerregistrierung. Einzelheiten s. Text

digkeit in Blutgefäßen im hörbaren KHz-Bereich registriert werden.

Wenn die Schallgeschwindigkeit im Gewebe, die ausgesendete Ultraschall-Frequenz, der Gefäß-Durchmesser, der Beschallungswinkel und die Doppler-Differenz-Frequenz bekannt sind, ist eine quantitative Bestimmung der Strömungsgeschwindigkeit nach der folgenden Formel möglich:

$$\text{Strömung/Zeit} = Q_t =$$

$$\frac{\pi \cdot s^2}{8\,n} \cdot \frac{\cos^2\alpha - 1}{\cos\alpha} \cdot \frac{c}{f} \sum^{n} f\,dn\,(t),$$

c   = Schallgeschwindigkeit,
f   = Ultraschall-Frequenz,
s   = Gefäß-Durchmesser,
f dn = Doppler-Differenzfrequenz,
α = Beschallungs-Winkel.

Die Blutpartikel haben, abhängig von ihrer Größe und vom Strömungsprofil im Gefäß sehr unterschiedliche Flußgeschwindigkeiten; in den großen Hirnarterien beträgt diese in der Systole 10–30 cm/sec, es werden jedoch auch Geschwindigkeiten bis zu 100 cm/sec und mehr erreicht.

Mit der cw-Methode wird normalerweise die Mittelung aller doppler-sonographisch gemessenen Frequenzen in einer sog. Summenkurve als *Frequenz-Shift* registriert. Dabei kommt die Intensität, d.h. die Häufigkeit der einzelnen Frequenzen nicht zum Ausdruck. Für einen definierten Frequenzbereich ist in einigen Geräten dies als *Intensitäts-Shift* meßbar.

Eine verlängerte Zeitkonstante bewirkt eine zunehmende Abflachung der Frequenz-Shift-Kurve, was dem mittleren Fluß des beschallten Areals entspricht.

Mit Hilfe einer raschen *Frequenz-Spektral-Analyse nach Fourier* kann eine gleichzeitige Darstellung aller dopplersonographisch registrierten Frequenzen und ihrer Intensitäten erfolgen. Durch eine Kombination der gepulsten Methode mit der Frequenz-Spektral-Analyse ist eine genaue Darstellung des Strömungs-Profils eines Gefäßes möglich. Unter standardisierten Bedingungen ist dies im Tierversuch auch an sehr kleinen Arterien bereits erfolgt.

Die Kombination der zweidimensionalen sonographischen Darstellung mit der dopplersonographischen Registrierung wird als *Duplex-Scan-Technik* bezeichnet. Sie wird in der Echocardiographie und bei der Messung des Blutflusses der Nabelarterie intrauterin mit Erfolg eingesetzt.

Literatur

Bergmann L (1954) Der Ultraschall, 6. Aufl. Hirzel, Stuttgart

Fry FJ (ed) (1978) Ultrasound: Its applications in medicine and biology. Part I and II. Elsevier, Amsterdam Oxford New York

Habermehl A, Hackelöer BJ (1983) Physikalische und technische Grundlagen der Sonographie. Dtsch Ärztebl 80: 41: 41–58

Haerten R (1980) Technische Kenngrößen von Ultraschalldiagnosegeräten und ihre Bestimmung. Ultraschall Med 1: 1–11

Hilz E (1969) Physik und Technik der Ultraschalldiagnostik. Elektromedizin 14: 215–221

Kresse H (1973 a) Anwendungsmöglichkeiten der Ultraschalldiagnostik, Teil I: Grundlagen der Ultraschalldiagnostik. Röntgenpraxis 26: 228–239

Kresse H (1973 b) Anwendungsmöglichkeiten der Ultraschalldiagnostik, Teil II: Diagnoseverfahren und ihre technische Realisierung. Röntgenpraxis 26: 286–298

Krestel E (1980) Bildgebende Systeme für die medizinische Diagnostik; Grundlagen, Technik, Bildgüte. Siemens, Berlin München

Wells PNT (1977) Biomedical ultrasonics. Academic Press, London New York

Wessels G, Weber P (1983) Physikalische Grundlagen. In: Braun B, Günther R, Schwerk W (Hrsg) Ultraschalldiagnostik. Lehrbuch und Atlas. ecomed, Landsberg

Zweifel HJ (1982) Technisch-physikalische Grundlagen der Ultraschalldiagnostik. Swiss Med 4: Nr 6 a: 25–39

Literatur über Doppler-Sonographie s. S. 134

1.3 Befunderhebung und Befundbeschreibung

1.3.1 Apparative Voraussetzungen

In den letzten Jahren hat die Entwicklung neuer Ultraschallgeräte, die eine problemlose Untersuchung am Schädel des Neugeborenen und Säuglings erlauben, erhebliche Fortschritte gemacht. Für die Schädelsonographie sind heute überwiegend mechanische Sektorscanner gebräuchlich. Linearscanner (Parallelscanner) haben trotz hoher Intensität (Knochendurchschallung lange möglich) den Nachteil des schlechteren Auflösungsvermögens und der Größe des Transducers. Compoundscanner sind durchaus auch heute noch gebräuchlich, jedoch vom Nachteil des langsamen stationären Bildaufbaus begleitet. Aufgrund der geringen Größe des Schallkopfes und der Möglichkeit der Darstellung lateral gelegener Hirnstrukturen werden die Sektorscanner den Anforderungen der Schädelsonographie am ehesten gerecht. Der Einsatz von Ultraschallfrequenzen von mindestens 3,5, besser 5–7,5 MHz, mit der zusätzlichen Möglichkeit der Nahfokussierung, hat zudem ein höheres Auflösungsvermögen in der Abbildung intrazerebraler Strukturen erbracht. Für die Anwendung in der Klinik erleichtert die Transportierbarkeit des Gerätes die Untersuchung auch auf der Intensivstation, wodurch zeitraubende und risikoreiche Wege für den Patienten vermieden werden. Hochfrequente Schallköpfe von 7,5 MHz werden aufgrund der geringeren Eindringtiefe besonders bei Früh- und Neugeborenen verwendet.

1.3.2 Vorbereitung und Untersuchungstechnik

In der Regel ist eine Sedierung des Säuglings oder Neugeborenen zur Durchführung der Untersuchung nicht notwendig. Bei Säuglingen über 6 Monaten kann eine Sedierung mit Chloralhydrat gelegentlich hilfreich sein, meist wird bei unruhigen Säuglingen jedoch mit der gleichzeitigen Flaschenfütterung eine ausreichend rasche Beruhigung erreicht. Die Lagerung kann auf einem Wärmebett für Frühgeborene oder für Säuglinge auf einer Untersuchungsliege vorgenommen werden. Gelegentlich wirkt die Lagerung auf dem Schoß oder

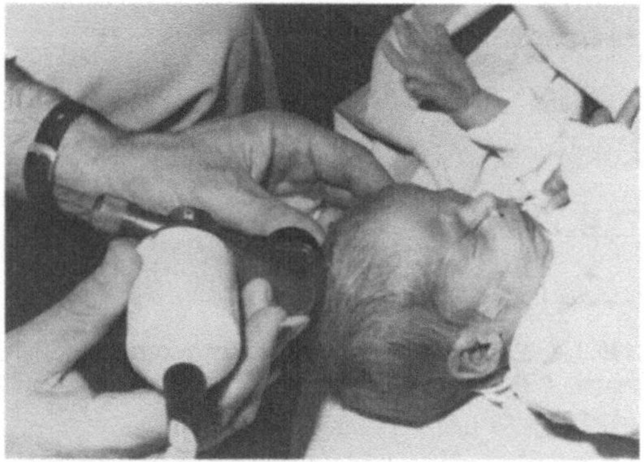

Abb. 1.5. Applikatorhaltung in der sagittalen Schnittebene. Lagerung auf einer Untersuchungsliege, die Fontanelle in Richtung auf den Untersucher

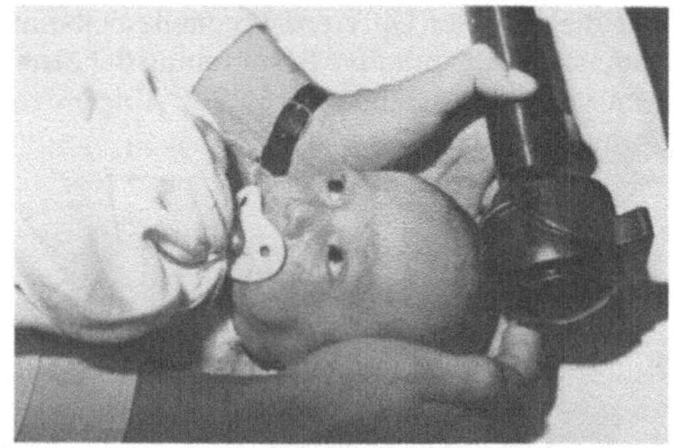

Abb. 1.6. Parasagittale Schnittführung. Applikatorhaltung bei dem Untersucher zugewandtem Gesicht. Fixierung von Schädel und Schallkopf

den Knien der Mutter beruhigend. Das Kind liegt auf dem Rücken, die Fontanelle oder das Gesicht dem Untersucher zugewandt (s. Abb. 1.5). Die sichere Führung des Applikators wird durch Abstützen des Handballens am kindlichen Schädel erleichtert, zumal dadurch auch überraschende Bewegungen des Kopfes ausgeglichen werden können (Abb. 1.6). Bei Frühgeborenen wird die Untersuchung im Inkubator oder nach Umlagerung auf ein Wärmebett durchgeführt. Empfehlenswert ist die Verwendung angewärmten Ultraschallgels, um den Kältereiz zu vermeiden. Eingesetzt werden kann auch ein Babyöl, sofern die Materialien des Schallkopfes dadurch nicht geschädigt werden.

Die Sonographie am Schädel wird durch die Lage und Ausdehnung der Fontanellen be-

Tabelle 1.1. Schallfenster des kindlichen Schädels

- Vordere Fontanelle
- Schädelnähte (koronar, sagittal)
- Hintere Fontanelle
- Unvollständig ossifizierter Knochen
  (z. B. Temporalschuppe)
- Bohrlöcher
- Knochendefekte nach Kraniotomie

grenzt. Um eine sichere Darstellung der intrakraniellen Strukturen zu erreichen, sollte das Schallfenster der Fontanelle mindestens eine Größe von 0,5 × 0,5 cm haben. Für die Routineuntersuchung wird die vordere Fontanelle als akustisches Fenster bevorzugt. Aber auch die Schädelnähte, die hintere Fontanelle oder verbliebene Knochendefekte nach Kraniotomie können als Schallfenster genutzt werden (Tabelle 1.1). Mit einem vollständigen Verschluß der Schädelnähte und der Fontanellen ist bis zum Ende des 2. Lebensjahres zu rechnen. Bis zu diesem Zeitpunkt lassen sich intrakranielle Strukturen sonographisch darstellen. Die sichere Abgrenzung der Ventrikel und die Beurteilung großer Anteile des Hirnparenchyms ist jedoch nur etwa bis zum Ablauf des 1. Lebensjahres möglich.

Lokalisation und Ausdehnung der Fontanellen sowie der Zeitpunkt des endgültigen Verschlusses können erheblich variieren. Aus diesem Grund ist eine Standardisierung der Schnittebenen an rein äußeren Bezugspunkten nicht möglich.

Die Untersuchung dauert meist nicht mehr als 10–15 min, oft ist der Zeitaufwand, besonders bei Kontrolluntersuchungen mit gezielter Fragestellung, noch geringer.

Für die Befunderhebung und Einordnung eines pathologischen Befundes ist es unerläßlich, Informationen über Anamnese und klinische Untersuchung zu erhalten. Der Untersuchungsgang sollte eine Systematik beinhalten und sich an den symmetrischen Strukturen im Koronarschnitt und im Sagittalschnitt orientieren, wodurch eine leichtere Reproduzierbarkeit und anatomische Zuordnung von Befunden erreicht wird. Zunächst werden die besonders echoreichen Strukturen der Falx cerebri und der Plexus aufgesucht. Sodann sollten Ventrikelform und -größe sowie deren Verlauf durch eine kontinuierliche Kippbewegung von fron-

tal nach okzipital dargestellt werden. Fehldeutungen werden vermieden, wenn immer in mehreren Schnittebenen eine kontinuierliche Durchschallung und damit eine dreidimensionale Beurteilung vorgenommen wird. Gelegentlich kann bei der Erstuntersuchung die endgültige Diagnose nicht mit Sicherheit gestellt werden. Besteht Unklarheit über einen Befund, kann die Computertomographie oder aber auch die Kernspintomographie weitere Klärung erbringen. Das betrifft besonders die Möglichkeit der Diagnose verschiedener Ödemformen oder den Nachweis einer Blutung, die bei geringer Ausprägung und subarachnoidal oder subdural lokalisiert dem sonographischen Nachweis entgehen können.

Für die Beschreibung wird von uns ein einheitlicher Befundbogen empfohlen (Abb. 1.7, S. 12). Er enthält neben den Patientendaten die Möglichkeit zur Eintragung wichtiger Vorbefunde, Schemata zur zeichnerischen Dokumentation und topographischen Zuordnung, Abschnitte zur Aufnahme der morphometrischen Daten und die Befundbeschreibung.

Die Befundbeschreibung sollte Lokalisation, Größe und Form der intrakraniellen Strukturen beinhalten. Unterschiedliche Echogenität, als Ausdruck der Echodichte, und regelmäßige oder inhomogene Feintextur ermöglichen eine zusätzliche Charakterisierung verschiedener Hirnareale (Tabelle 1.2). Zur kritischen Wertung seiner Befunde im Sinne einer zusammenfassenden Beurteilung sollte sich jeder Untersucher zwingen, eine vorschnelle Festlegung aber vermeiden. Neben einer klaren schriftlichen ist eine bildliche Dokumentation unerläßlich. Sie erleichtert den Befundvergleich und ist nicht zuletzt auch aus forensischen Gründen von Bedeutung, denn die Sonographie ist eine in großem Maße subjektive Untersuchungsmethode und von der Erfahrung des Untersuchers abhängig. Am häufigsten wird die Polaroidkamera zur Dokumentation verwendet. Gebräuchlich sind auch Multiformatkameras mit Röntgenfilmen oder Kleinbildkameras (Tabelle 1.3). Schriftliche Befunde und Bildmaterial müssen archiviert werden. In unserer Erfahrung hat sich die numerische Archivierung nach Geburtsdaten mit Präsenzarchiv bewährt. So ist ein zeitraubendes Suchen nach Befunden für Kontrolluntersuchungen nicht zu befürchten.

Schädelsonographie (B-Bild)

Unters. Nr.:

Name: Datum:

Geburtsdatum: Station:

Gestationsalter: Körpergewicht: Kopfumfang:

Voruntersuchungen:

CT:

EEG:

Klinische Diagnose:

Fragestellung:

Morphometrie

Diameter li. SV: Fläche: Umfang: Index:
          re. SV: Fläche: Umfang:
          III. V: Fläche: Umfang:

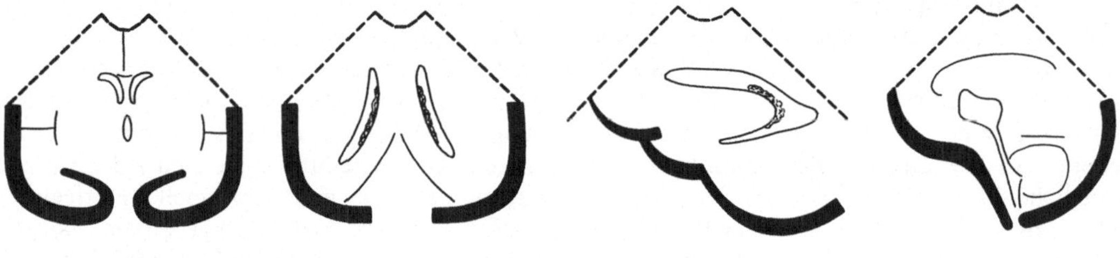

Sonographischer Befund:

Beurteilung:

Abb. 1.7. Untersuchungsbogen für Befunderhebung und Befundbeschreibung. © 1985 Dittrich, Straßburg, Dinkel, Hackelöer

Tabelle 1.2. Normale sonographische Anatomie, Charakterisierung anhand der Echogenität

Hohe Echogenität		Mäßige Echogenität	Echofrei
Schädelkalotte	Cerebellum	Subkortikales Mark	Ventrikelsystem
Plexus chorioideus	Fissura Sylvii	Stammganglien	Cavum septi pellucidi
Falx cerebri	Sulci des Kortex	Pons cerebri	Cavum Vergae
Tentorium cerebelli	Arterienwandung	Rückenmark	Zisternen
			Gefäßlumen

Tabelle 1.3. Wertigkeit der Dokumentationseinrichtungen

	Multi-format	Polaroid	Kleinbild, SW-negativ	Thermo-papier	Video
Archivierung	+	+	+	+	− −
Bildqualität	+	+	+ +	−	+
Demonstration	+ +	+	− −	+	+ +
Befundvergleich	+ +	+ +	− −	+ +	+
Kostenaufwand (Investition, Betriebskosten)	− −	−	+ +	−	− −

1.3.3 Morphometrie

Neben einer semiquantitativen Abschätzung der Ventrikelweite über einen Vergleich der Abbildungen kann mit der Morphometrie die Dynamik von Größenveränderungen exakt bestimmt werden. Aufgrund der besseren Standardisierbarkeit erfolgt die Messung der Ventrikelweite in der mittleren koronaren Schnittebene in Höhe der Foramina Monroi. Die Größenbestimmung kann über Streckenmessungen im Längs- und Querdurchmesser oder mit Umfangs- und Flächenangabe erfolgen.

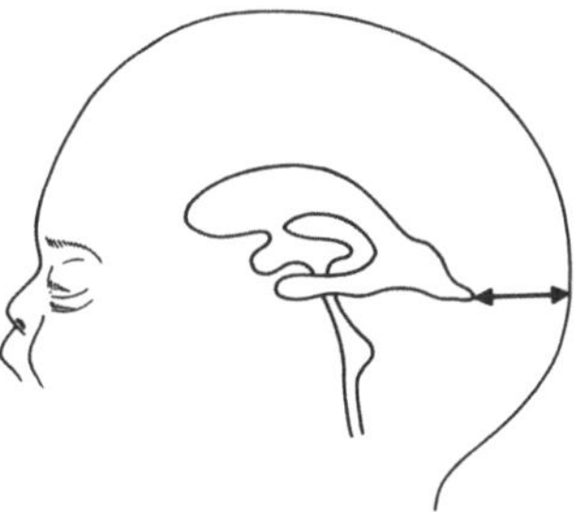

Abb. 1.9. Schematische Darstellung der Morphometrie in der parasagittalen Schnittebene. Distanz zwischen Hinterhorn und okzipitaler Schädelkalotte

Mit zunehmender Ausprägung eines Hydrozephalus ändert sich auch der Winkel der Seitenventrikel zueinander, wobei das Dach des III. Ventrikels als Bezugspunkt gewählt wird. Je ausgedehnter der Hydrozephalus, desto kleiner wird der Winkel gemessen werden (Abb. 1.8). Da sich eine Ventrikelerweiterung meist zunächst im Bereich der Hinterhörner ausbildet, ist auch die Streckenbestimmung vom Hinterhorn zur okzipitalen Kalotte sinnvoll (s. Abb. 1.9). Für die Untersuchung von temporal eignet sich der Quotient aus Ventrikel- und Hemisphärendurchmesser (Abb. 1.8). Diagramme der zerebralen sonographischen Normalwerte s. S. 137 f.

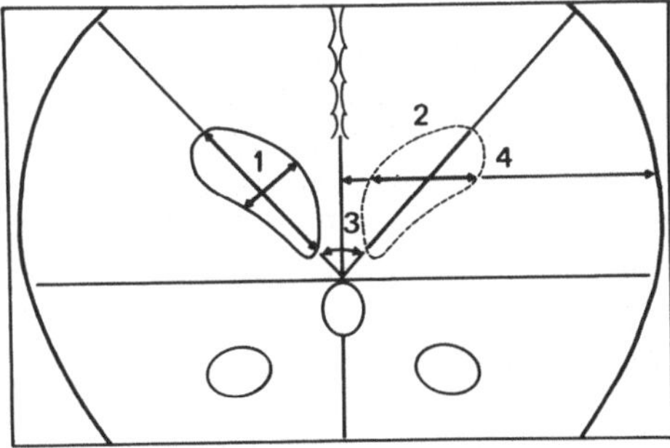

Abb. 1.8. Gebräuchliche Maßangaben der Ventrikelweite in der mittleren koronaren Schnittebene. *1* Streckenmessung, *2* Umfang- und Flächenangabe, *3* Winkelbestimmung, *4* Index aus Ventrikeldurchmesser und Hemisphärendurchmesser

1.3.4 Geräteeinstellung

Ein überstrahltes Bild entsteht, wenn die Ausgangsleistung am Sender zu hoch gewählt wird. Oft wird zusätzlich der Nahfeldbereich zu sehr verstärkt und damit ebenfalls überstrahlt. Echoärmere kleinere Strukturen können sich dann dem Nachweis entziehen; Flüssigkeiten erscheinen dadurch echogen, d. h. solide. Insbesondere werden durch eine zu hohe Ausgangsleistung auch das Rauschen und die Wiederholungsechos verstärkt. Bei zu geringer Ausgangsleistung jedoch werden in einem dunklen Bild zarte Echoreflexe nicht mehr erfaßt. Bei zu kontrastreicher Bildeinstellung werden empfangene Echos geringer Intensität unterdrückt und folglich ein Informationsverlust hervorgerufen.

Zur Bildschirmeinstellung wird die Helligkeit so lange gesteigert, bis der Monitor gerade anfängt, Helligkeit zu zeigen. Erst dann wird am Gehirnschnitt mit dem Tiefenausgleich (*Depth Gain Compensation*, DGC) eine vom Nah- bis Fernbereich gleichmäßige Helligkeit der Abbildung und mit dem Kontrastregler (Filter) die gewünschte Kontrastierung aufgrund des optischen Bildeindruckes subjektiv eingestellt. Dieses Verfahren muß mit dem verwendeten Dokumentationsmaterial in gleicher Weise durchgeführt werden, da die optische „Empfindlichkeit" von Auge und Filmmaterial unterschiedlich ist.

1.3.5 Abbildungsartefakte

Rauschen

Unter Rauschen versteht man ein Artefakt, das durch zu hohe Verstärkung artefizieller, apparatebedingter Echos entsteht. Während diese feinen Echos im Körpergewebe nicht abgrenzbar sind, lassen sie sich beispielsweise in flüssigkeitsgefüllten Hohlräumen wie dem Ventrikelsystem des Gehirns oder der Gallenblase leicht erkennen. Die optimale Einstellung erfolgt aufgrund des subjektiven optischen Bildeindrucks. Das Rauschen kann durch eine Zurücknahme der Verstärkung vermieden werden. Dabei kann man sich als Maßstab an flüssigkeitsgefüllten Räumen (Ventrikel, Harnblase) orientieren. Dies darf natürlich nicht da-

zu führen, daß durch die „Rauschunterdrükkung", z. B. die feinen intraventrikulären Echos einer frischen Ventrikeleinbruchblutung unterdrückt werden.

Wiederholungsechos

Zwischen Grenzflächen mit großer Differenz des akustischen Widerstands können Ultraschallwellen mehrfach reflektiert werden. Erreicht ein solcher, mehrfach reflektierter Impuls mit entsprechend längerer Laufzeit den Empfänger, so wird er auf dem Monitor entsprechend einem scheinbaren Bild als Wiederholungsband in periodischem Abstand sichtbar. Kippen des Applikators und damit die Änderung des Einfallswinkels an der betreffenden Grenzfläche läßt in der Regel dieses Artefakt erkennen und vermeiden.

Schallschatten

An stark reflektierenden Strukturen, d. h. bei großen Impedanzunterschieden einer Grenzschicht (z. B. Verkalkung) kann sich ein Schallschatten ausbilden, der das dahinter liegende Gewebe der sonographischen Beurteilung entzieht.

Distale Schallverstärkung

In flüssigkeitsgefüllten Hohlräumen (Ventrikel, Zyste) werden Ultraschallimpulse nur geringfügig absorbiert und nicht reflektiert oder gebeugt. Somit werden Grenzflächen, die beispielsweise hinter einer Zyste liegen, von einem Echoimpuls größerer Energie erreicht, als solche, bei denen keine Flüssigkeit in der Wegstrecke des Impulses liegt. Da jedoch beide Impulse entsprechend ihrer Laufzeit elektronisch gleich verstärkt werden, entsteht an dem Gewebe hinter flüssigkeitsgefüllten Hohlräumen eine scheinbar zu hohe Echogenität. Dieser Bezirk wird also im Vergleich zur Umgebung fälschlich zu hoch verstärkt.

1.4 Nebenwirkungen bei der Anwendung von Ultraschall

Ultraschall ist mechanische Energie. Mögliche Nebenwirkungen sind von verschiedenen Faktoren abhängig, besonders von Schallintensität und Beschallungsdauer, aber auch von individueller Empfindlichkeit und Empfänglichkeit des untersuchten Gewebes. Trotz aller bisherigen Untersuchungen sind Grenzwerte, die Risiken gänzlich ausschließen, noch nicht ausreichend bekannt. Insbesondere lassen sich aus Tier- und Pflanzenversuchen gewonnene Erkenntnisse nicht unmittelbar auf die Sonographie am Menschen übertragen. Nach bisherigen Erkenntnissen und Erfahrungen sind durch die Anwendung von Ultraschall bereits ab der frühen Embryonalzeit mit modernen Diagnosegeräten keine Schädigungen bekannt.

In der medizinischen Diagnostik werden heute nur Geräte verwendet, die nach dem Impulsechoverfahren mit niedrigen Schallintensitäten arbeiten. Die mittlere Schalleistung pro strahlende Fläche des Ultraschallwandlers liegt in der Regel bei 5–20 mW/cm^2. Therapeutische Ultraschallgeräte erreichen dagegen Intensitäten im Bereich von 5–10 W/cm^2. Üblicherweise werden bei diagnostischen Geräten ca. 1000 Impulse pro Sekunde mit einer Dauer von je 1–2 μs ausgesendet, d. h. die tatäschliche Beschallungszeit beträgt ungefähr 0,1–0,2% der Untersuchungszeit. Andererseits werden bei gepulsten Ultraschallgeräten im Sendebetrieb auch Spitzenintensitäten bis zu 10 W/cm^2 erreicht. Es werden Primär- und Sekundärwirkungen von Ultraschall an biologischem Gewebe unterschieden.

Wärmewirkung

In Abhängigkeit von der Frequenz und der Art des beschallten Gewebes wird Ultraschall absorbiert und in Wärme umgewandelt. Fett und Wasser absorbieren kaum, Knochen von allen Geweben am stärksten. Die Wärmeentwicklung ist abhängig von der spezifischen Gewebeabsorption, der durchschnittlichen Ultraschallintensität und der Beschallungsdauer. Die daraus resultierende Temperaturerhöhung wird von der Leitfähigkeit des Gewebes und der Kapazität des Wärmeabtransportes durch das Blut bestimmt. Im Gegensatz zur Ultraschalltherapie, bei der Erwärmung erwünscht ist, spielt bei der Ultraschalldiagnostik die Wärmewirkung keine Rolle.

Kavitation und Mikrostreaming

Unter Kavitation versteht man die Bildung von Hohlräumen bei Beschallung von Flüssigkeiten. Dies hängt von der Ultraschallintensität und der Frequenz, von der Viskosität des beschallten Substrates sowie dem äußeren Druck ab und setzt sonographische Durchschnittsintensitäten von mehr als 1 W/cm^2 voraus. Ein so entstandener Hohlraum läßt sich mit relativ geringen Intensitäten weiter in Schwingung halten, was zu Flüssigkeitsbewegungen führt, die als Mikrostreaming bezeichnet werden.

Chemische Wirkungen

Eine Vielzahl chemischer Reaktionen kann durch Ultraschall ausgelöst bzw. beeinflußt werden. Dies wird zum einen durch lokale Temperaturerhöhungen, v. a. aber durch elektrische Potentialdifferenzen an der Oberfläche von Kavitationen bedingt, die sich teilweise entladen. Hierdurch können chemische Radikale entstehen und Redoxvorgänge aktiviert werden. Außerdem wurden Depolymerisationen von Makromolekülen (Polysacchariden, Proteinen und DNS) nachgewiesen.

Teratogenität und Mutagenität

Wahrscheinlich ist die teratogene und mutagene Wirkung von Ultraschall überwiegend von der Temperaturerhöhung und damit von der Ultraschallintensität abhängig. Nachuntersuchungen von intrauterin beschallten Kindern ergaben bisher keine auffälligen Befunde. Experimentell wurde nachgewiesen, daß die kombinierte Applikation von Röntgenstrahlen und Ultraschall in einem zeitlichen Abstand von weniger als 2 h in Lymphozytenkulturen häufiger Chromosomenveränderungen auslöste als die alleinige Bestrahlung. Hieraus wurde gefolgert, daß 2–3 h nach Röntgenuntersuchungen längerdauernde Ultraschalluntersuchungen vermieden werden sollten.

Nach Aussage des American Institute of Ultrasound in Medicine (AIUM) lassen sich bisher im Frequenzbereich von wenigen MHz und bei Intensitäten unter 100 mW keine eindeutig gesicherten biologischen Wirkungen am beschall-

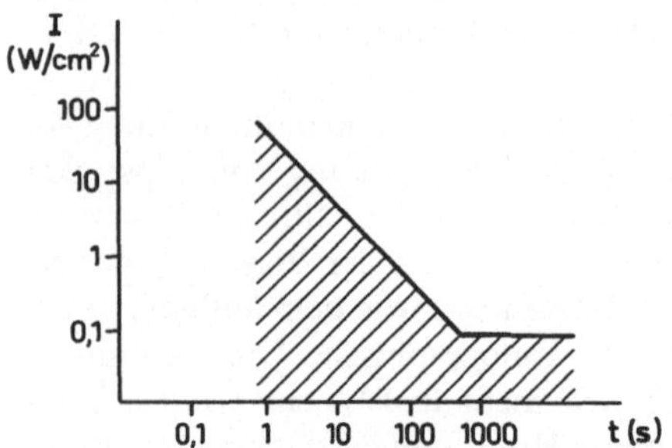

Abb. 1.10. Einfluß von Beschallungsdauer *t* und Ultraschallintensität *I* auf mögliche Nebenwirkungen. Der *schraffierte* Bereich entspricht der Ultraschallleistung, die nach Feststellung von AIUM von 1978 als bedenkenlos angesehen werden kann

ten Gewebe nachweisen. Nebenwirkungen konnten selbst bei höheren Intensitäten nicht gefunden werden, wenn die Beschallungszeit unter 500 ms und das Produkt aus Intensität und Beschallungszeit $< 50\,J/cm^2$ lagen (s. Abb. 1.10). Dies besagt weder, daß die Ultraschallanwendung unterhalb der genannten Intensität-Zeit-Grenze sicher harmlos ist, noch, daß bei Überschreiten Schädigungen auftreten müssen. Diese Festlegung entspricht dem „Sicherheitsbereich" im Intensität-Zeit-Diagramm als Zone der minimalen Gefährdung.
Echographen mit gepulstem Ultraschall haben heute eine Durchschnittsintensität von 5–20 mW/cm². Direktionale Doppler-Sonographiegeräte erreichen 10–30 mW/cm², der eindimensionale Echoenzephalograph 5–10 mW/cm². Hingegen kann die Spitzenintensität am Ultraschallwandlerkopf auch bei neueren Geräten mit 1 W/cm² angenommen werden. Ist die diagnostische Ultraschallanwendung nur auf wenige Minuten begrenzt, sollte nach allen vorliegenden Erkenntnissen auch beim Frühgeborenen keine Gewebeschädigung auftreten. Hingegen ist eine mehr als 15 min dauernde Beschallung insbesondere von bradytrophem Gewebe, z. B. der Linse oder hypoxisch vorgeschädigtem Hirngewebe, nicht mit Sicherheit als unschädlich anzusehen.
Neben den beschriebenen direkten Ultraschallwirkungen auf das Gewebe sollte selbstverständlich auch die Manipulation am Patienten, z. B. dem Frühgeborenen im Inkubator, auf das Notwendigste beschränkt werden. Zu bedenken ist eine mögliche bakterielle Kontamination des Ultraschallgels und des Ultraschallkopfes. Die Anwendung von Klarsichtfolien über dem Schallkopf, von steril abgepacktem Schallgel und die Desinfektion von Schallkopf und Kabel vermindern dieses Risiko.

Ultraschall kann invasiv auf den menschlichen Körper wirken. Dies ist abhängig von der Intensität, der Einwirkungsdauer und der individuellen Empfindlichkeit. Mit den in der Diagnostik angewendeten Ultraschallgeräten sind bisher keine Nebenwirkungen bekannt. Dennoch sollte sich der Untersucher bemühen, durch eine Verkürzung der Untersuchungszeit das Risiko von unerwünschten Nebenwirkungen möglichst gering zu halten.

Literatur

Baker ML, Dalrymple GV (1978) Biological effects of diagnostic ultrasound: A review. Radiology 126: 479–483
Bergman I (1984) Questions concerning safety and use of cranial ultrasonography in the neonate. J Pediatr 103: 855–858
Frizzell LA, Lee CS, Aschenbach PD, Borrelli MJ, Dunn F (1982) Involvement of ultrasonically induced cavitation in kind limb paralysis of the mouse neonate. J Ultrasound 1: 138
Frost HM, Stratmeyer ME (1977) In-vivo effects of diagnostic ultrasound. Lancet I: 999
Rott HD, Huber HJ, Soldner R, Schwanitz G (1972) Chromosomen-Untersuchungen nach Einwirkung von Ultraschall auf menschliche Lymphozyten in vitro. Electromedica 1: 14–16
Rott HD (1982) Nebenwirkungen bei Ultraschall-Untersuchungen. Swiss Med 6a: 11–15
Ulrich WD (1974) Ultrasound dosage for non-therapeutic use on human beings – extrapolations from a literature survey. IEEE Trans Biomed Eng 21: 48–51
Ziskin MC (1983) Safety standard for diagnostic ultrasound equipment. AIUM/NEMA standards publications/No. UL 1-1981. J Ultrasound Med [Suppl] 24
Zweifel HJ (1979) Gefährdung des Menschen durch Ultraschall in der Medizin? Biotech Umsch 3: 2–12

2 Normale sonographische Anatomie

2.1 Schnittebenen

In Abhängigkeit vom Alter des Säuglings und dem Grad der Ossifikation der Schädelknochen sowie dem Verschluß der Schädelnähte ändern sich die Untersuchungsbedingungen. Während im Neugeborenenalter im Horizontalschnitt durch die Temporalschuppe die Darstellung des Gehirns in der Regel gelingt, wird im späteren Säuglingsalter fast ausschließlich über die vordere Fontanelle eine gute Abbildung der intrakraniellen Strukturen erreicht.

Die Technik der Schädelsonographie wird von der Größe und der Form der Auflagefläche des verwendeten Applikators wesentlich bestimmt. So wird der Schallkopf eines Linearscanners mit einer größeren Ankopplungsfläche am ehesten bei Anwendung der horizontalen Schnittführung gute Ergebnisse liefern und der mechanische Sektorscanner bevorzugt für die Darstellung über die Fontanelle eingesetzt werden. Wie bereits im Kapitel Untersuchungstechnik erläutert, ist die beste Darstellung der intrakraniellen Strukturen mit einem mechanischen oder elektronischen Real-time-Sektor-Scanner durch die vordere Fontanelle gegeben.

Durch kontinuierliche Kippbewegung des Applikators in den einzelnen Schnittebenen wird eine dreidimensionale Darstellung erreicht. Für eine reproduzierbare Untersuchung, aber auch für die Beschreibung eines Befundes, ist die Festlegung einzelner standardisierter Schnittebenen unerläßlich. Die Festlegung dieser Schnittebenen kann einerseits an äußeren Markierungspunkten am Schädel erfolgen (kanthomeatale Linie, Frankfurter Horizontale entsprechend einer Bezugslinie zwischen Orbitaunterrand bzw. Nasenspitze und Meatus acusticus externus) und sich andererseits an sonographisch gut definierbaren intrakraniellen Strukturen orientieren (Falx cerebri, Ventrikelsystem, Tentorium, Foramen Monroi).

Folgende Schnittebenen sind gebräuchlich (Abb. 2.1–2.3):

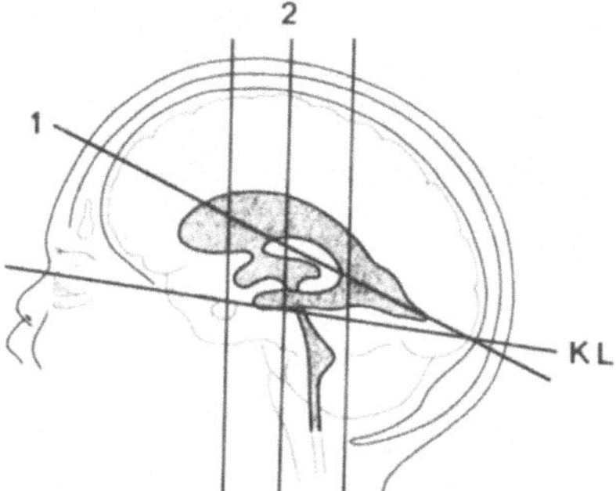

Abb. 2.1. Schnittebenenschema für die sonographische Untersuchung der Neonatalperiode. Vordere, mittlere und hintere koronare Schnittebene *(2)* sowie axiale Schnittführung *(1)*. *KL* kanthomeatale Linie

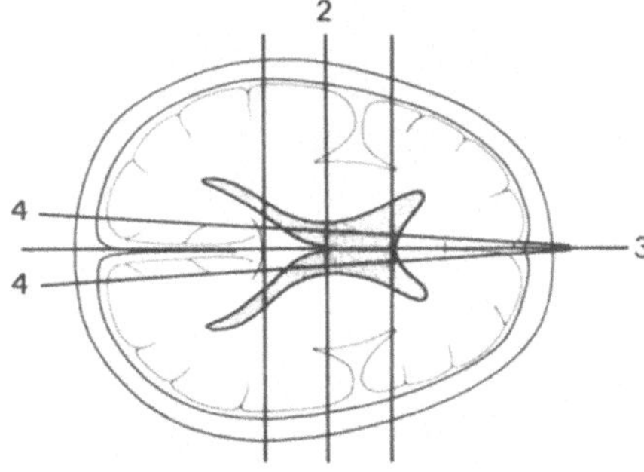

Abb. 2.2. Schematische Darstellung der gebräuchlichen Schnittebenen in der Neonatalperiode für die parasagittale *(4)*, sagittale *(3)* sowie für die vordere, mittlere und hintere koronare *(2)* Schnittebene

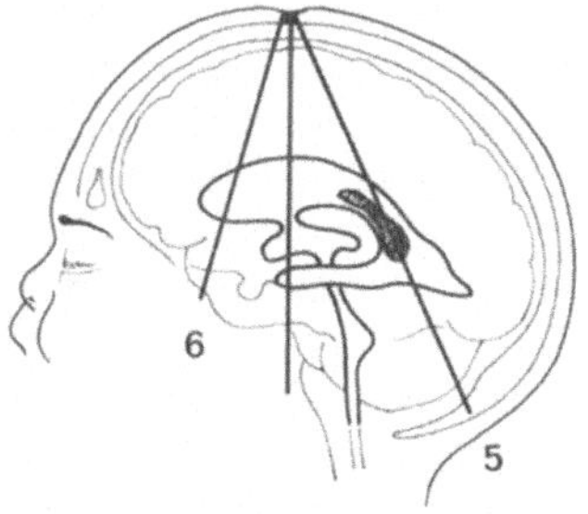

Abb. 2.3. Schematische Darstellung der Schnittebenen nach der Neugeborenenperiode. Die Linien bezeichnen die vordere *(6)*, mittlere und hintere *(5)* koronare Schnittebene

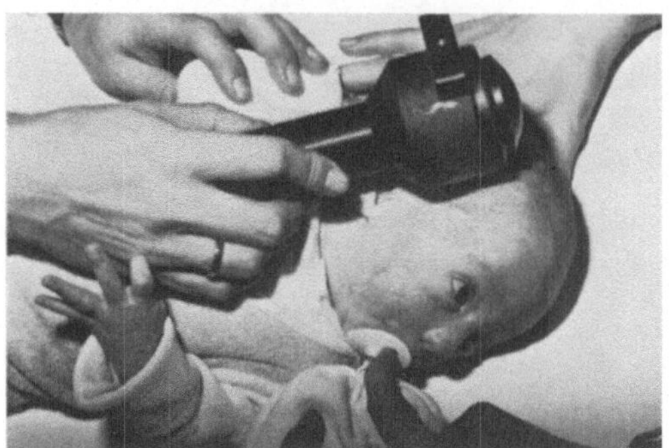

Abb. 2.4. Applikatorposition für die horizontale bzw. axiale Schnittebene von lateral

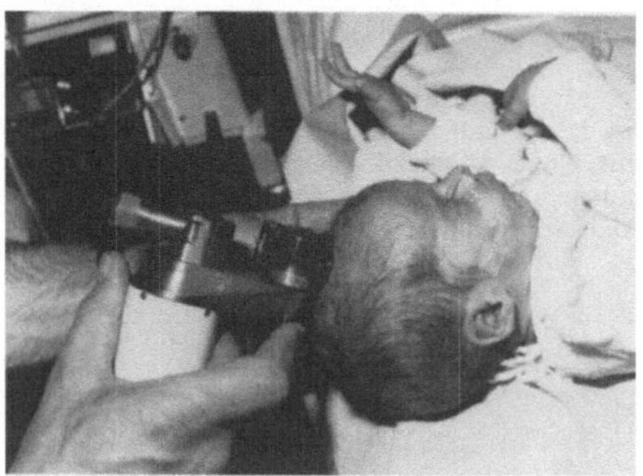

Abb. 2.5. Applikatorhaltung für die Untersuchung in der koronaren Schnittebene

Koronar (koronal, frontal) (Abb. 2.3, 2.5)

Bezogen auf die kanthomeatale Linie erfolgt die Schnittführung im Winkel von 50–170° je nach Lokalisation und Ausdehnung der vorderen Fontanelle bzw. der Sutura sagittalis und coronaria. Diese Schnittebene ermöglicht einen Panoramablick größter Ausdehnung durch eine kontinuierliche Kippbewegung des Applikators von frontal nach okzipital. Die Differenzierung in vordere (Frontalhorn), mittlere (Pars centralis ventriculi, Cella media) und hintere (Okzipitalhorn, Trigonum) koronare Schnittebene bezieht sich auf die unterschiedlichen Ventrikelabschnitte in den einzelnen Schnittebenen. Der Verschluß der Schädelnähte und die kleiner werdende Fontanelle begrenzen im späteren Säuglingsalter die möglichen Schnittebenen auf einen kontinuierlich kleiner werdenden frontookzipitalen Sektor (Abb. 2.1).

Sagittal und parasagittal (halbaxial) (Abb. 2.2)

Das Schnittbild parallel der Schädelmedianebene wird als sagittal definiert, während die parasagittale Schnittführung durch Kippen des Applikators aus der Mittellinie nach links und rechts lateral erreicht wird. Als halbaxial wird die Ebene vom hinteren Anteil der vorderen Fontanelle in Richtung auf das seitliche Os occipitale bezeichnet (= modifiziert parasagittal).

Horizontal und axial (Abb. 2.1, 2.4)

Die horizontale Schnittebene verläuft parallel zur kanthomeatalen Linie in festgelegten Abständen (z. B. in cm). Die Untersuchung kann von frontal, über die Parietalschuppe oder durch die hintere Fontanelle erfolgen. Als axial wird die um 10–15° gegenüber der kanthomeatalen Linie geneigte Schnittführung bezeichnet, wobei dem kranialen Computertomogramm vergleichbare Abbildungen erzeugt werden. Dieser Untersuchungsweg bleibt wegen der früh auftretenden Ossifikation der Ossa frontalia und der Verschlechterung der Abbildungsqualität bei zunehmender Kalottendicke meist auf die Neugeborenenperiode beschränkt.

Die Untersuchung von okzipital ist bei offener hinterer Fontanelle möglich (ca. 125° bezogen auf die kanthomeatale Linie). Aufgrund der meist geringeren Ausdehnung dieses Schallfensters gestalten sich Schnittführung und Orientierung schwieriger als bei der Untersuchung von der vorderen Fontanelle.

Wird die Schädelsonographie unter Ausnutzung eines Kalottendefekts nach einer Gehirnoperation vorgenommen, so ergeben sich variable Schnittführungen, die im wesentlichen durch die Lokalisation des Defekts modifiziert werden müssen und sich an anatomisch bekannten Strukturen ausrichten sollten.

Am häufigsten werden in der Routinediagnostik koronare und sagittale Schnittebenen verwendet, da sich hiermit die wichtigsten intrakraniellen Strukturen sicher erfassen lassen. Bei besonderer Indikation, z. B. bei Prozessen der hinteren Schädelgrube oder bei Verdacht auf isolierte Erweiterung des IV. Ventrikels, wird die Untersuchung von okzipital bevorzugt oder erforderlich. Die axiale Schnittebene erleichtert die vergleichende Beurteilung gegenüber der Computertomographie.

2.2 Normale sonographische Befunde

Die sonographische Schädeldiagnostik setzt die Kenntnis der Topographie und des sonographischen Aspekts der intrakraniellen Strukturen voraus. Die Orientierung an sonographisch eindeutig abgrenzbaren Strukturen, wie Kalotte, Ventrikel, Falx cerebri, Plexus chorioideus, Thalamus, Corpus callosum, Tentorium, Kleinhirn, Zisternen und Gyrierung erleichtert es, pathologische Befunde zu erkennen (Tabelle 2.1).

Die topographische Orientierung ist nicht nur durch die zerebralen Strukturen selbst, sondern auch durch die Kalottenstruktur gegeben, die eine hohe Echogenität aufweist. Dabei kann insbesondere eine symmetrische Abbildung der knöchernen Strukturen im Bereich der Schädelbasis die orthograde Einstellung des Schallkopfes erleichtern. Im Koronarschnitt erlaubt die Form der basalen Kalottenreflexe ebenso wie im Sagittalschnitt eine Zuordnung zur vorderen, mittleren und hinteren Schädelgrube (Abb. 2.6).

Im Längsschnitt tritt die treppenartige Darstellung der 3 Schädelgruben hervor und erlaubt eine rasche räumliche Orientierung. In der am häufigsten gebrauchten Koronarschnittebene wird die Position des Applikators im Verhältnis zur Schädellängsachse durch die Beurteilung der Lage der echoreichen Strukturen der Falx cerebri definierbar.

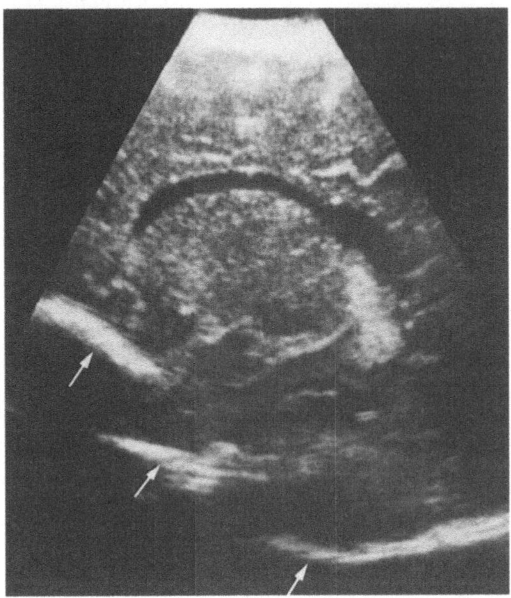

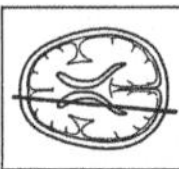

Abb. 2.6. Reifes Neugeborenes, 2. Lebenstag. Normalbefund in der parasagittalen Schnittebene. Sichelförmiger Ventrikelverlauf, bogenförmig abgesetzter Anteil des Hinterhorns mit den echoreichen Anteilen des Plexus chorioideus im Bereich des Glomus. Knöcherne Anteile der vorderen, mittleren und hinteren Schädelgrube als besonders echoreiche Strukturen (→)

2.2.1 Strukturen des Interhemisphärenspaltes

Die echoreiche Mittellinienstruktur mit den seitlich quer verlaufenden hellen Reflexbändern entspricht anatomisch der Falx cerebri und der Arachnoidea. Durch die seitlichen Ausläufer in die Sulci der Großhirnrinde wird

Tabelle 2.1. Charakteristika in den verschiedenen Schnittebenen

Koronar	Sagittal	Parasagittal
Orientierung (re.-li.)	Corpus callosum	Seitenventrikel
Seitendifferenz der Hemisphären	III. Ventrikel	Hinterhorn
Ventrikelsystem	Gyrierung in der Mittellinie	Temporalhorn
Foramen Monroi	Hintere Schädelgrube	Plexus chorioideus
Plexus chorioideus	Massa intermedia	Hirnwindungsrelief
Tentorium	Plexus chorioideus	
A cerebri media	Vermis cerebelli	
Interhemisphärenspalt	Zisternen	
Fissura Sylvii	A cerebri anterior	
Morphometrie		

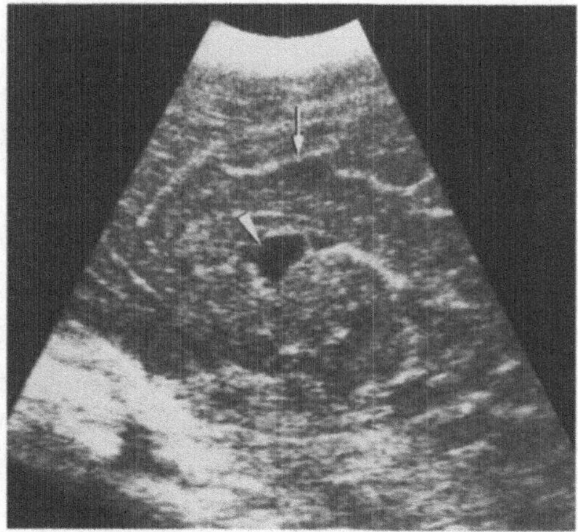

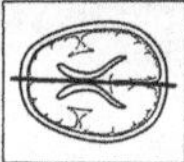

Abb. 2.7. Neugeborenes der 38. Schwangerschaftswoche. Annähernd ausdifferenziertes Muster des Gyrus cinguli (→), kleines Cavum septi pellucidi (▶)

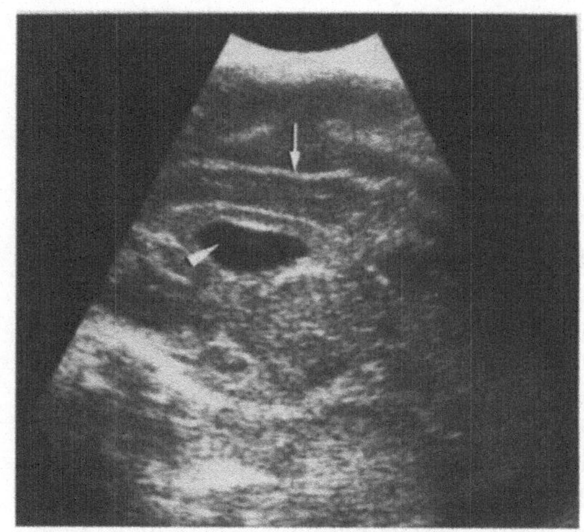

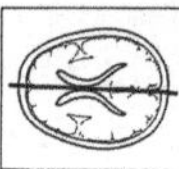

Abb. 2.9. Frühgeborenes der 32. Schwangerschaftswoche. Strichförmiger Verlauf des Gyrus cinguli (→), nur angedeutetes Windungsrelief, großes Cavum septi pellucidi (▶)

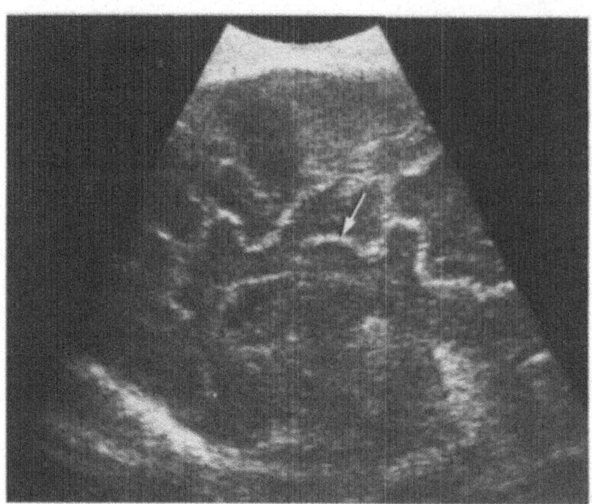

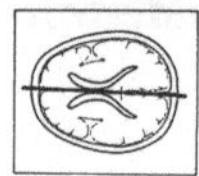

Abb. 2.8. 8 Wochen alter Säugling mit bereits stärker ausgebildeter Gyrierung (→), mediale Fläche der rechten Großhirnhemisphäre

che bandförmige Tentorium cerebelli über, wobei ein nach lateral symmetrischer offener Winkel beschrieben wird (Abb. 2.10 f). Anhand der Falx cerebri und des Tentoriums kann besonders rasch die topographische Zuordnung und regelrechte Ausrichtung der Schnittebene überprüft werden.

Eine Differenzierung zwischen grauer und weißer Substanz ist allein nach sonographischen Kriterien nicht in allen Großhirnabschnitten möglich. Berichte über die sonographische Diagnostik der Heterotopie der grauen Substanz liegen in der Literatur bisher nicht vor.

2.2.2 Gyrierung

In der geringfügig gekippten Sagittalebene an der Medialseite der Großhirnhemisphären läßt sich die Gyrierung besonders gut darstellen. Anhand der Differenzierung des Hirnwindungsreliefs läßt sich eine grobe Einschätzung des Reifungsgrades des Gehirns vornehmen (Abb. 2.7–2.9). Die Gyrierung über der Konvexität der Großhirnhemisphären läßt sich durch die Überlagerung mit Reflexen der Kalotte normalerweise nicht abbilden. In diesen Bereichen gelingt eine Darstellung des Hirnwindungsreliefs erst bei pathologischen Verände-

die Gyrierung sonographisch erkennbar. Während die echoreiche Zone der Mittellinienstrukturen im frontalen Koronarschnitt fast bis zur Schädelbasis verfolgt werden kann, reicht sie in der mittleren Schädelgrube bis zum Corpus callosum, wobei sie die beiden Großhirnhemisphären symmetrisch trennt. In der nach okzipital gekippten koronaren Schnittebene geht die Falx cerebri in das ebenfalls echorei-

rungen, wenn beispielsweise bei äußerer Atrophie oder beim Subduralerguß die echoreiche Kalotte von der Hirnoberfläche deutlich getrennt ist.

2.2.3 Fissura Sylvii

Die Fissura Sylvii zeigt charakteristischerweise eine stark echogene Y- bis T-artige Form mit der Basis an der lateralen Kalottenwand (Abb. 2.10 b). Der kaudale Anteil dieser Struktur entspricht der Grenze des Temporallappens. Eine weitere echoreiche Struktur der mittleren koronaren Schnittebene wird durch die paarig angeordneten, lateral in Höhe des III. Ventrikels gelegenen Hippocampusstrukturen mit der A. cerebri media verursacht. Mit Hilfe der Formation des Gyrus hippocampalis und der Fissura Sylvii gelingt die sichere Abgrenzung des Temporallappens auch nach medial.

2.2.4 Ventrikel

Die mit Liquor cerebrospinalis gefüllten und daher echofreien Ventrikel lassen sich vom umgebenden Hirngewebe sicher differenzieren.

In der koronaren Schnittebene werden die Seitenventrikel nach kranial durch das Corpus callosum begrenzt (Abb. 2.10 c). Im Bereich der Vorderhörner und der Cella media werden rechter und linker Seitenventrikel durch das Septum pellucidum geteilt (Abb. 2.10 c). Nach okzipital weichen die Ventrikel entsprechend dem Verlauf im Lobus occipitalis auseinander und bilden einen offenen Winkel in Richtung auf die Hinterhauptschuppe. Normalerweise sind im Neugeborenenalter die Temporalhörner in der koronaren Schnittebene nur schwer abgrenzbar und gelegentlich nur an den bis in die Temporalhörner reichenden, echoreichen Strukturen des Plexus chorioideus erkennbar. Im Verlauf des koronaren Schnittbildes von frontal nach okzipital beschreiben die Ventrikellumina im Querschnitt eine unterschiedliche Form (Abb. 2.10 a–f). Während frontal die Begrenzung meist keilförmig ist, werden im Bereich des Pars centralis ventriculi auch ovale oder rundliche Formationen angetroffen (Abb. 2.10 d). In der mittleren koronaren

Schnittebene läßt sich der III. Ventrikel als schmale, echofreie, vertikale Zone darstellen, die durch den Thalamus nach lateral begrenzt wird. Aufgrund der geringen Ausdehnung kann im Koronarschnitt der Nachweis des IV. Ventrikels nur selten gelingen. Die Abgrenzung wird meist sicher im Sagittalschnitt in Fortsetzung des III. Ventrikels nach kaudal ermöglicht (Abb. 2.12 b). Er hebt sich als dreieckförmige, mit der Basis nach frontal gelegene Struktur vom echoreichen Anteil des umgebenden Cerebellums ab.

Im medianen Sagittalschnitt wird der III. Ventrikel an seiner ebenfalls dreieckförmigen Konfiguration leicht identifizierbar (Abb. 2.13 a). Nach frontal und kaudal bildet er einen spitzen Winkel, der dem Recessus chiasmaticus entspricht und auf den Clivus zuläuft. Als rundliche punktförmige echoreiche Struktur im III. Ventrikel hebt sich die Adhaesio interthalamica besonders ab. Die Verbindung der Ventrikelräume, das Foramen interventriculare (Monroi) und der Aquädukt imponieren als schmale, echofreie Zone. Ein normal weiter Aquädukt kann nur selten dargestellt werden.

Im Parasagittalschnitt zeichnen sich die Seitenventrikel bogenförmig verlaufend als gut abgrenzbare Areale vom Hirnparenchym ab (Abb. 2.6). Aufgrund des bogenförmigen Verlaufs des Temporalhorns nach lateral läßt sich der gesamte Seitenventrikel in seinem Verlauf nicht in einer einzelnen Schnittebene abbilden. Hier sind zur vollständigen Beurteilung parasagittale Serienschnitte erforderlich.

Mit Ausnahme der Anteile, an denen der Plexus chorioideus direkt anliegt, zeigen die Ventrikelgrenzen eine glattwandige regelmäßige Kontur zum umgebenden Parenchym.

2.2.5 Plexus chorioideus

Aufgrund seiner hohen Echogenität stellt der Plexus chorioideus eine leicht zu erkennende Struktur und damit einen exzellenten Bezugspunkt für die Diagnostik dar. In den einzelnen Schnittebenen kann seine Form variieren. Auch eine physiologische Asymmetrie des Plexus ist in Einzelfällen möglich. In der Regel wird neben einer ovalen Konfiguration im Koronarschnitt nahezu ebenso häufig auch eine

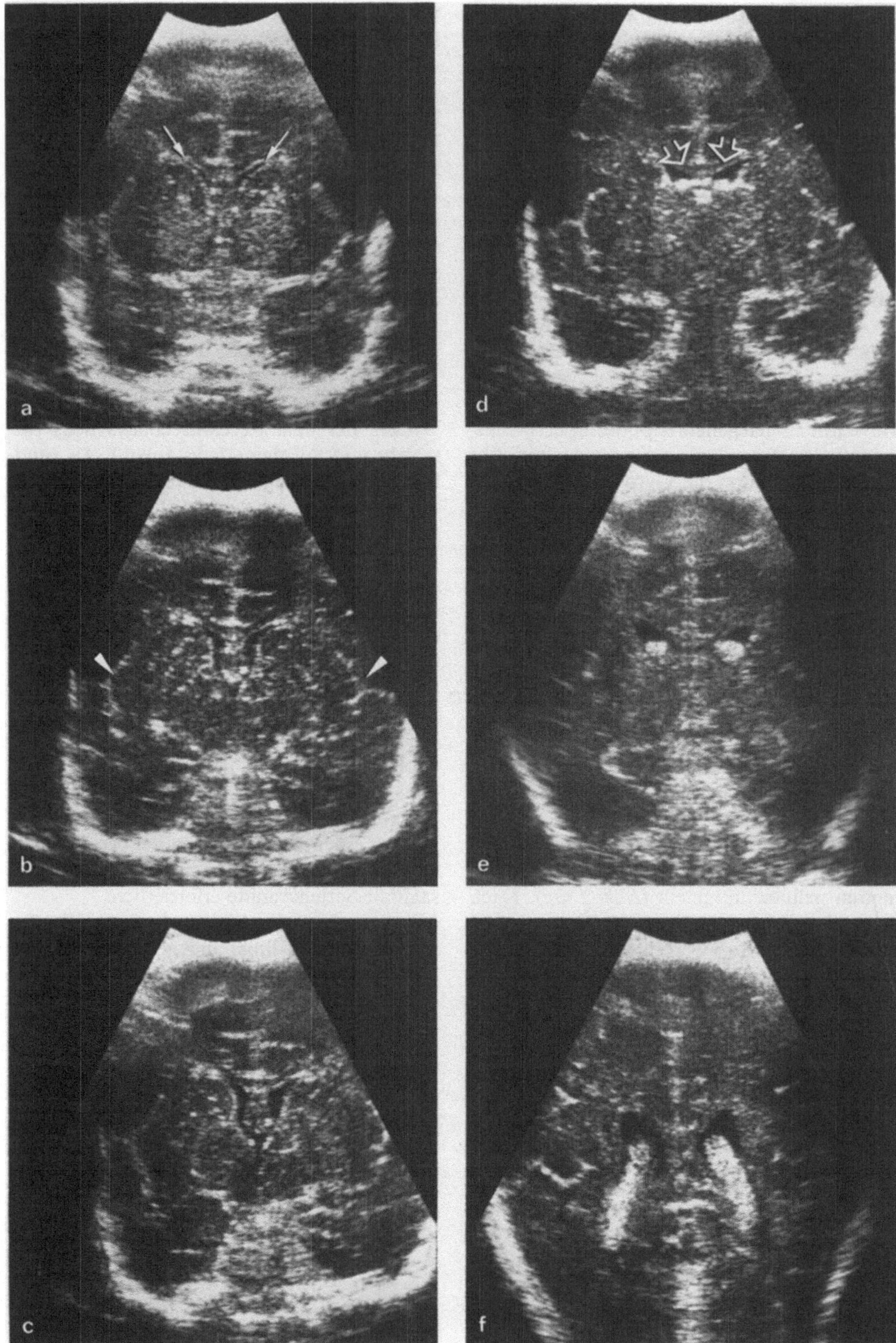

rundliche Plexusform angetroffen. Die besonders hohe Echogenität wird durch die unregelmäßige Oberfläche und die multiplen vaskulären Strukturen erklärt. Nach okzipital folgen die Plexus der Achse der Seitenventrikel, wobei die Form queroval und zunehmend schmaler wird. In Richtung auf das Hinterhorn findet sich eine Verdickung des Plexus, die als Glomus chorioideum bezeichnet wird und im Parasagittalschnitt leicht identifiziert werden kann (Abb. 2.11). In Höhe der Foramina Monroi besteht eine kontinuierliche Verbindung zum Plexus chorioideus des III. Ventrikels. Der Plexus des III. Ventrikels ist meist am Dach des Ventrikels lokalisiert. Er ist in der Größe sehr variabel, kann bis in die dorsalen Anteile des III. Ventrikels reichen und ist in der sagittalen Ebene am leichtesten nachweisbar. Die meist geringe Ausdehnung des Ventrikels erlaubt die Abgrenzung der Plexusformation in diesem Bereich häufig nicht. Die Plexusanteile des IV. Ventrikels sind im Bereich des Daches gelegen.

2.2.6 Hirnparenchym

Das Hirnparenchym zeigt eine homogen ausgeprägte, mittlere Echogenität und feine Textur mit Unterbrechungen durch einzelne Echoreflexe, die durch ihre Pulsation als Gefäße identifiziert werden können. Thalamus und Nucleus caudatus weisen ein geringfügig echoreicheres Schallmuster auf und treten somit im ansonst homogenen Parenchymmuster hervor (Abb. 2.10 b). Besonders am Boden der Seiten-

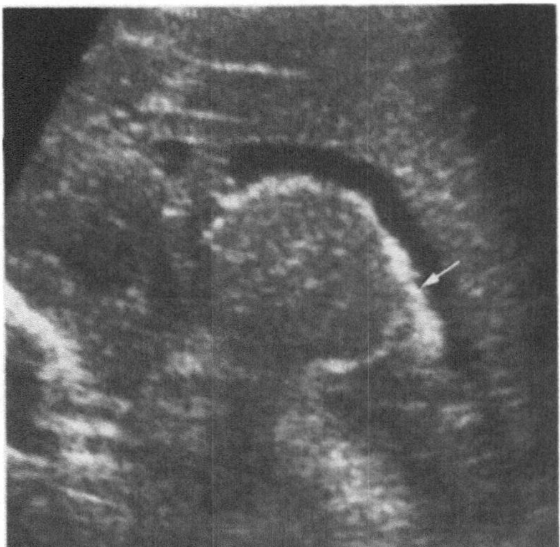
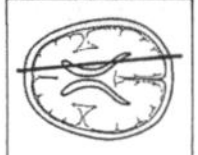

Abb. 2.11. Reifes Neugeborenes, 5. Lebenstag. In der parasagittalen Schnittebene läßt sich der Verlauf des Plexus chorioideus (→) als echoreiches Band vom Ventrikellumen abgrenzen

ventrikel im Bereich des Frontalhorns lassen sich die symmetrischen querovalen Strukturen des Caput nuclei caudati abgrenzen.

Zwischen dem kaudalen Ende der Falx cerebri und dem Dach der Seitenventrikel wird in der frontalen Koronarschnittebene die Commissura anterior an einer charakteristischen Form erkannt. Als schmale, relativ echoarme Zone verbindet diese Struktur die beiden Großhirnhemisphären. Die Adhaesio interthalamica (Massa intermedia) verläuft horizontal durch den III. Ventrikel und läßt sich als heller, evtl. doppelter Echoreflex mit rundlicher Begrenzung im echofreien III. Ventrikel besonders leicht nachweisen. Hirnstamm und Pons cerebri weisen ebenfalls eine mittlere Echogenität mit feiner Textur auf (Abb. 2.12 b). In der nach okzipital gekippten, koronaren Schnittebene wird neben dem Gyrus hippocampalis eine V-förmige Struktur mittlerer Echogenität besonders prominent. Diese Formation entspricht den Pedunculi cerebri (Abb. 2.10 d).

◁ **Abb. 2.10 a–f.** Reifes Neugeborenes, 3. Lebenstag. Schnittebenen von der vorderen zur hinteren koronaren Schnittebene und die nach okzipital gekippte Schnittführung mit dem charakteristischen sonographischen Muster eines Normalbefundes. Besonders leicht lassen sich die Ventrikelformationen als echofreie Areale abgrenzen (→). Die Formvariation von frontal nach okzipital kommt in den einzelnen Abbildungen besonders deutlich zur Darstellung, Fissura sylvii (▶), Corpus callosum (⇨)

2.2.7 Hirnzisternen

Die Zisternen sind Ausweitungen des Cavum subarachnoidale, die dort auftreten, wo die

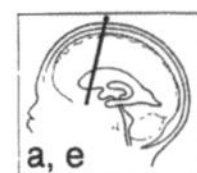
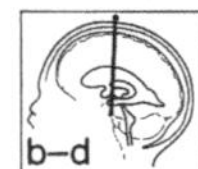
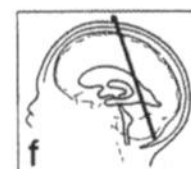

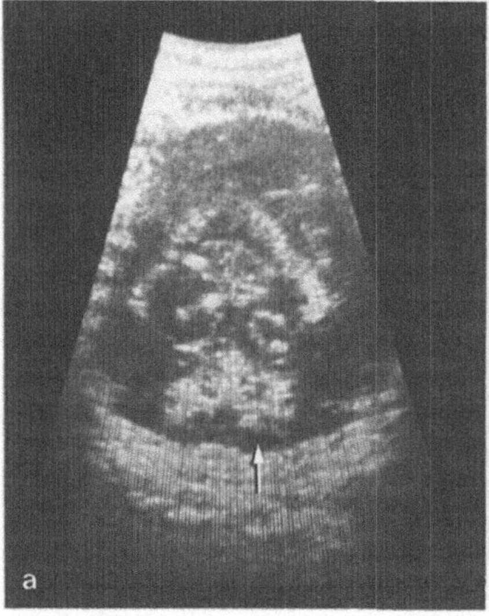
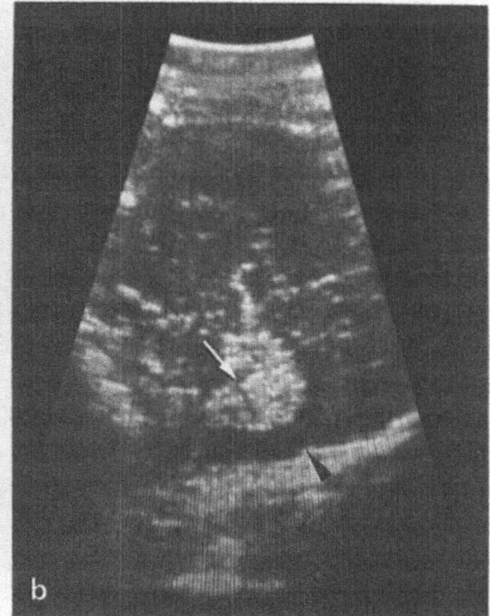
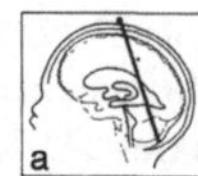
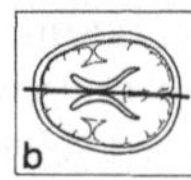

Abb. 2.12 a, b. Frühgeborenes der 36. Schwangerschaftswoche. In der axial gekippten Schnittebene *(a)* und besonders in der sagittalen Schnittebene *(b)* echoreiche Strukturen des Cerebellums bzw. des Vermis cerebelli (→). Physiologischerweise relativ weite Cisterna cerebellomedullaris (▶)

Arachnoidea über tiefere Spalten und Buchten einzelner Hirnabschnitte hinwegzieht. Die wichtigsten dieser mit Liquor cerebrospinalis gefüllten Hohlräume sind:

- Cisterna cerebellomedullaris, die am Foramen occipitale magnum in den Subarachnoidalraum des Wirbelkanals übergeht,
- Cisterna ambiens,
- Cisterna interpeduncularis,
- Cisterna pontis,
- Cisterna v. cerebri magnae,
- Cisterna chiasmatica.

Die intrakraniellen Zisternen sind bei Frühgeborenen – wie der gesamte Subarachnoidalraum – weiter. Bei reifen Neugeborenen werden die intrakraniellen Zisternen in ihrer regelrechten Größe sonographisch üblicherweise nicht auffällig. Bisweilen finden sich jedoch größere, flüssigkeitsgefüllte Bezirke in typischer, der Lage der Zisternen entsprechender Lokalisation.

Neben noch physiologischer Erweiterung einzelner Zisternen lassen sich erweiterte Zisternen häufig in Verbindung mit einem kommunizierenden Hydrocephalus internus mit begleitender innerer und äußerer Hirnatrophie erkennen.

Da morphometrische Kriterien bislang fehlen, ist die Diagnose einer Erweiterung des Subarachnoidalraumes subjektiv. Die Einordnung einer erweiterten Zisterne als pathologisch sollte mit Vorsicht erfolgen.

2.2.8 Hintere Schädelgrube

Die wesentlichen Informationen über die sonographische Antomie der hinteren Schädelgrube werden im Sagittalschnitt und im nach okzipital gekippten koronaren Schnitt gewonnen, da hierbei die topographische Orientierung am leichtesten gelingt. Als besonders echoreiche Struktur zeichnet sich im medianen Sagittalschnitt der Vermis cerebelli ab (Abb. 2.12 a, b). Er weist in dieser Schnittführung eine rundliche Konfiguration auf. Kaudal und ventral dieser Formation läßt sich die echofreie bis echoarme Zone des IV. Ventrikels aufgrund seiner häufig geringen Ausdehnung nicht immer sicher abgrenzen. Der IV. Ventrikel ist in der Sagittalebene flach dreieckförmig mit einer vorspringenden Spitze (Fastigium) zum Cerebellum hin (Abb. 2.12 b).

Die besonders echoreich erscheinende Konfiguration des Kleinhirnwurmes ermöglicht eine sichere Abgrenzung in der hinteren Schädelgrube. Die Größenbestimmung erfolgt am zuverlässigsten in der Sagittalschnittebene. Mit morphometrischen Methoden (Planimetrie) kann eine näherungsweise Bestimmung der Größe erfolgen. Nach Birnholz (1982) zeigen Mangelgeborene einen besonders kleinen Vermis, während übertragene Neugeborene eine normale Kleinhirngröße in Abhängigkeit von Geburtsgewicht und Gestationsalter aufweisen. Die Berechnung der Größe des Vermis cerebelli erfolgt in der sagittalen Schnittebene über die Ellipsoidformel.

Als schlanke echofreie Zone zwischen dem Kleinhirn und dem hellen Echoreflex des Os occipitale wird die Cisterna magna abgrenzbar (Abb. 2.12 b). In der Regel läßt sich die Cisterna ambiens dorsal und kranial des Kleinhirns um das Tentorium nachweisen.

2.2.9 Intrakranielle Gefäße

Die großen intrakraniellen Gefäße lassen sich als helle pulsierende Doppelreflexe erkennen. Durch kontinuierliche Führung des Schallkopfes kann der Verlauf der einzelnen Gefäße verfolgt werden. Nur bei größeren Gefäßen läßt sich ein echofreies Lumen abgrenzen. Bereits die B-Bilddiagnostik kann einen Hinweis auf eine mögliche Seitendifferenz hinsichtlich der Pulsationsstärke symmetrischer Arterien geben. Die paarig verlaufende A. cerebri anterior läßt sich ebenso wie die A. cerebri media, die A. basilaris und die Gefäßanteile des Circulus Willisii am leichtesten bestimmen. Auch der Plexus chorioideus weist entsprechend seiner Durchblutung Pulsationen auf. Die A. cerebri anterior wird in der koronaren Schnittebene mit kräftigen Pulsationen über und vor dem Corpus callosum identifiziert, während sich die A. cerebri media in der mittleren koronaren Schnittebene zwischen Lobus temporalis und Großhirnhemisphäre nach lateral bis zur Fissura Sylvii verfolgen läßt. Circulus Willisii, A. carotis interna und A. basilaris heben sich als besonders kräftig pulsierende Strukturen in der Tiefe der mittleren und hinteren Schädelgrube ab.

2.3 Besonderheiten der normalen neonatalen sonographischen Anatomie

Cavum septi pellucidi und Cavum Vergae

Das Septum pellucidum ist in der mittleren Sagittalebene gelegen und trennt als eine vertikale, schmale Platte die beiden Seitenventrikel (Abb. 2.13 a). Am Ende der Fetalperiode reicht das Septum bis zum Splenium des Balkens. Im Septum pellucidum kommt es infolge involutiver Prozesse während des 4. Gestationsmonats zu einer sekundären Höhlenbildung. Dieser Hohlraum wird durch die Columnae fornicis in seinem mittleren Abschnitt taillenförmig eingeengt, so daß ein vorderer Anteil, das Cavum septi pellucidi (CSP), und ein hinterer Anteil, das Cavum Vergae (CV), entsteht (Abb. 2.13). Topographisch ist das CSP über dem III. Ventrikel, zwischen den Vorderhörnern der Seitenventrikel, lokalisiert. In der koronaren Schnittführung stellt sich das CSP zwischen den Seitenventrikeln als eine schlitzförmige, längsovale bis runde, echofreie Struktur mit scharfer Wandbegrenzung dar. Im sagittalen Schnitt zeigen sich das CSP und CV als langgezogener, unterhalb des Corpus callosum gelegener Hohlraum. Die anatomischen Grenzen werden in Abb. 2.14 dargestellt. Das CSP ist ein abgeschlossener Hohlraum von unterschiedlicher Größe, dessen echofreier, flüssiger Inhalt in der Regel nicht mit dem Liquor cerebrospinalis des Ventrikelsystems kommuniziert. Dies erklärt beispielsweise, warum bei einer Ventrikulitis mit zarten Binnenechos im Liquor das CSP unverändert ein echofreies Lumen aufweist. Differentialdiagnostisch muß ein CSP von einer nach kranial gerichteten Aussackung oder einem ausgeprägten Recessus suprapinealis des III. Ventrikels abgegrenzt werden. Läßt sich sonographisch das Septum pellucidum nicht darstellen, so kann dieser Befund durch ein fehlendes, ein sehr schmales oder ein im Schallschatten des Balkens gelegenes Septum bedingt sein. Dies erklärt möglicherweise auch die niedrigere Inzidenz des Cavum septi pellucidi beim sonographischen Nachweis im Vergleich zu pathologisch-anatomischen Häufigkeitsangaben. Ein Cavum mit einer geringeren Breite als 1 mm läßt sich sonographisch nicht erfassen.

Nach pathologisch-anatomischen und sono-

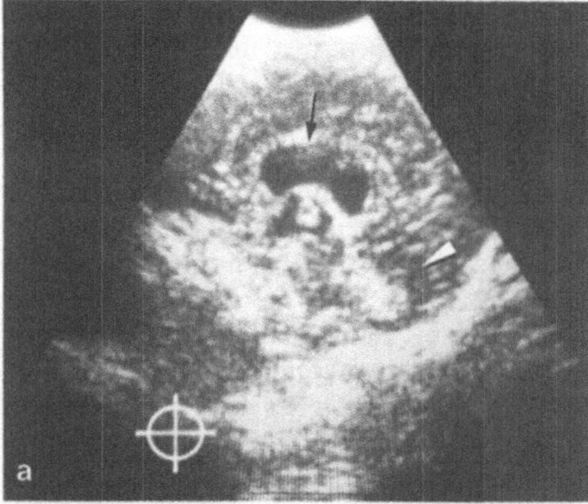

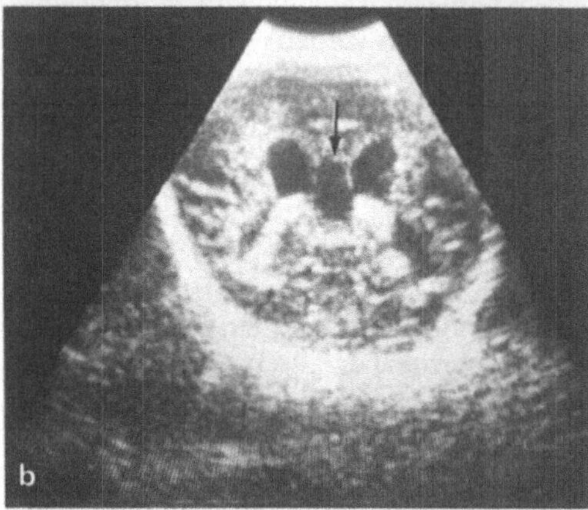

Abb. 2.13 a, b. Cavum septi pellucidi und Cavum Vergae. Frühgeborenes der 33. Schwangerschaftswoche. Im Medianschnitt *(a)* lassen sich das breit miteinander kommunizierende Cavum Vergae und Cavum septi pellucidi als echofreie Zone unterhalb des echoreichen Corpus callosum gut abgrenzen (→). Im III. Ventrikel echoreiche Massa interthalamica mit 0,8 cm Durchmesser. Noch physiologisch kleiner Vermis cerebelli mit großer Cisterna magna, die als echofreie Zone zwischen Kleinhirnwurm und Os occipital abgrenzbar ist (▶). Der Frontalschnitt *(b)* zeigt das Cavum septi pellucidi als echofreies Areal zwischen den beiden Seitenventrikeln (→). In den Hinterhörnern der Seitenventrikel beiderseits der echoreiche Plexus chorioideus. Die gleichzeitige Darstellung des Cavum septi pellucidi und Cavum Vergae und des III. Ventrikels im Medianschnitt erlaubt die sichere Differenzierung dieser Strukturen

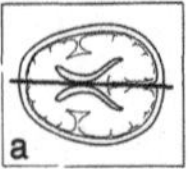 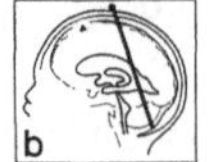

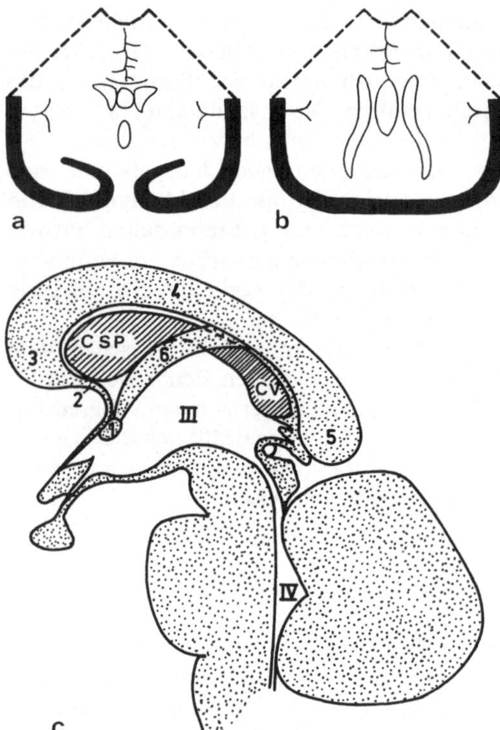

Abb. 2.14 a–c. Schematische Darstellung des Cavum septi pellucidi *(CSP)* und des Cavum Vergae *(CV)* in der koronaren *(a)*, axialen *(b)* und sagittalen *(c)* Schnittebene. *1* Commissura anterior, *2* Lamina terminalis, *3–5* Corpus callosum, *6* Corpus fornicis

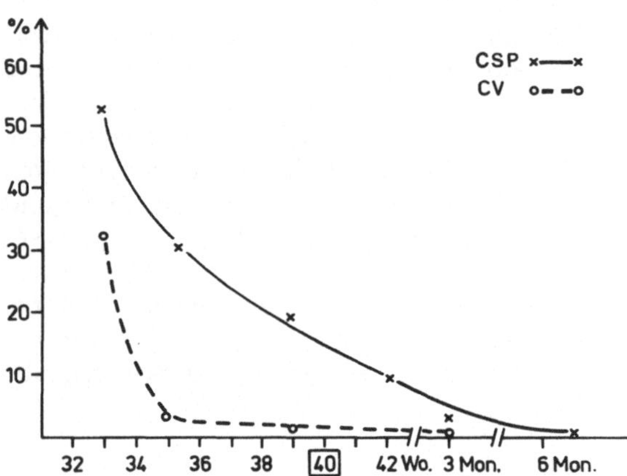

Abb. 2.15. Prozentuale Häufigkeit des Cavum septi pellucidi *(CSP)* und des Cavum Vergae *(CV)* in Abhängigkeit vom Gestationsalter

graphischen Untersuchungen werden bei Frühgeborenen das CSP und CV physiologischerweise beobachtet. So konnte bei Frühgeborenen vor der 33. Schwangerschaftswoche in den ersten Lebenstagen in über 70% der Fälle ein Cavum septi pellucidi dargestellt werden; in ca. 30% der Fälle ein Cavum Vergae. Während ein CSP in 25% der Fälle von einem CV begleitet ist, wird ein CV ohne gleichzeitiges Vorliegen eines CSP nicht beobachtet. Physiologischerweise bildet sich zwischen der 30. und 40. Schwangerschaftswoche zunächst das Cavum Vergae, später das Cavum septi pellucidi zurück (Abb. 2.15). Dies läßt sich auch bei Verlaufsuntersuchungen Frühgeborener dokumentieren. Bei Kindern, die älter als 6 Monate sind, wird nur noch in 1% der Fälle ein CSP nachgewiesen. Nach dem 2. Lebensmonat wird ein Cavum Vergae nicht mehr beobachtet.

Fissura Sylvii und Gyrierung

Als Besonderheit bei Frühgeborenen vor der 30. Schwangerschaftswoche kann die Fissura Sylvii im koronaren Schnitt als kolbenförmige Doppelkontur imponieren. Dieser Befund wird durch die noch nicht vollständige Differenzierung der Großhirnhemisphären und die physiologischerweise noch weiten externen Liquorräume erklärbar. Häufig findet sich eine weite Cisterna cerebellomedullaris, so daß der Befund zunächst als Kleinhirnhypoplasie fehlgedeutet werden kann. Zudem sind der Interhemisphärenspalt und der Subarachnoidalraum über beiden Hemisphären bei Frühgeborenen noch erweitert. Frühgeborene zeigen auch eine noch plumpe Gyrierung mit einem gerade verlaufenden Sulcus cinguli im Interhemisphärenspalt (Abb. 2.9).

Plexus chorioideus

Der Plexus chorioideus Frühgeborener weist mitunter eine stärkere Prominenz und echodichtere Zeichnung auf. Dieser Befund beruht u.a. darauf, daß das Hirnparenchym vergleichsweise weniger Strukturechos aufweist als nach der Neugeborenenperiode. Gelegentlich finden sich besonders bei ehemaligen Frühgeborenen kleine zystische, echofreie

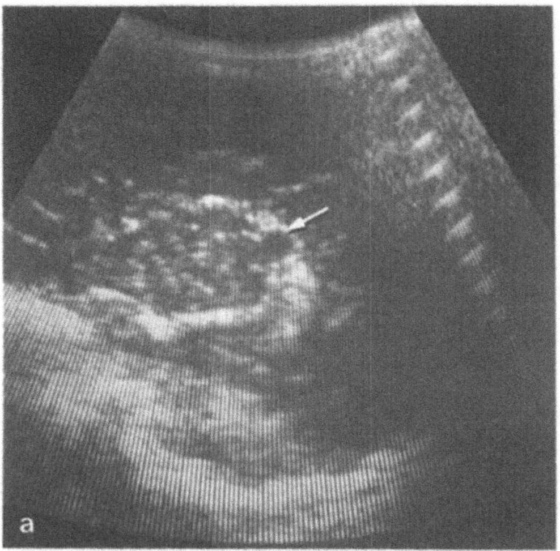

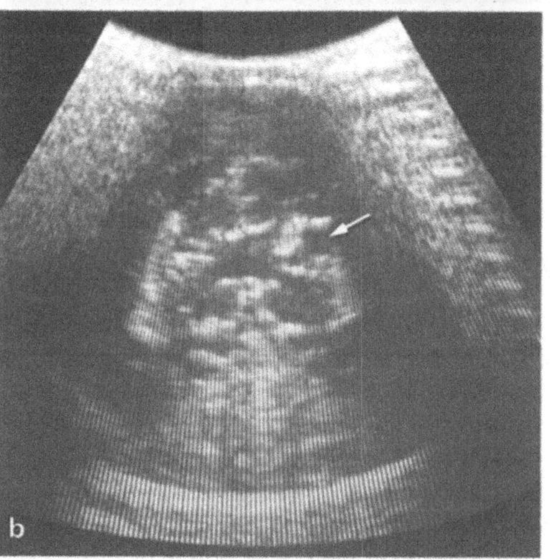

Abb. 2.16 a, b. Reifes Neugeborenes, 1. Lebenstag. Im Koronar- und Parasagittalschnitt zeigt sich im Bereich des Plexus chorioideus eine rundliche, scharf umgrenzte, echofreie Zone. Mögliche Formvariation oder Restzustand nach kleiner Einblutung (→)

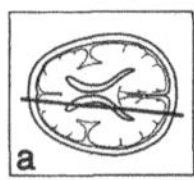 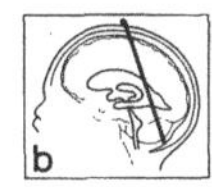

Hohlräume in den Plexus. Die Genese ist bisher unklar und weist möglicherweise auf eine vorangegangene lokale Einblutung hin (Abb. 2.16).

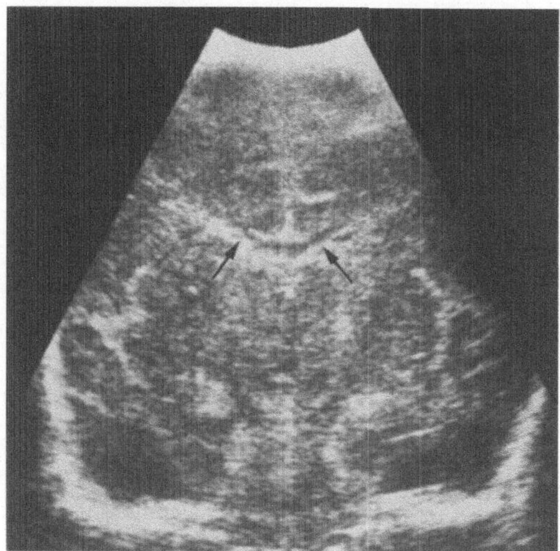

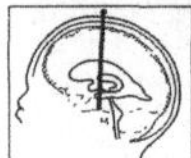

Abb. 2.17. Reifes Neugeborenes, 1. Lebenstag. In der koronaren Schnittebene kein Ventrikellumen nachweisbar. Die Ventrikelformation zeigt sich als echoreiche Linie (→)

Ventrikelsystem

In den ersten Lebenstagen kann die Ventrikelweite stärkeren Schwankungen unterworfen sein. Meist findet sich in der koronaren Schnittebene eine schlitzförmige Ventrikelform bis zu einem Ventrikelkollaps. Gelegentlich läßt sich auch bei gesunden Neugeborenen erst nach dem 5. Lebenstag ein Ventrikellumen nachweisen (Abb. 2.17). Die Ursache der in den ersten Lebenstagen besonders bei Frühgeborenen nachweisbaren, okzipital betonten periventrikulären Reflexionsvermehrungen ist nicht eindeutig geklärt. Möglicherweise spielen intrazelluläre Mikrovakuolen als Folge der peripartal gedrosselten Hirndurchblutung hierbei eine Rolle.

Hirnparenchym

Besonders unreife Frühgeborene mit einem Gestationsalter vor der 35. Schwangerschaftswoche zeigen aufgrund des Rückstandes der Markreifung bzw. des höheren Wassergehalts des Gewebes eine geringere Echogenität des Hirnparenchyms. Bei Kontrolluntersuchungen läßt sich die allmählich zunehmende Echogenität des Parenchyms verfolgen.

2.4 Fehlermöglichkeiten

Die Möglichkeit einer fehlerhaften Bildinterpretation wird zum einen durch die Kleinheit des Schallfensters sowie die umgebenden knöchernen Strukturen, zum anderen durch eine fehlerhafte Geräteeinstellung erklärt. Dies ist dadurch bedingt, daß für die Schädelsonographie im Vergleich zur abdominalen Sonographie eine veränderte Geräteeinstellung notwendig ist. So müssen Schallintensität und Tiefenausgleich deutlich höher eingestellt werden. Eine optimale Bildeinstellung ist gekennzeichnet durch eine annähernd gleiche Helligkeit der Echoreflexe im gesamten Bild. Einstellfehler können zu einer „Überstrahlung" einzelner Regionen (z. B. Nahfeld) führen, wodurch die Abgrenzung einzelner Strukturen, z. B. der Ventrikel, verhindert wird. Der Informationswert wird zudem stark vermindert, wenn ein Bild zu kontrastreich ausgerichtet wird, da hierbei Unterschiede in der Parenchymstruktur einzelner Organteile verlorengehen. Der Tiefenausgleich stellt den wichtigsten Regler für den richtigen Bildaufbau dar. Gelegentlich verfügen die Ultraschallgeräte der neueren Generation über einen automatischen Bildaufbau mit einer einzig zu verstellenden Größe – dem Tiefenausgleich.

Mit zunehmender Gewebetiefe nimmt die Echointensität ab. Der Tiefenausgleich soll dieses Phänomen unterdrücken.

Zusätzlich ist mit dem Auftreten von Artefakten zu rechnen, wobei im Bild Echokomplexe entstehen, die keiner anatomischen Struktur dieser Region zuzuordnen sind. Solche Artefakte treten häufig bei Verwendung einer Wasservorlaufstrecke auf und werden als Wiederholungsechos (Reverberationsechos) der reflektierenden Fläche der Gummimembran gezeichnet. Mit einer Bildunschärfe in den Randpartien ist durch die Einengung des Schallausschnittes durch die begrenzenden Knochenanteile der Fontanelle zu rechnen. Fehlinterpretationen können am Ventrikelsystem durch schräges Anschneiden der Ventrikelwand resultieren. Werden die Seitenventrikelbegrenzungen frontal oder gekippt okzipital in tangentialer Richtung getroffen, so resultiert das Bild einer besonders echoreichen Formation, die zur Verwechslung mit einer massiven Blutung führen kann (Abb. 2.18).

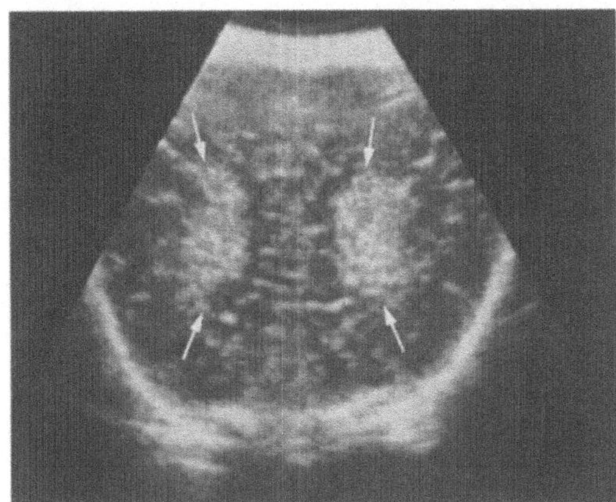

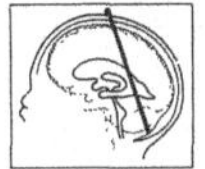

Abb. 2.18. Neugeborenes der 39. Schwangerschaftswoche, 2. Lebenstag. In der nach okzipital gekippten koronaren Schnittebene sind die Dächer der Seitenventrikel schräg angeschnitten. Diese Areale imponieren als echoreiche Raumforderungen und müssen differentialdiagnostisch gegenüber einer Hirnblutung abgegrenzt werden (→)

2.5 Stellenwert der zerebralen Sonographie im Vergleich zur Computertomographie

Vergleichende Studien zeigen beim Nachweis normaler anatomischer Verhältnisse ebenso wie bei pathologischen Prozessen eine sehr gute Übereinstimmung zwischen beiden Untersuchungsmethoden. Differierende Befunde werden bei der Beurteilung von Hirnblutungen und deren Verlaufsuntersuchungen, beim Hirnödem und bei Hirntumoren festgestellt, wobei dies durch die unterschiedlichen physikalischen Voraussetzungen erklärt werden kann. So führt bei Verlaufsuntersuchungen von Hirnblutungen die Dichtebestimmung des Gewebes im Computertomogramm vorübergehend zur sog. isodensen Phase mit fehlender Nachweisbarkeit, während im sonographischen Bild eine sichere Diagnose gelingt.

Die Möglichkeit der Darstellung in mehreren variablen Schnittebenen bedeutet einen zusätzlichen Vorteil der sonographischen Diagnostik. Raumfordernde Prozesse werden somit in ihrer Ausdehnung exakt bestimmbar, während kleinere Veränderungen im Computertomogramm zwischen den Schnittebenen verborgen bleiben können. Im Aufdecken kleinster struktureller Veränderungen, wie feiner intraventrikulärer Membranen oder kleinster zystischer Verände-

rungen, wird die kraniale Computertomographie hinsichtlich Genauigkeit und Differenzierungsmöglichkeit von der Sonographie übertroffen.

Bei einzelnen Fragestellungen ist die Computertomographie der Sonographie eindeutig überlegen. Bei Vergleichsuntersuchungen zeigt sich ein besonderer Vorteil im Nachweis pathologischer Veränderungen im hochparietalen und frontalen Bereich. Der Einschallwinkel reicht häufig für eine umfassende Beurteilung der externen Liquorräume nicht aus. Die Diagnose eines zunehmenden Hydrozephalus ist aufgrund der periventrikulären Dichteminderung im einmalig durchgeführten Computertomogramm möglich. Sonographisch kann diese Information nur nach morphometrische Verlaufsbeobachtungen über einen größeren Zeitraum gewonnen werden. In der Regel sollte auch heute noch vor jedem operativen Eingriff am Gehirn eine Computertomographie angefertigt werden.

Die Indikation zur Computertomographie ergibt sich zusätzlich für die Überprüfung nicht eindeutiger sonographischer Befunde. Außerdem sollte in jedem Fall bei negativem sonographischem Befund und Persistenz klinischer Zeichen die Computertomographie eingesetzt werden, da mit sonographisch nicht nachweisbaren subduralen oder subarachnoidalen Veränderungen gerechnet werden muß. Die Bedeutung der Sonographie in der Schädeldiagnostik ist besonders in der Screeninguntersuchung zu sehen. Zudem sind kurzfristige Verlaufsuntersuchungen, wie sie bei der zunehmenden Ventrikelerweiterung nach ventrikulären Einblutungen notwendig sind, nur mit einer risikolosen und zudem nicht belastenden Untersuchungsmethode, wie der Sonographie, vertretbar.

Literatur

Babcock DS, Han BK (1981) The accuracy of high resolution realtime ultrasonography of the head in infancy. Radiology 139: 665–676

Babcock DS, Han BK, LeQuesne GW (1980) B-mode gray scale ultrasound of the head in the newborn and young infant. AJR 134: 457–468

Ben-Ora A, Eddy L, Hatch G, Solida B (1980) The anterior fontanelle as an acoustic window to the neonatal ventricular system. J Clin Ultrasound 8: 65–67

Birnholz JC (1982) Newborn cerebellar size. Pediatrics 70: 284–287

Bliesener JA (1980) Ultrasonographische Screeninguntersuchung des Schädels bei Risikoneugeborenen. Röntgenblatter 33: 626–631

Burstein J (1979) A new look at young brains. AJR 133: 556–557

Cooke RWT (1979) Ultrasound examination of neonatal heads. Lancet 7: 38

Dewbury KC, Aluwihare APR (1980) The anterior fontanelle as an ultrasound window for study of the brain: A preliminary report. Br J Radiol 53: 81–84

Dittrich M, Dinkel E (1982) Standardization of cerebral sonography-morphological and morphometric criteria. J Ultrasound Med [Suppl] 7: 38

Dittrich M, Dinkel E, Peters H (1983) Sonographische Diagnostik am Zentralnervensystem bei Neugeborenen und Säuglingen. Ultraschall 4: 174–181

Edwards MK, Brown DL, Muller J, Grossman CB, Chua GT (1981) Cribside neurosonography: Real-time sonography for intracranial investigation of the neonate. AJR 136: 271–276

Fiske CE, Filly RA, Callen PW (1981) The normal choroid plexus: Ultrasonographic appearance of the neonatal head. Radiology 141: 467–471

Garrett WJ, Kossoff G, Warren PS (1980) Cerebral ventricular size in children. Radiology 136: 711–715

Grant BG, Schellinger D, Borts FT, McCullough DC, Friedman GR, Sivasubramanian KN, Smith Y (1981) Real-time sonography of the neonatal and infant head. AJR 136: 265–270

Grumme T, Meese W (1975) Die zweidimensionale Echoenzephalographie (B-Scan) des kindlichen Hirnkammersystems. Neuropädiatrie 6: 65–76

Heimburger RP, Fry PJ, Franklin TD, Sanghvi NT, Gardner G, Muller J (1976) Two dimensional ultrasound scanning of excised brains – I. Normal anatomy. Ultrasound Med Biol 2: 279–285

Johnson ML, Mack LA, Rumack CM, Frost M, Rashbaum C (1979) B-mode-echoencephalography in the normal and high risk infant. AJR 133: 375–381

Kossoff G, Garrett WJ, Radavanovich G (1974) Ultrasonic atlas of normal brain of infant. Ultrasound Med Biol 1: 259–266

Lombroso CT, Erba G, Yogo T (1968) Two-dimensional ultrasonography: A method to study normal and abnormal ventricles. Pediatrics 42: 157–174

Pigadas A, Thompson JR, Grube GL (1981) Normal infant brain anatomy: Correlated real-time sonograms and brain specimens. AJR 137: 815–820

Shuman WP, Rogers JV, Mack LA, Alvord EC Jr, Christie DP (1981) Real-time sonographic sector scanning of the neonatal cranium: Technique and normal anatomy. AJR 137: 821–828

Slovis TL, Kuhns LR (1981) Real-time sonography of the brain through the anterior fontanelle. AJR 136: 277–286

Sörensen N (1979) Liquordynamik. Monatsschr Kinderheilkd 127: 325–327

Thorburn RJ, Lipscomb AP, Reynolds EOR, Blackwell RJ, Cusick G, Shaw DG, Smith JF (1982) Accuracy of imaging of the brains of newborn infants by linear-array real-time ultrasound. Early Hum Dev 6: 31–46

Valkeakari T (1981) Visualization of the fourth ventricle in A-scan and B-scan echoencephalography. Ultrasound Med Biol 7: 239–243

Vlieger M de (1980) Evaluation of echoencephalography. J Clin Ultrasound 8: 39–47

White DN, Curry GR, Stevenson RJ (1978) The acoustic characteristics of the skull. Ultrasound Med Biol 4: 225–252

3 Fetale Zerebraldiagnostik

3.1 Anatomie und Meßebenen

Dank der Verbesserung moderner Real-time-Scanner (der langsame Bildaufbau mit den früher qualitativ überlegenen Compoundscannern spielt heute keine Rolle mehr) kann der fetale Schädel bereits ab der 8. Schwangerschaftswoche dargestellt werden (Abb. 3.1 a, b). In der frühen Schwangerschaft kann der runde Dottersack zu einer Verwechslung mit dem Kopf führen (Abb. 3.1 b).

Zu diesem Zeitpunkt besteht das Gehirn noch aus größeren flüssigkeitsgefüllten Räumen, die später zu den Seitenventrikeln werden (Abb. 3.2 a–d). Hirnmasse wird hauptsächlich durch Thalamus und Corpus striatum gebildet. Ab der 12. Schwangerschaftswoche stellen die Seitenventrikel den Hauptanteil des Hirnstrukturbildes, wobei der Plexus chorioideus als relativ große echodichte Struktur auffällt (Abb. 3.3). Der Hirnmantel ist sehr echoarm, läßt sich kaum darstellen und wird in dem Verhältnis besser darstellbar, in dem die Seitenventrikel sich verkleinern (Abb. 3.4 a–c). Dieses Stadium wird etwa in der 18. Schwangerschaftswoche erreicht (Zeitpunkt des Ultraschallscreenings im Rahmen der Mutterschaftsvorsorgeuntersuchung!). Es kommen weitere Gehirnanteile wie Vorder- und Hinterhörner der Seitenventrikel und Thalamus zur Darstellung.

Bei Horizontalschnitten stellt sich im vorderen Hirndrittel median eine doppelseitig begrenzte Unterbrechung der Mittellinie dar, die dem Cavum septi pellucidi entspricht und lange Zeit als 3. Ventrikel fehlgedeutet wurde (Abb. 3.5), während dieser sich gewöhnlich nur als Strich (= Mittelecho) weiter dorsal darstellt. Eine wesentliche Erweiterung dieses Bereiches kann ein früher Hinweis für einen Hydrozephalus sein. Im Bereich des Hirnstammes und der basalen Zisternen lassen sich Gefäßpulsationen darstellen, wobei sich vorstellen läßt, daß auch hier durch den kombinierten Einsatz des bildgebenden- und Doppler-Ultraschallverfahrens

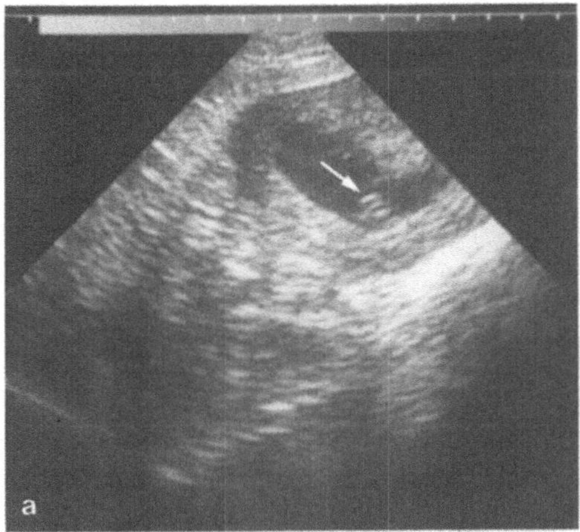

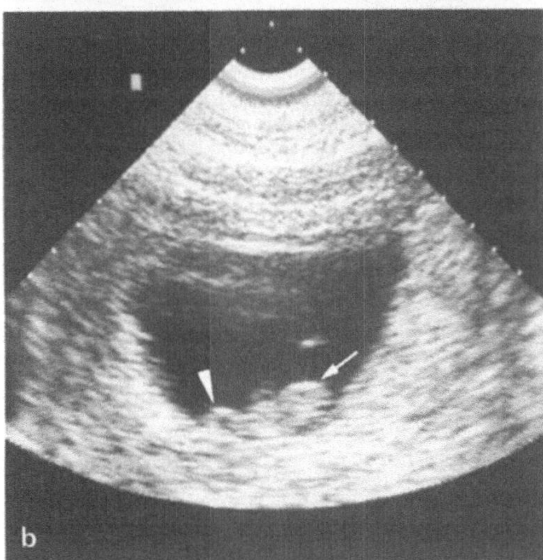

Abb. 3.1. *a* Darstellung des embryonalen Kopfes in der 8.–9. Schwangerschaftswoche. Kalotte und Mittelecho wird sichtbar (→). Biparietaler Durchmesser ca. 7 mm. *b* Fetus in der 9. Schwangerschaftswoche, 5. Tag. Kopf mit Augenhöhle (→) und Dottersack (▶)

für die Zukunft neue diagnostische Erkenntnisse zu erwarten sind.

Zwischen der 24. Schwangerschaftswoche und dem Geburtstermin stellen sich am Gehirn nur noch wenig Strukturveränderungen dar, wobei

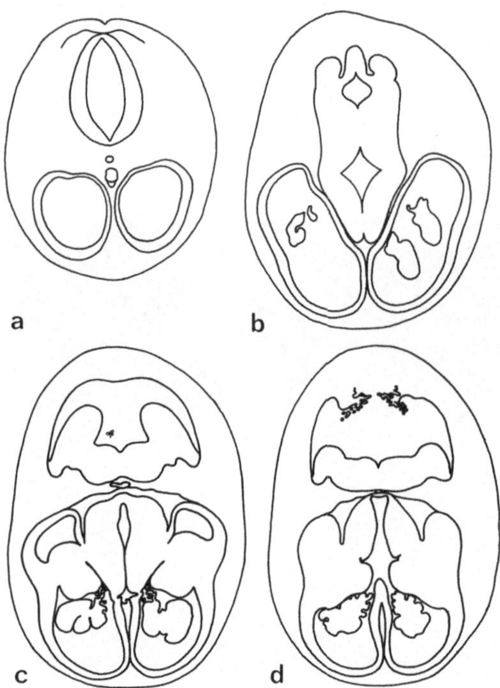

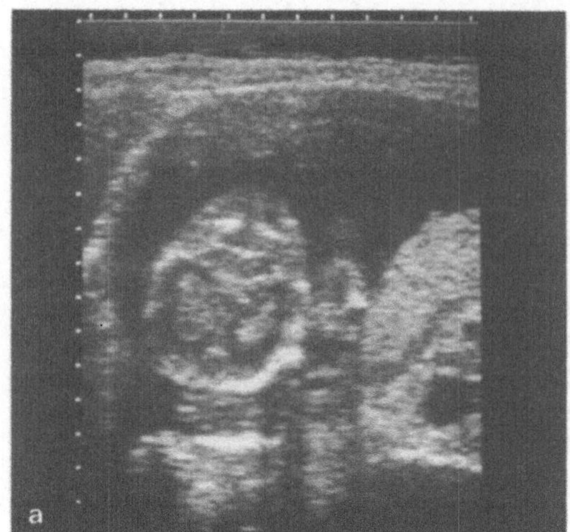

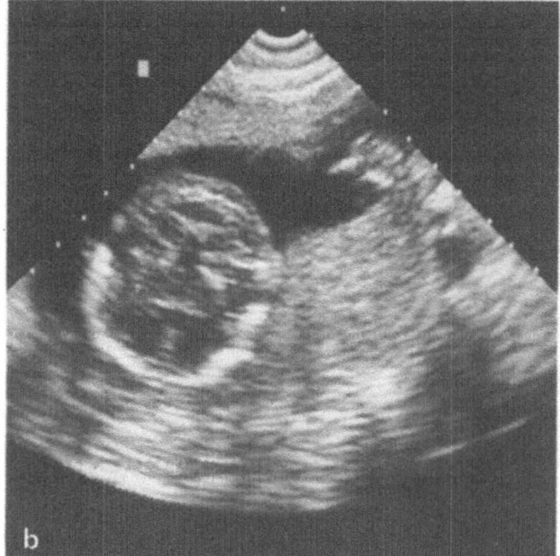

Abb. 3.2. a Hoher Schnitt durch die Hirnhemisphären zur Darstellung der großen Ventrikelräume in der 8. Schwangerschaftswoche. **b** Tiefer gelegener Schnitt. **c, d** Darstellung von Ventrikeln und Plexus choroideus. (Modifiziert nach Gasser 1975)

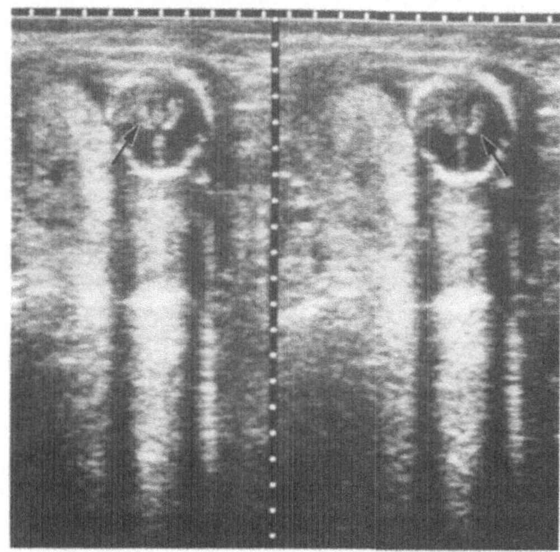

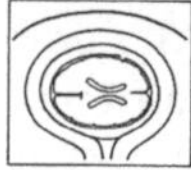

Abb. 3.3. Darstellung der relativ großen Liquorräume in der 12. Schwangerschaftswoche mit dem Plexus chorioideus (→)

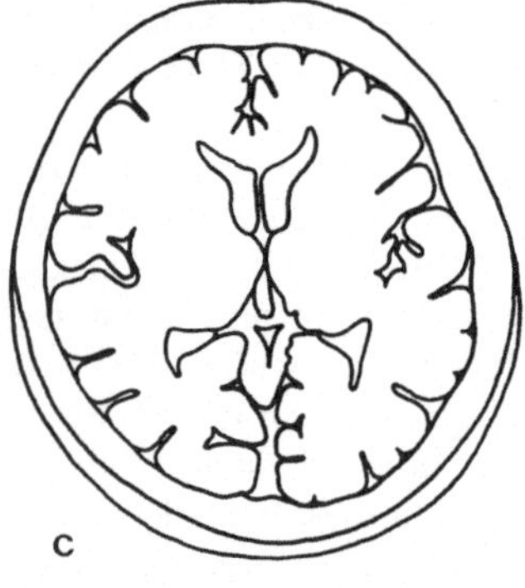

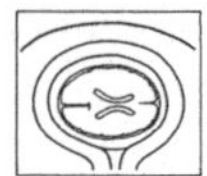

Abb. 3.4. a Längsschnitt in der 18. Schwangerschaftswoche. Die Plexus sind noch deutlich zu erkennen, jedoch ist die Relation bereits verändert. **b** Schnitt über Vorder- und Hinterhörner der lateralen Ventrikel in der 19. Schwangerschaftswoche. **c** Anatomische Skizze zu **b**

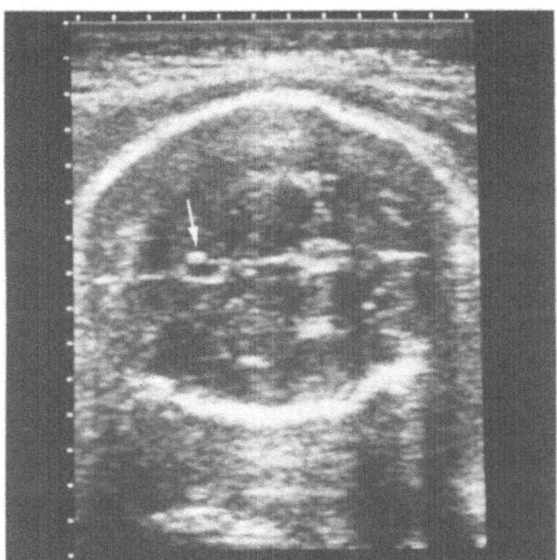

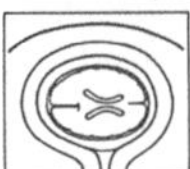

Abb. 3.5. Korrekte Meßebene des biparietalen Durchmessers in der 33. Schwangerschaftswoche. Der Pfeil zeigt auf das Cavum septi pellucidi (→)

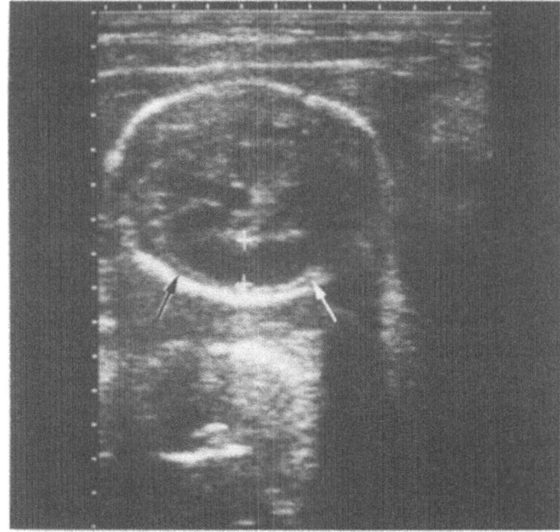

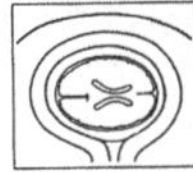

Abb. 3.6. „Schalleerer" Raum (13 mm) im schallkopffernen Hirnanteil

sich Hirnmantelstrukturen v. a. im Bereich der Konvexitäten vermehrt abzeichnen.

Durch physikalische Besonderheiten können Bilder entstehen, die v. a. im 3. Trimenon zu Fehldiagnosen führen können. Bei der biparietalen Darstellung kann der schallkopfferne

Hirnanteil echofreier oder sogar zystisch gegenüber dem schallkopfnahen Hirnanteil erscheinen (Abb. 3.6). Dieser „Pseudohydrozephalus" kann zumindest teilweise durch Veränderung im Tiefenausgleich zum Verschwinden gebracht werden. Dieser Bezirk wird von Laing et al. 1983 bei 83% aller Feten unterhalb der 30. und 23% oberhalb der 30. Schwangerschaftswoche gefunden und als Subarachnoidalraum interpretiert.

3.2 Kephalometrie

Donald u. Brown (1961) wiesen als erste auf die Messung des biparietalen Durchmessers beim Feten hin. Willocks systematische Untersuchungen 1963 waren zwar für die Entwicklung der Methodik maßgebend, aber wegen der alleinigen Anwendung des A-Bildes noch nicht zufriedenstellend. Der Kopf des Feten mußte durch abdominale Palpation aufgesucht werden, und ein typisches Ultraschallmuster entstand nur, wenn die Ultraschallwelle senkrecht auf die proximale und distale Schädelwand auftraf. Für die Messungen wurden biparietaler und frontookzipitaler Durchmesser verwandt. Zur Berechnung der Meßstrecke ermittelte Willocks 1964 eine Schallaufzeit im fetalen Gehirn von 1525 m/s. Campbell (1968) kombinierte die A- und B-Bild-Technik und etablierte damit eine genaue Methode zur Bestimmung des Schwangerschaftsalters. Obwohl durch Scheitel-Steiß-, Abdomen-, Extremitäten- und Organmessungen weitere Parameter zur Gestationsaltersicherung eingeführt wurden, bleibt die Kephalometrie noch die grundlegende Messung in der Geburtshilfe.

Bei der orientierenden Untersuchung im Längsschnitt wird der korrekte Winkel für die Querschnitte ermittelt, bis der Kopf sich als Ovoid darstellt und ein Mittelecho erscheint. Dieses Echo zeigt sich in mehreren sehr differierenden Schnitten, wobei die korrekte Ebene im größten Durchmesser bei gleichzeitig vollständig durchgehendem Mittelecho und symmetrisch erscheinenden Hemisphären aufzusuchen ist. Zur Messung kann dann als Referenz die Darstellung des Cavum septi pellucidi gelten. Hofmann und Holländer (1968) teilten erste Ergebnisse mit dem schnellen B-Bild (Vidoson) mit, die mit denen anderer Autoren übereinstimmten (Kratochwil 1966, Thompson et al. 1965). Spätere ausführliche Untersuchungen berichteten über gute postpartale Übereinstimmungen, die auch von Campbell 1970 mit ± 2 mm für 90% eines Kontrollkollektivs angegeben wurden.

Dieser Parameter war also gut zugänglich und reproduzierbar und wies außerdem in seinem Wachstum eine Abhängigkeit vom Schwangerschaftsalter auf, die von vielen Pionieren der geburtshilflichen Sonographie schon früh erkannt wurde.

Verschiedene Wachstumskurven zeigen übereinstimmend eine Abnahme der Wachstumsgeschwindigkeit im Verlauf der Schwangerschaft und eine Zunahme des 2s-Streubereichs für die Mittelwerte mit Zunahme des Schädelwachstums (Hansmann 1976). Die Variationsbreite der Schädelgrößen nimmt durch individuelle Faktoren in der Spätschwangerschaft zu. Je früher also der biparietale Durchmesser gemessen wird, um so exakter ist die Bestimmung des Schwangerschaftsalters. Nach Hansmann weichen die 5. und die 95. Perzentile des errechneten Schwangerschaftsalters bei einem biparietalen Durchmesser von 30 mm um ± 7 Tage vom Mittelwert ab, bei einem biparietalen Durchmesser von 50 mm um ± 9 Tage, bei einem biparietalen Durchmesser von 70 mm um ± 10 Tage, bei einem biparietalen Durchmesser von 80 mm um ± 15 Tage und bei einem biparietalen Durchmesser von 95 mm um ± 20 Tage.

Wenn auch die biparietale Durchmesser-Messung zur Gestationsaltersbestimmung, Wachstumskontrolle, Gewichtsschätzung und Erkennung von Mißverhältnissen zwischen kindlichem Kopf und mütterlichem Becken wichtig ist, haben auch die frontookzipitale Meßstrecke und besonders der Kopfumfang eine wichtige Aufgabe. Neben dem Hinweis auf Mißbildungen bei Disproportion des biparietalen zum frontookzipitalen Schädeldurchmesser ist es v.a. bei der Beckenlage notwendig, mittels Umfangmessung die dolichozephale, physiologische Kopfform von der pathologischen zu unterscheiden. So können hier leicht „Wachstumsdiskrepanzen" von mehreren Wochen in der Spätschwangerschaft vermutet werden, die zur Fehldiagnose „intrauterine Mangelentwicklung" oder sogar „Mikrozephalie" und da-

mit zu einer erheblichen Verunsicherung von Mutter und Arzt führen. Die Bestimmung des Kopfumfanges mit weiteren fetalen Körperparametern ist zur Differenzierung notwendig.

Moderne Real-time-Scanner lassen diese früher komplizierten Messungen einfach werden. Vor allem im amerikanischen Schrifttum wird vermehrt auf die Kopfumfangmessungen hingewiesen (Abb. 3.7, Tabelle 3.1).

Jedoch ist weiterhin die Messung des biparietalen Kopfdurchmessers die Grundlage der fetalen Biometrie. Die Werte sind gewöhnlich relativ einfach erhältlich und stellen die wichtigste Messung im 1. Ultraschallscreening für die Schwangerschaft (16.–20. Woche) dar.

Wachstumskurven wurden von vielen Autoren publiziert (Abb. 3.8). Sie stimmen im mitteleuropäischen Untersuchungsbereich weitgehend überein, vorausgesetzt, daß die gleiche Schallaufzeit benutzt wird (Tabelle 3.2). Die gewonnenen Werte können nun als Tabelle zur Überprüfung des Schwangerschaftsalters und damit zur Terminbestimmung benutzt werden.

Zunehmende Streuung dieser Werte aus physiologischen, genetischen Gründen oberhalb der 25. Schwangerschaftswoche erlaubt dann die Nutzung dieses Parameters für die Altersbestimmungen der Schwangerschaft nicht mehr. Auch zur Zustandsbeurteilung der kör-

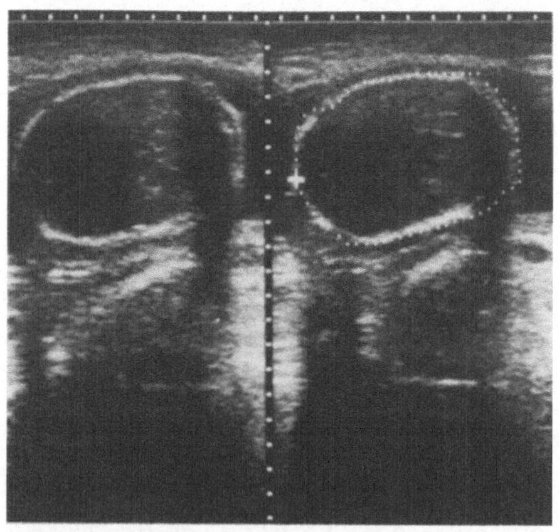

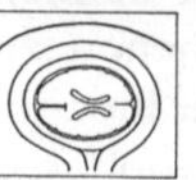

Abb. 3.7. Dolichozephaler Kopf bei Beckenendlage. Umfangmessung ist eingezeichnet (25,6 cm)

Tabelle 3.1. Kopfumfangwerte. (Nach Deter et al. 1982, Hadlock et al. 1982)

Schwanger-schafts-woche	Deter et al.			Hadlock et al.		
	Untergrenze[a] [cm]	Sollwert[b] [cm]	Obergrenze[c] [cm]	$-2\,SD$[e] [cm]	Sollwert[d] [cm]	$+2\,SD$[e] [cm]
12	5,8	7,3	8,8	5,1	7,0	8,9
13	7,2	8,7	10,2	6,5	8,9	10,3
14	8,6	10,1	11,6	7,9	9,8	11,7
15	9,9	11,4	12,9	9,2	11,1	13,0
16	11,3	12,8	14,3	10,5	12,4	14,3
17	12,6	14,1	15,6	11,8	13,7	15,6
18	13,9	15,4	16,9	13,1	15,0	16,9
19	15,2	16,7	18,2	14,4	16,3	18,2
20	16,4	17,9	19,4	15,6	17,5	19,4
21	17,7	19,2	20,7	16,8	18,7	20,6
22	18,9	20,4	21,9	18,0	19,9	21,8
23	20,0	21,5	23,0	19,1	21,0	22,9
24	21,2	22,7	24,2	20,2	22,1	24,0
25	22,3	23,8	25,3	21,3	23,2	25,1
26	23,4	24,9	26,4	22,3	24,2	26,1
27	24,4	25,9	27,4	23,3	25,2	27,1
28	24,4	26,9	29,4	24,3	26,2	28,1
29	25,4	27,9	30,4	25,2	27,1	29,0
30	26,3	28,8	31,3	26,1	28,0	29,9
31	27,2	29,7	32,2	27,0	28,9	30,8
32	28,1	30,6	33,1	27,8	29,7	31,6
33	28,9	31,4	33,9	28,5	30,4	32,3
34	29,7	32,2	34,7	29,3	31,2	33,1
35	30,4	32,9	35,4	29,9	31,8	33,7
36	31,1	33,6	36,1	30,6	32,5	34,4
37	31,7	34,2	36,7	31,1	33,0	34,9
38	32,3	34,8	37,3	31,9	33,6	35,5
39	32,9	35,4	37,9	32,2	34,1	36,0
40	33,4	35,9	38,4	32,6	34,5	36,4

[a] $<28.$SSW: Sollwert $-1,5$ cm
$>28.$SSW: Sollwert $-2,5$ cm
[b] $HC = -10,3676 + 1,5021\,(MA) - ,0002136\,(MA)^3$
$[R^2 = 97,3\%]$

[c] $<28.$SSW: Sollwert $+1,5$ cm
$>28.$SSW: Sollwert $+2,5$ cm
[d] $HC = -10,339 + 1,481\,(MA) - ,0002259\,(MA)^3$
$[R^2 = 98,3\%]$
[e] $2\,SD = 1,9$ cm

perlichen Entwicklung tritt er zunehmend hinter den thorakoabdominalen Messungen zurück (Abb. 3.9).

3.3 Anenzephalie

Neuralrohrdefekte mit Anenzephalie, Enzephalozele und Spina bifida sind die am häufigsten untersuchten Mißbildungen des Zentralnervensystems. Anenzephalie ist das teilweise oder vollständige Fehlen der Großhirnhemisphären mit einem rudimentären Gehirn. Die Mißbildung ist immer letal. Die Inzidenz ist unterschiedlich mit einem statistisch erhöhten Auftreten von ca. 1% aller Neugeborenen in Irland, Wales und Westschottland, während man generell von etwa 0,5–2 betroffenen Kindern auf 1000 Neugeborene ausgehen kann, wobei sowohl von Spina bifida als auch von Anenzephalie weibliche Feten etwa doppelt so oft betroffen sind (Leck 1974).
Der Defekt entspricht einer kranialen Verschlußstörung des Neuralrohrs und soll zwischen dem 10. und 26. postkonzeptionellen Tag entstehen. Da der Defekt gewöhnlich nicht von Knochen bedeckt wird, entsteht schon sehr früh ein auffälliges Ultraschallbild, d. h. Fehlen der Schädeldecke und damit Fehlen der typischen Meßebene für den biparietalen Durch-

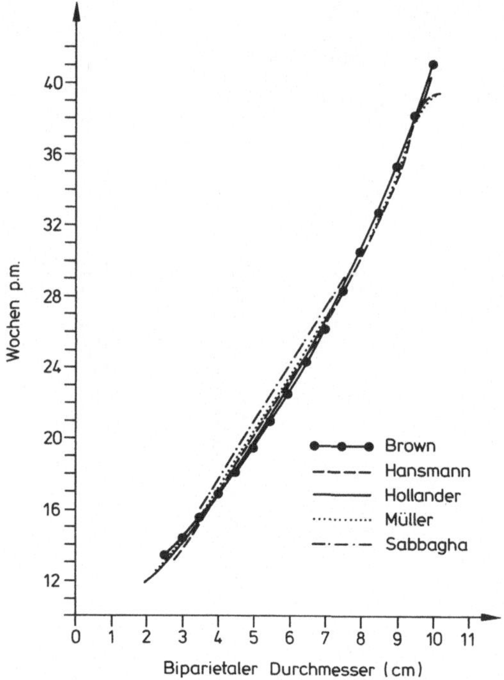

Abb. 3.8. Verschiedene Normkurven zur Bestimmung des Schwangerschaftsalters aus dem biparietalen Durchmesser

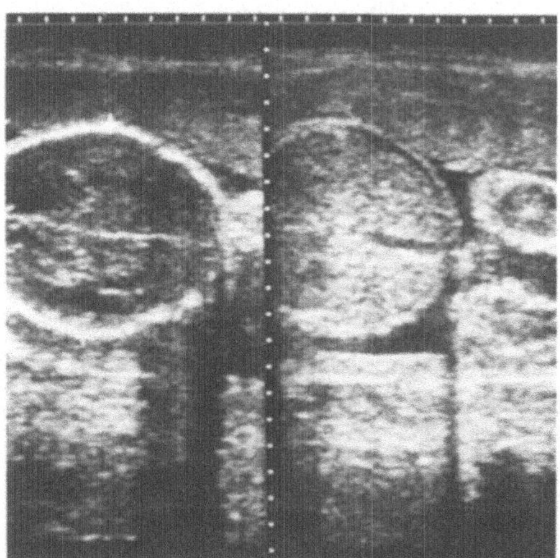

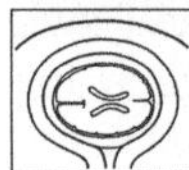

Abb. 3.9. Typische Meßebenen. *Links:* biparietaler Durchmesser und Referenzebene; thorakoabdominaler Durchmesser und Referenzebene *(rechts)*

Tabelle 3.2. Kephalometriemaße (n = 2096)

Schwangerschaftswoche	Biparietaler Durchmesser [cm]	Frontookzipitaler Durchmesser [cm]	Kopfumfang [cm]
10	1,0	1,2	
11	1,5	1,8	
12	2,0	2,1	7,2
13	2,6	2,7	8,8
14	2,9	3,0	10,1
15	3,1	3,5	11,1
16	3,4	3,8	12,6
17	3,7	4,3	13,9
18	4,2	4,9	15,2
19	4,5	5,1	16,4
20	4,9	5,6	17,7
21	5,2	6,0	19,0
22	5,4	6,4	20,2
23	5,7	6,7	21,0
24	6,0	7,1	22,1
25	6,3	7,7	23,4
26	6,8	7,9	24,2
27	7,2	8,3	25,3
28	7,4	8,7	26,2
29	7,7	9,0	27,5
30	8,1	9,2	28,4
31	8,4	9,8	29,1
32	8,6	10,1	30,3
33	8,8	10,4	30,9
34	9,0	10,5	31,8
35	9,1	10,7	32,3
36	9,2	11,0	32,9
37	9,4	11,0	33,5
38	9,5	11,3	33,8
39	9,6	11,3	34,0
40	9,6	11,4	34,9
41	9,7	11,4	35,4

UFK Marburg

messer sowie auffällige Gesichtskonturen (z. B. fliehende Stirn, Brillenform der Orbitale; Abb. 3.10 und 3.11). Die Anenzephalie sollte daher von jedem, der geburtshilfliche Sonographie betreibt, im Rahmen des 1. Screenings (16.–20. Woche) gefunden werden. Häufig führt die Polyhydramnie als wichtigstes Hinweiszeichen zur Diagnose, wobei allerdings im Rahmen multipler Mißbildungen beim Anenzephalus auch Nierenagenesien vorkommen, die dann als Resultat eine Anhydramnie erzeugen können. Dies bleibt jedoch die Ausnahme. An der Universitätsfrauenklinik Marburg wurde seit 1973 von 47 Anenzephalen keiner übersehen, und von 1980–1984 wurden nur 5 von 30 Fällen oberhalb der 24. Woche gesehen – alle als Folge einer zu späten Überweisung (Abb. 3.12).

Folgenschwer für Mutter und Kind kann die falsch-positive Diagnose sein. Auch in der Frühschwangerschaft kann sich der fetale Kopf hinter der Symphyse tief im Becken „verstecken" und so einen Anenzephalus vermuten lassen. Diese Problematik tritt v. a. bei der Verwendung von Compoundscannern und Parallelscannern auf, während Sektor-Real-time-Scanner eher den Blick in das Becken erlauben.

Im Zweifelsfall führen Beckenhochlagerung, vaginale Untersuchung unter Ultraschallsicht und „Herausdrücken" des Kopfes aus dem kleinen Becken zum Erfolg. Kurzfristige Wiederholung der Untersuchung oder Überweisung an ein Zentrum mit größerer Erfahrung ist immer anzuraten.

Neben der Polyhydramnie kann ein abnormes Bewegungsverhalten (abrupter Wechsel zwischen absoluter Ruhe und hektischen Bewegungen) Hinweis auf die Mißbildung sein. Gleichzeitig sollte der Fetus auf weitere, gehäuft bei Anenzephalie auftretende Mißbildungen (Omphalozele, Lippen-Kiefer-Gaumen-Spalte) hin untersucht werden. In etwa 50% aller Fälle kommt eine Spina bifida vor, die allerdings schwieriger zu diagnostizieren ist. Ich meine jedoch, daß heute von jedem Untersucher im Rahmen des Ultraschallscreenings der Anenzephalus zumindest verdachts-

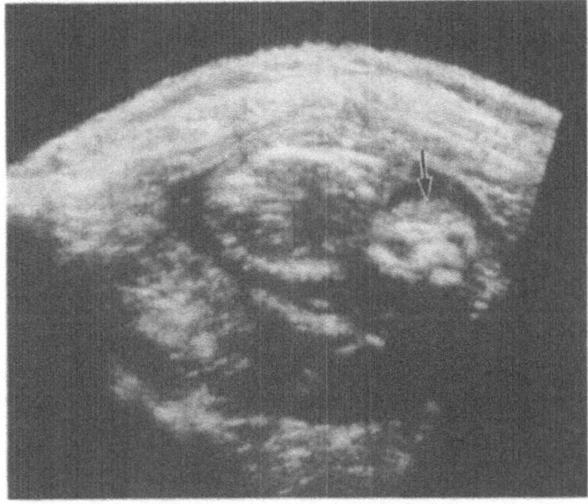

Abb. 3.11. Anenzephalus in der 15. Schwangerschaftswoche. Der Pfeil (→) zeigt die Brillenform

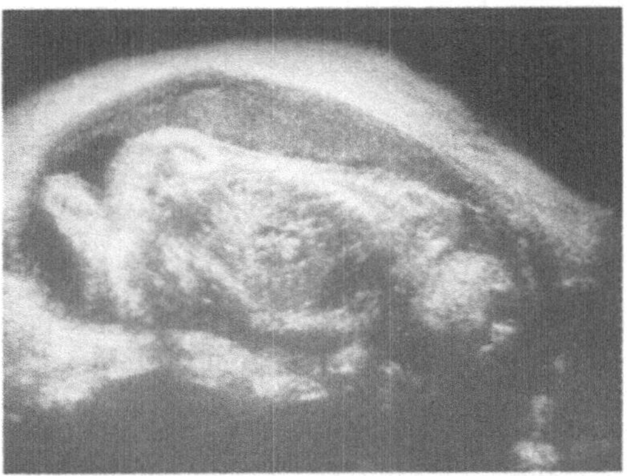

Abb. 3.12. Anenzephalus in der 34. Schwangerschaftswoche

mäßig entdeckt werden muß. Diese Mißbildung ist sicher eine der wenigen rein sonographisch diagnostizierbaren – eine anderweitige diagnostische Absicherung ist nicht nötig –, die in keiner Form korrigierbar ist und damit immer zur Konsequenz Interruptio führen kann. Schwierigkeiten kann es differentialdiagnostisch zur Mikrozephalie geben.

3.4 Mikrozephalie

Diese Veränderung ist schwieriger darstellbar, da die intrakraniellen Veränderungen meistens unauffällig sind. Die Differenzierung zur Wachstumsretardierung gelingt über die thora-

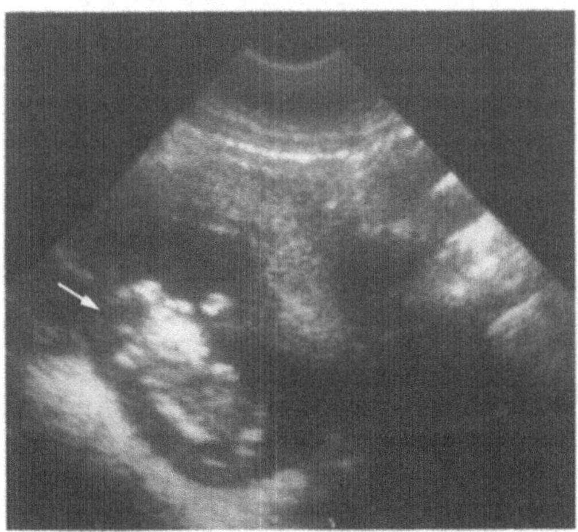

Abb. 3.10. Anenzephalus in der 12. Schwangerschaftswoche. Der Pfeil (→) zeigt den Schädeldefekt

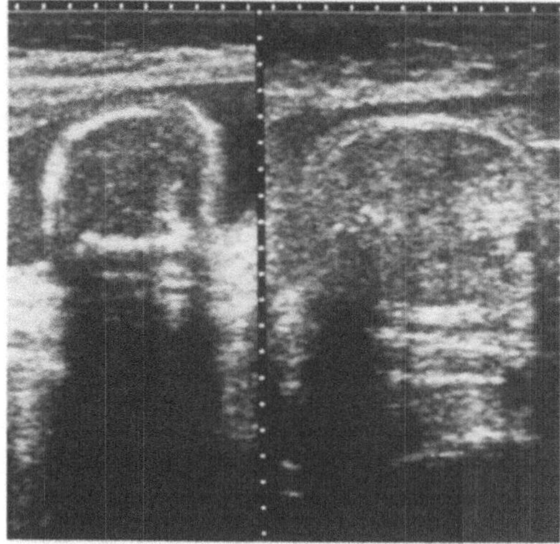

Abb. 3.13. Mikrozephalie in der 31. Schwanger-schaftswoche. Der Kopf *(links)* entspricht der 21., der Körper *(rechts)* der 31. Schwangerschaftswoche

koabdominalen Parameter, während der Unterschied zu einem genetisch-familiär bedingten *nur* kleinen Kopf v. a. in der Spätschwangerschaft Probleme bereitet. Extreme Diskrepanzen des biparietalen Kopfdurchmessers (< 2-s- oder 3-s-Bereich) und Umfangs und eventuelle weitere Fehlbildungen geben den diagnostischen Hinweis (Abb. 3.13).

Nicht selten entwickelt sich bei einem Mikrozephalus ein Hydrozephalus internus, wodurch dann der biparietale Durchmesser ein „Aufholwachstum" vorspiegeln kann – natürlich mit strukturellen Besonderheiten (Hansmann 1981).

Die Häufigkeit der Mikrozephalie soll 1:6000 bis 1:8000 betragen (Book et al. 1953). Sie tritt mit dem Meckel-Gruber-Syndrom auf, so daß es eine erbliche Form geben kann. Gesichert als Ursache sind Rötelninfektion im 1. Trimester, Zytomegalie- und Toxoplasmoseinfektionen sowie andere Noxen, wie Heroin und Medikamente (z. B. Phenytoinbehandlung bei Epilepsie). Da die Mikrozephalie gehäuft zusammen mit chromosomalen Störungen auftritt, sollte eine Karyotypisierung erfolgen. Grundlage der Diagnose sind exakt bestimmtes Gestationsalter sowie Vervollständigung der Kopfmaße mit dem frontookzipitalen Durchmesser und Umfang sowie Körper- und Extremitätenmessung. Orbitaldurchmesser sowie in-

traorbitale Meßstrecken sollen ebenfalls Hinweise ergeben (Mayden et al. 1982, Jeanty et al. 1984).

Da die Mikroenzephalie sicher zu den schwierigen Ultraschalldiagnosen gehört, ist extreme Vorsicht angebracht. Die Patienten sollten im Verdachts- oder Belastungsfall immer an einem Zentrum der Stufe III untersucht werden.

3.5 Spina bifida

Die fetale Wirbelsäule läßt sich etwa ab der 12. Woche und unproblematisch ab der 14.–15. Schwangerschaftswoche im gesamten Verlauf als Doppellinie darstellen (Abb. 3.14). Die Wirbel kommen segmentartig zur Darstellung, wobei der dunkle Bereich zwischen den Wirbeln dem Neuralrohr entspricht. Bemerkenswert ist die typische „Kurve", welche die Wirbelsäule zum Os sacrum hin vollzieht.

Neurale Verschlußstörungen treten in den ersten 4 Lebenswochen auf. Der Verschluß beginnt normalerweise in der Halsregion und setzt sich nach kranial und kaudal fort, das vordere und hintere Ende des Neuralrohrs mit sich führend, bis dieses sich etwa am 24.–26. Tag nach der Konzeption schließt. Im Querschnitt stellt sich die normale Wirbelsäule als geschlossener Kreis dar, während die Spina bifida als V-förmige Struktur imponiert

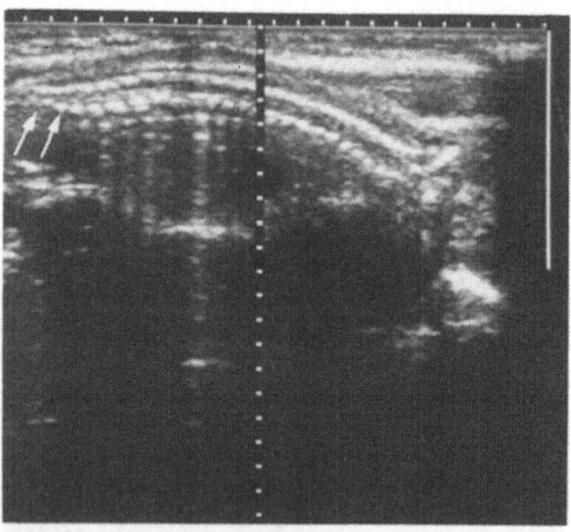

Abb. 3.14. Fetale Wirbelsäule in der 17. Schwangerschaftswoche. Typische „Kurve" am lumbosakralen Übergang (→). Längsschnitt

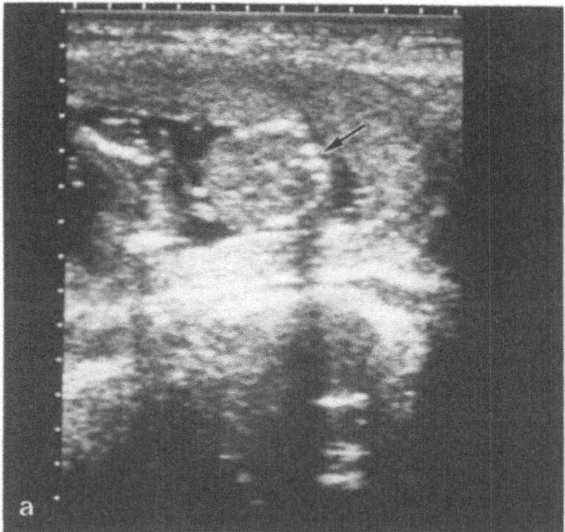

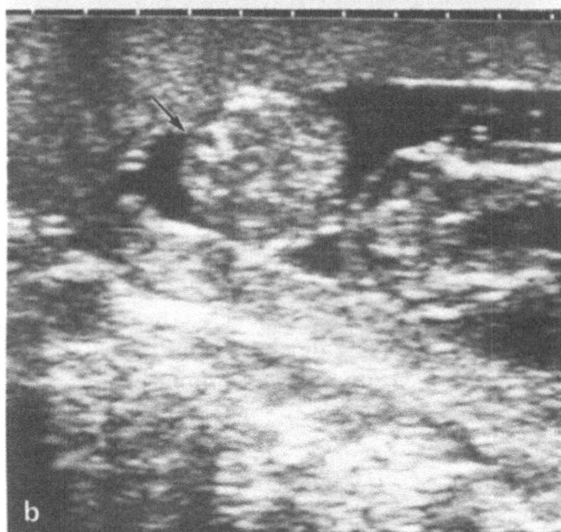

Abb. 3.15. *a* Wirbelsäulenquerschnitt in der 17. Schwangerschaftswoche. Runde Wirbelsäulenstruktur (→). *b* V-förmiger Querschnitt bei Spina bifida (→)

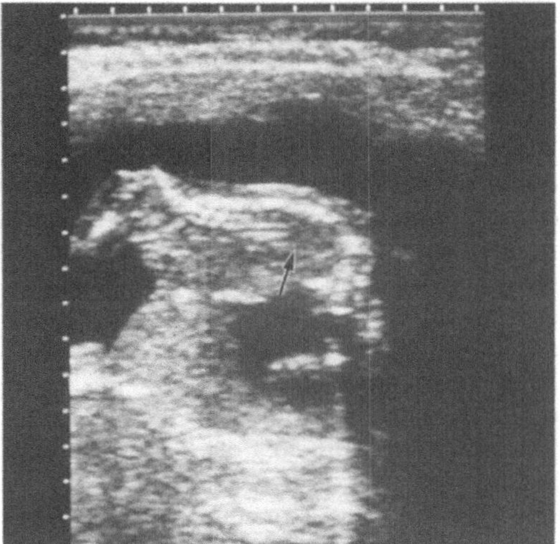

Abb. 3.16. Knochendefekt bei Spina bifida (→). Längsschnitt

(Abb. 3.15 a, b). Dieses V ist zwar typisch, jedoch können durch schräge Anschnitte ähnliche Bilder entstehen. Daher ist auch hier große Erfahrung und v. a. große Vorsicht angebracht, und es gehört sicher zu den Aufgaben speziell erfahrener Untersucher (Stufe III), die Ausschluß- oder Nachweisdiagnostik zu führen.

Wir beginnen immer mit einer Längsschnittdarstellung, wobei die 90° dazu gelegenen Querschnitte für die komplette Diagnose zwingend notwendig sind.

Beim Durchmustern lassen sich Meningo- und Meningomyelozelen auch in ihrem Ausmaß erkennen. Fehlt die Meningozele, ist die hautbedeckte Läsion am Knochendefekt erkennbar (Abb. 3.16).

Trotz der sonographischen Erfolge vieler Autoren (Hansmann et al. 1985, Campbell u. Pearce 1983) bleibt die Sonographie im Routineverfahren, d. h. ohne Hinweiszeichen oder Verdacht, schwierig. Hier könnte nur ein allgemeines AFP (α-Fetoprotein)-Screening weiterhelfen, um die Fälle ohne belastete Anamnese herauszufinden. Dies scheint sinnvoll, da nach Althouse u. Wald 1980 auch bei Extremtherapie etwa 50% der Kinder mit offener Spina bifida in den ersten 5 Lebensjahren sterben und von den Verbleibenden nur 5% ohne größere Behinderung leben.

Ergebnisse aus Großbritannien zeigen, daß die Kombination von Routine-AFP und Sonographie kaum noch Fehler zuläßt, während AFP allein viele falsch-positive Ergebnisse und Ultraschall allein falsch-negative Befunde ergeben können.

Hinweise für die sonographische Erkennung können nicht zeitgerechte Kopfmaße (biparietaler Durchmesser und Kopfumfang) bei normalen Körper- und Extremitätenmaßen sein. Die Beobachtung der Beinmotorik oder Blasendynamik läßt ebensowenig zwingende diagnostische und prognostische Aussagen zu wie die Beschreibung der Läsion selber. Nur bei negativen Kriterien (z. B. Querschnittslähmung des Feten) ergeben sich verwertbare Aussagen.

3.6 Hydrozephalus

Der Hydrozephalus ist eine Vermehrung freier Flüssigkeit im Gehirn. Die häufigste Form, der Hydrocephalus internus, ist eine Anhäufung exzessiver Zerebrospinalflüssigkeit in den Ventrikeln. Gründe können sein: Aquäduktstenose, Atresie der Foramina Luschka und Magendie, Arnold-Chiari-Syndrom oder Überproduktion von Flüssigkeit. Die Häufigkeit ist ungefähr 1 pro 1000 Neugeborene mit einer Prädominanz für Knaben von 50% bei der x-chromosomalen Form und von 25% beim autosomal-rezessiven Erbgang des Dandy-Walker-Syndroms.

Der Hydrozephalus kommt häufig als Symptom bei Chromosomenaberrationen (z. B. Triploidie, Trisomie 13, 18) oder bei Mißbildungssyndromen vor (z. B. Meckel-Gruber, Roberts, Hurler; Abb. 3.17), so daß eine den gesamten Feten umfassende Ultraschalldiagnostik sowie eine Amniozentese zur Karyotypisierung wichtigste Folgen der Erstdiagnose sein müssen. Das Risiko für eine Verschlußstörung des Neuralrohres nach der Geburt des Kindes mit Hydrozephalus beträgt 1–2%.

Die Diagnostik des Hydrozephalus erfolgte früher ausschließlich über die Kopfgröße im letzten Trimester der Gravidität, wobei die Angabe von Absolutwerten des biparietalen Durchmessers als Beweis sehr problematisch ist und war. So müssen biparietale Durchmesser-Werte von 11,0–12,0 cm durchaus noch nicht zwingend pathologisch sein. Echte Hinweise sind Verschiebung und flottierende Bewegung des Mittelechos (Holländer 1972).

Mit der Einführung verbesserter Geräte (Garrett u. Kossoff 1973) konnten erstmals Hirninnenstrukturen und Ventrikel beurteilt werden, so daß heute die Diagnose durch das Hirnstrukturbild erfolgt. Hobbins et al. 1983 stellten fest, daß es bei obstruktivem Hydrozephalus bereits in der 24. Schwangerschaftswoche zu einer deutlichen Ventrikelerweiterung kam, der biparietale Durchmesser jedoch erst nach der 28. Schwangerschaftswoche abnorme Werte ergab. Es ist also möglich, die Ventrikelerweiterung frühzeitig zu erkennen, wobei durch Verkennen der anatomischen und gerätetechnischen Situation falsch positive Diagnosen vorkommen können (Abb. 3.18 a, b; vgl. auch Abschn. 3.1).

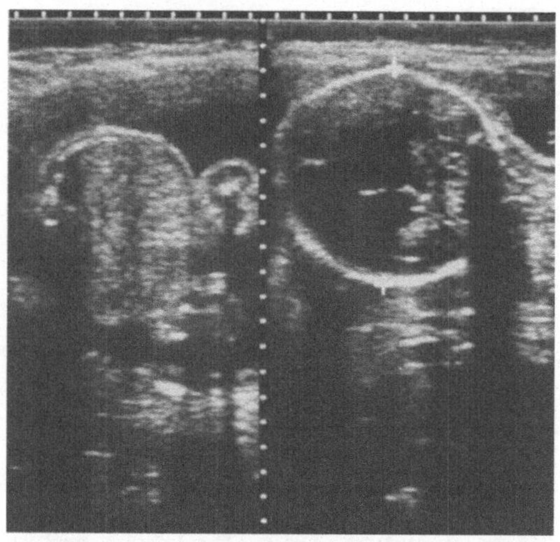

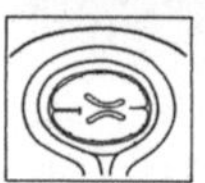

Abb. 3.17. Hydrozephalus *(rechts)* in der 26. Schwangerschaftswoche; *links:* normaler Thorax, Meckel-Gruber-Syndrom

Bei schrägem Anschnitt der in der Frühschwangerschaft noch relativ weiten Ventrikelräume entsteht der Eindruck eines Hydrozephalus, und physikalische Besonderheiten des senkrechten Strahlenganges in der biparietalen Meßebene lassen die tieferliegende Hirnhälfte echoleer, fast zystisch, erscheinen. Durch Veränderung des Tiefenausgleiches kann dieses Phänomen beseitigt werden.

Zunächst sollte ein Querschnitt über der oberen Grenze des Cavum septi pellucidi gelegt werden, wobei sich die Vorder- und Hinterhörner der Seitenventrikel ebenfalls beurteilen lassen. Weitere Schnitte sollten die hintere Hirngrube und das Kleinhirn darstellen.

Die Untersuchung der Ventrikel erlaubt die Diagnose des Hydrozephalus, Hydranenzephalus, der Holoprosenzephalie und anderer zystischer Hirnveränderungen. Campbell (1980) berichtet über die Messung der Vorderhörner der Seitenventrikel und der Hemisphäre und die Bildung einer Ventrikel-Hemisphären-Ratio (VHR) (Abb. 3.19 a, b). Seinen Angaben nach waren alle Hydrozephalen oberhalb des 2-s-Bereiches, und als „Faustregel" gibt er an, daß eine VHR von mehr als 0,5 in der 18. Schwangerschaftswoche ein Hinweis auf eine Ventrikelerweiterung darstellt.

Veröffentlichungen über die Anwendung ver-

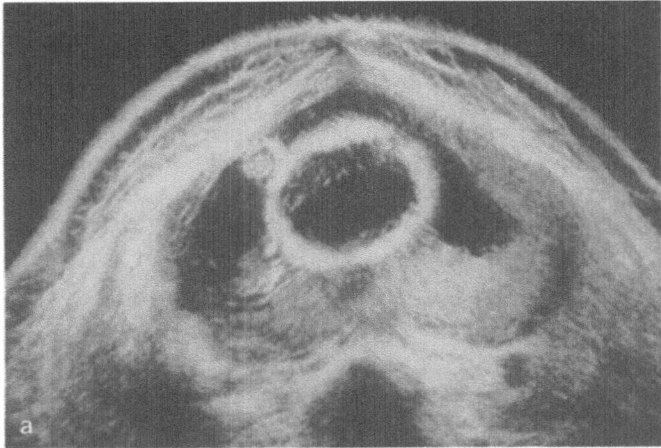
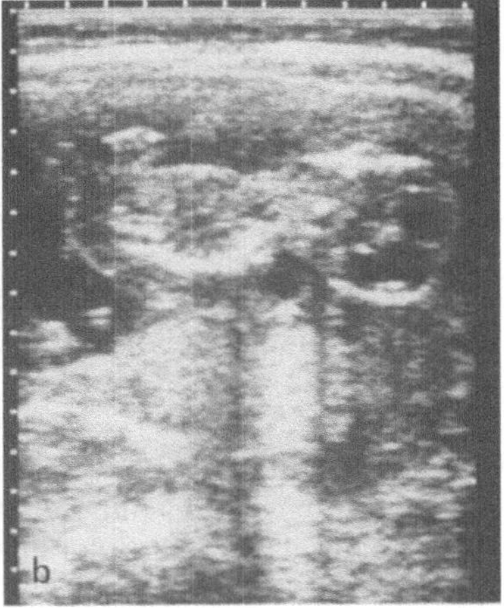

Abb. 3.18. *a* Pseudohydrozephalus in der 23. Schwangerschaftswoche, hervorgerufen durch Schrägschnitt

b „Echter" früher Hydrozephalus in der 17. Schwangerschaftswoche, bei Roberts-Syndrom mit Hautödem

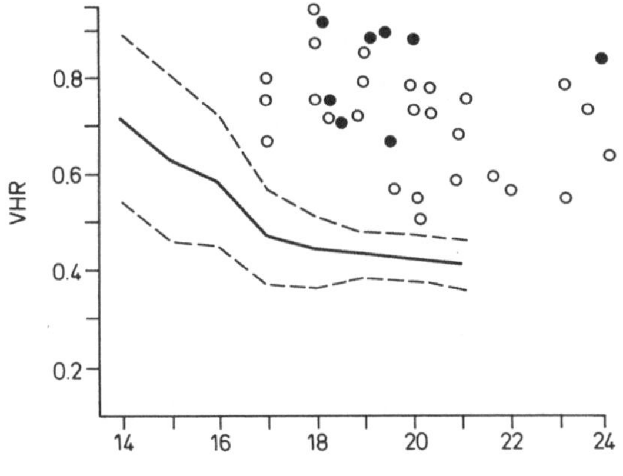

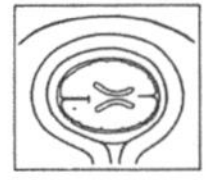

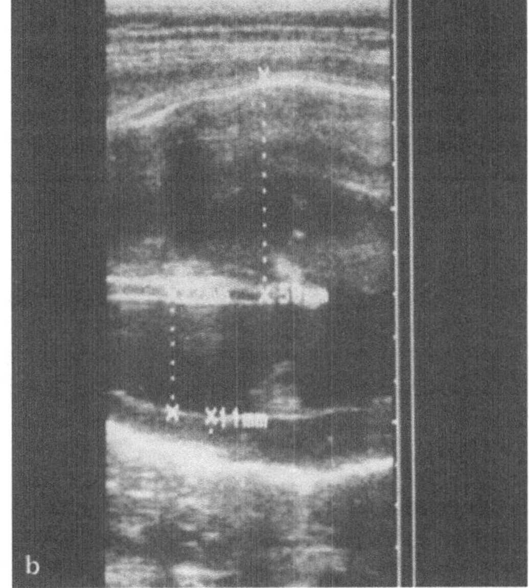

Abb. 3.19. *a* Ventrikel-Hemisphären-Ratio. (Nach Campbell et al. 1980). *b* Messung der Ventrikelweite (22 mm) und der Hemisphäre (50 mm) bei Hydrozephalus

schiedener VHR-Messungen (Jeanty et al. 1984) zeigen die Problematik der Streubereiche und der korrekten Meßebene auf.

Hansmann et al. (1984) weisen darauf hin, daß ein geringes Verkanten der Schnittebene zu absolut falschen Meßwerten führen kann.

Wie schon erwähnt führt der Hydrozephalus vor der 24. Schwangerschaftswoche nicht zwingend zu erhöhten biparietalen Durchmesser- oder Umfangwerten, sondern kann sogar bei gleichzeitiger Spina bifida zu kleine Werte ergeben. Campbell u. Pearce (1983) berichten, daß 80% aller Hydrozephalusfälle vor der 26. Woche eine Spina bifida hatten.

Die Gesamtprognose des Hydrozephalus sollte durch Suche nach weiteren Mißbildungen

(z. B. Meningomyelozele, Omphalozele u. a.) abgeschätzt werden.

Inwieweit eine Messung des verbliebenen Hirnmantels (Abb. 3.19 b) eine Prognose zuläßt, ist noch unklar. Je länger ein Hydrozephalus besteht und je dünner ein Hirnmantel bei Kontrollen wird, um so ungünstiger scheint es zu sein. Die zunächst entstandene Euphorie über das intrauterine Einlegen eines Shunts (s. Abschn. 3.8) scheint jedoch nicht angebracht.

Neben der Untersuchung der Ventrikel sollte durch einen nächsten Schnitt die untere Schädelgrube mit dem Zerebellum untersucht werden (Abb. 3.20 a). Zerebellare Abnormalitäten sind zwar selten, aber hoch im Krankheitswert.

Campbell u. Pearce (1983) geben Meßwerte der Zerebellarhemisphären an, die bei der Beurteilung wichtig sind (Abb. 3.20 b). Die Erweiterung des 4. Ventrikels bildet das Dandy-Walker-Syndrom und kann ebenfalls erkannt werden (Hansmann et al. 1985). Eine chromosomale Diagnostik sollte bei allen Veränderungen in diesem Bereich eingeleitet werden.

3.7 Weitere Fehlbildungen und Veränderungen

3.7.1 Enzephalozele

Diese Veränderungen entstehen meist okzipital, kommen aber auch frontal, nasal oder parietal vor (Abb. 3.21). Die Defekte reichen von einem kleinen Knochendefekt ohne Hirngewebe im Meningenbruchsack bis zu größeren Kalottendefekten mit großer Hirnhernie (Exenzephalie). Nach dem Ausmaß richtet sich auch die Prognose: je größer der prolabierte Hirnanteil, um so schlechter ist die Prognose. Die sonographische Differentialdiagnose zu dorsonuchalen Halszysten ist wichtig. Enzephalozelen treten zusammen mit Hydrozephalus, der Dandy-Walker-Mißbildung und dem Meckel-Gruber-Syndrom (Enzephalozele, Hydro- bzw. Mikrozephalus, polyzystische Nieren) auf, so daß die ausführliche körperliche Untersuchung des Fetus wichtig ist. Isolierte kleine Enzephalozelen können günstige Prognosen ha-

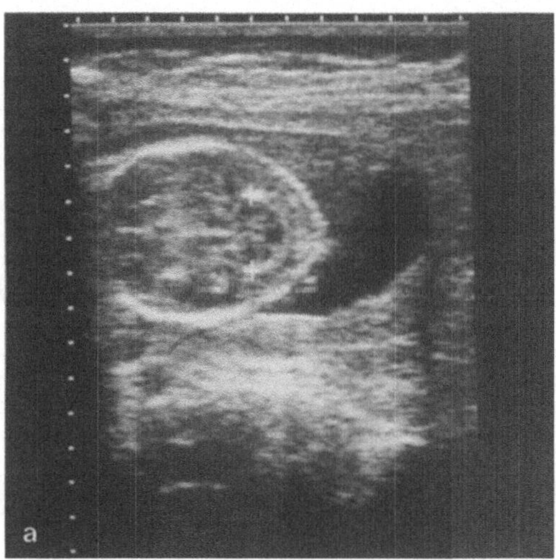

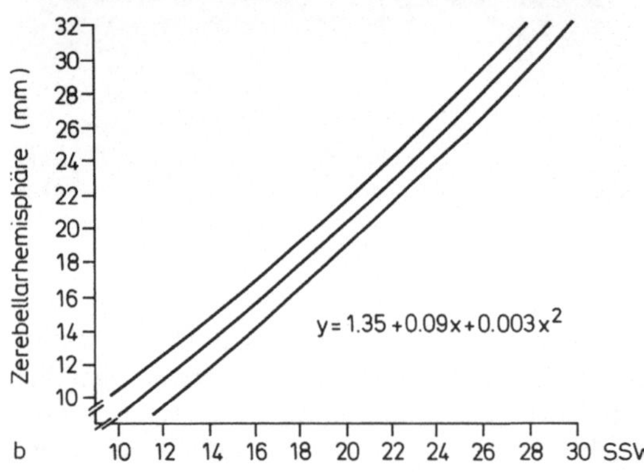

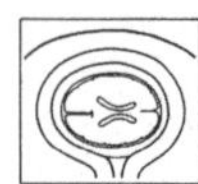

Abb. 3.20. a Darstellung des Zerebellums (21 cm) in der 20. Schwangerschaftswoche. **b** Messung der Zerebellumhemisphäre. (Nach Campbell 1983)

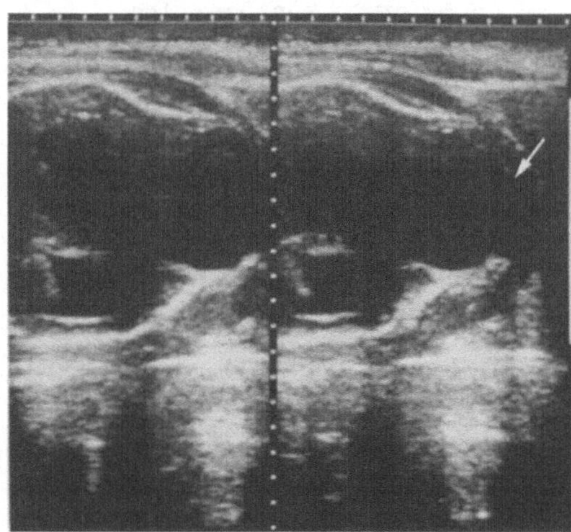

Abb. 3.21. Enzephalozele (→) in der 28. Schwangerschaftswoche

ben, während z. B. das Meckel-Gruber-Syndrom infaust ist. Wichtig ist auch hier die interdisziplinäre Fallbesprechung mit Geburtshelfer, Pädiater, Neurochirurg und den Eltern.

3.7.2 Hydranenzephalie und Holoprosenzephalie

Bei dieser infausten Veränderung fehlt die Hirnstruktur der Hemisphären, und der gesamte Großhirnbereich ist bis zur Schädelkapsel mit Flüssigkeit gefüllt (Abb. 3.22). Nur im Bereich der Schädelbasis bleiben das Stammhirn, das Tentorium und das Kleinhirn erhalten. Diese Veränderung stellt einen breiten zystischen Raum dar zwischen den beiden Hemisphären. Es handelt sich um einen breiten zentralen Ventrikel, wobei durch fehlende normale Hemisphärenentwicklung laterale Ventrikelstrukturen und die Falx nicht vorhanden sind und so die Diagnose ermöglichen. Die Holoprosenzephalie tritt häufig zusammen mit Veränderungen des Gesichtsschädels auf (Zyklopie, Lippenspalte) (vgl. S. 53, 56).

3.7.3 Ventrikelblutung

Wir konnten in einigen Fällen von Hydrozephalusverläufen Veränderungen beobachten, die als Einblutungen gedeutet und postpartal bestätigt wurden (Abb. 3.23). Durch diese Beobachtungen lassen sich wahrscheinlich auch in Zukunft präpartal weitere Kausalzusammenhänge feststellen und prognostische Aussagen treffen.

3.7.4 Inienzephalie

Diese seltene Veränderung, die in einer Hyperextension des fetalen Kopfes, beruhend auf dem völligen Fehlen von Halswirbeln oder der Fusion des Hinterhauptes mit den Halswirbeln, wurde von uns erstmals in 2 Fällen 1975 (Hackelöer u. Nitschke) beschrieben. Kinder mit dieser Fehlbildung sind ebenfalls nicht lebensfähig.

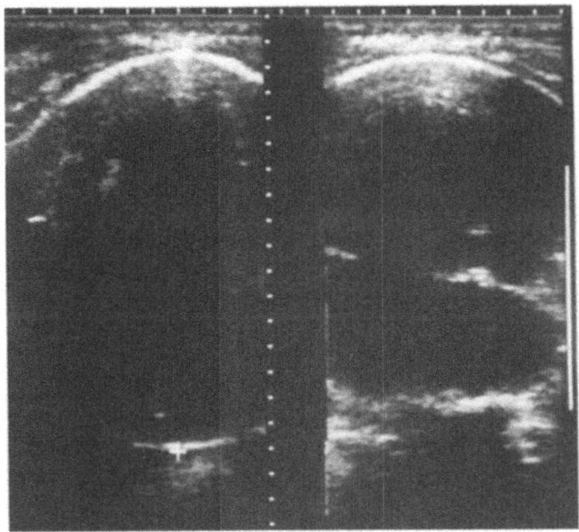

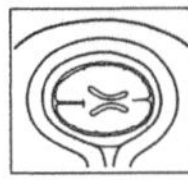

Abb. 3.22. Hydranenzephalie in der 32. Schwangerschaftswoche

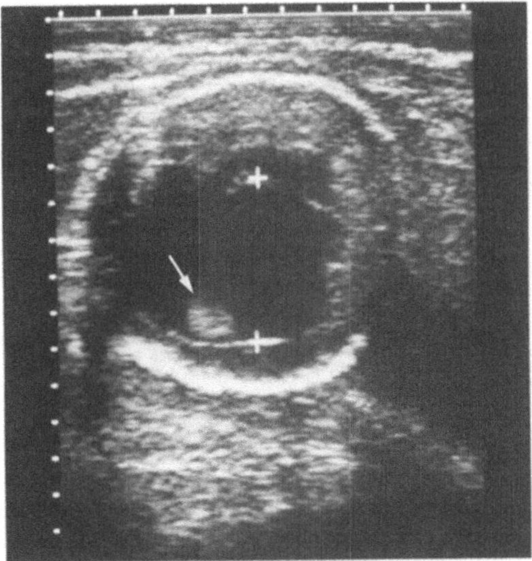

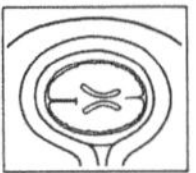

Abb. 3.23. Ventrikelblutung (→) bei Hydrozephalus in der 28. Schwangerschaftswoche

3.7.5 Hirnzysten

Zysten des Plexus chorioideus (Campbell und Pearce, 1983) scheinen eine gute Prognose zu haben (Abb. 3.24). Sie sollen entwicklungsbedingt sein, ab der 16. Woche auftreten und bis

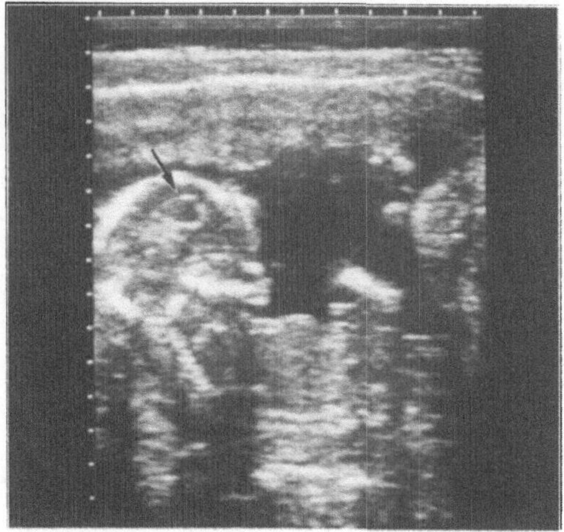

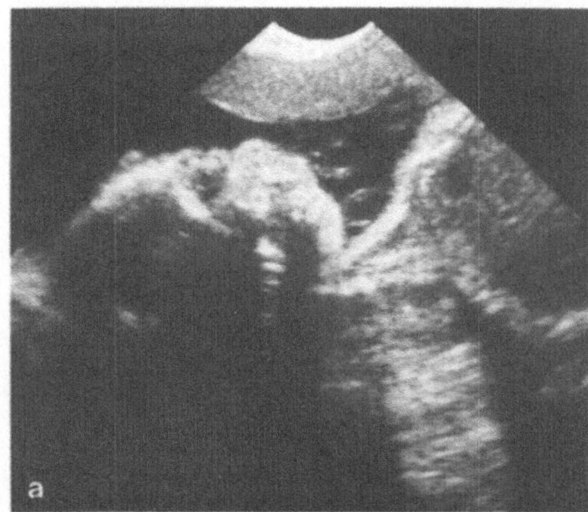

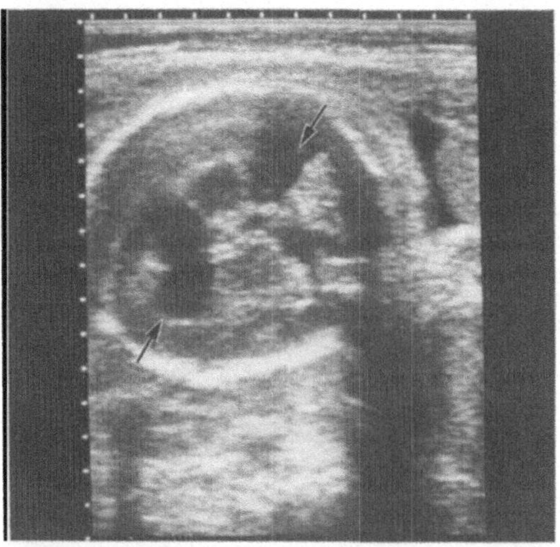

Abb. 3.24. Plexus-chorioideus-Zyste (→) in der 17.
Schwangerschaftswoche

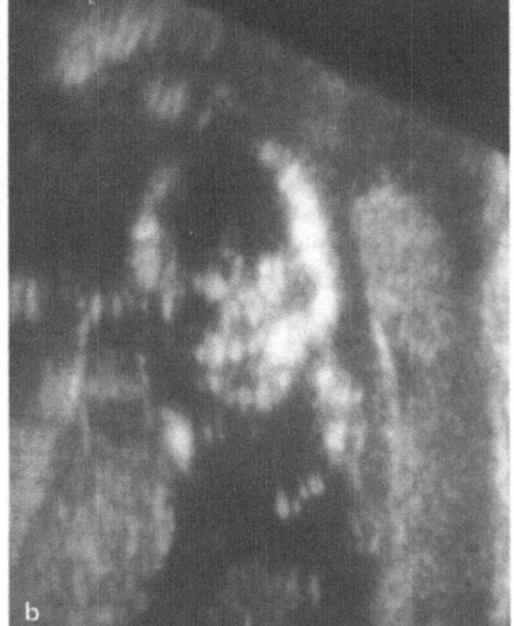

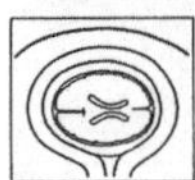

Abb. 3.25. Porenzephalie in der 33.
Schwangerschaftswoche.   Zystische
Hirnveränderungen (→)

Abb. 3.26. *a* Profildarstellung des Gesichts. *b* Frontalansicht mit Orbitae und Mund

zur 26. Schwangerschaftswoche wieder verschwinden. Postpartale Untersuchungen bei 2 eigenen Beobachtungen ergaben keine Auffälligkeiten. Davon abzugrenzen sind die porenzephalen Zysten, die sich als Auflösung einer intrazerebralen Blutung bilden können (Abb. 3.25). Sie treten häufig mit einem Hydrozephalus auf, ihre Prognose in bezug auf Folgeschäden des Feten ist schlecht. Bei früher Diagnosestellung und großer Ausdehnung kann vor

der 24. Schwangerschaftswoche zur Schwangerschaftsunterbrechung geraten werden (Campbell u. Pearce 1983).

3.7.6 Veränderungen am Gesichtsschädel

Zur fetalen Zerebraldiagnostik gehört auch die Darstellung des Gesichtsschädels. Hansmann, Hackelöer und Staudach 1985 weisen auf die

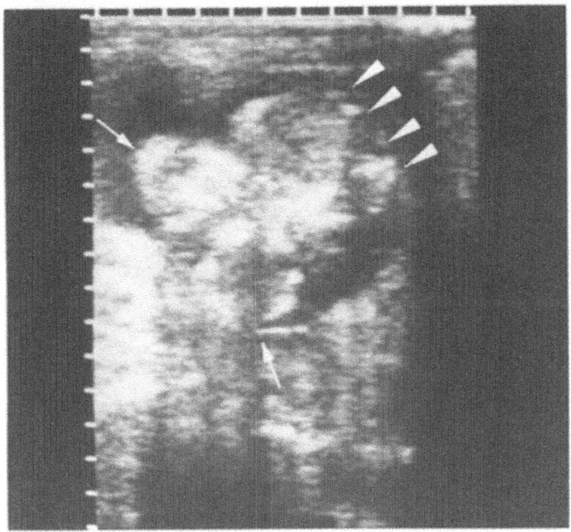

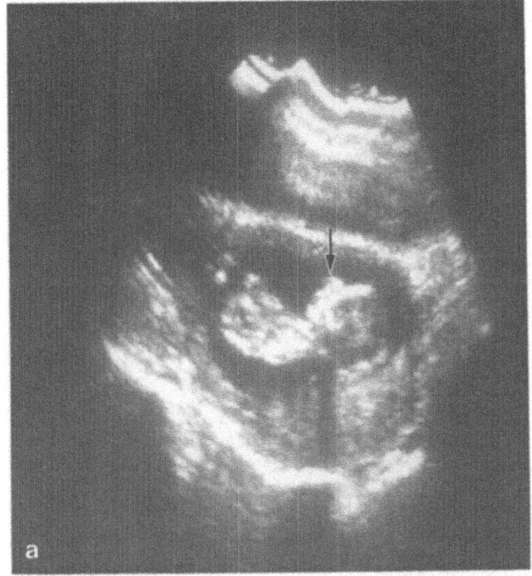

Abb. 3.27. Thorakopagus in der 14. Schwangerschaftswoche. Zwei Köpfe (→) und ein Thorax (▶)

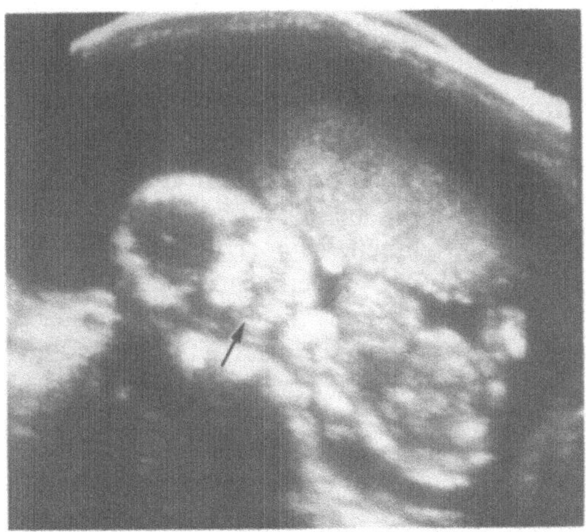

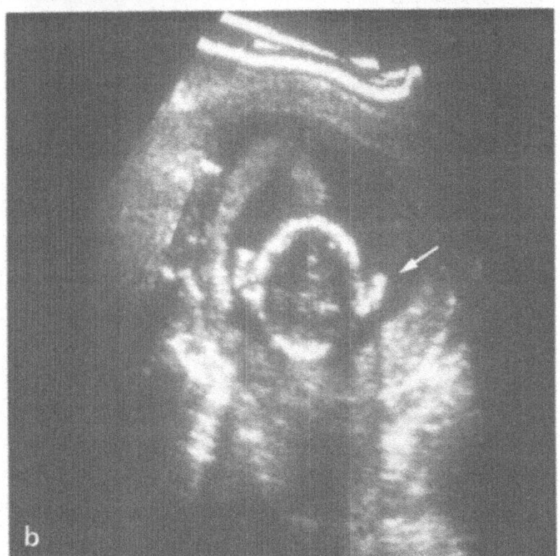

Abb. 3.28. Orbitae und Kiefer (Lippen-Kiefer-Gaumenspalte) (→)

Abb. 3.29. *a* Fetus in der 14. Schwangerschaftswoche. „Knubbelnase" (→). *b* Fetus in der 15. Schwangerschaftswoche. Abstehende Ohren? (→)

Bedeutung des Phänotypes bei der Mißbildungsdiagnostik hin. Profildarstellungen (Abb. 3.26 a) oder Frontalansichten (Abb. 3.26 b) können wertvoll sein. Fehlbildungen, wie Zwillingsmißbildung des Thorakopagus (Abb. 3.27) fallen bei der Übersichtsdarstellung durch 2 Schädel, aber nur einen Körper auf.

Der Orbitadarstellung und den Orbitaabständen kommt ebenso Bedeutung zu wie der Kieferdarstellung. Lippen-Kiefer-Gaumen-Spalten (Abb. 3.28) sind bei intensiver Bemühung darstellbar geworden – sicher eine Aufgabe eines Zentrums der Stufe III.

Die Abgrenzung zu Artefakten oder Befunden ohne Krankheitswert – „Knubbelnase" und „abstehende Ohren" – kann schwierig sein (Abb. 3.29 a, b).

Von Bedeutung jedoch ist das Hautödem, was beim Infans mortuus (Abb. 3.30), der Erythroblastose und Diabetes mellitus auftritt, und z. B. den Hinweis auf eine diabetische Fetopathie ergeben kann (Abb. 3.31). Ödembildungen

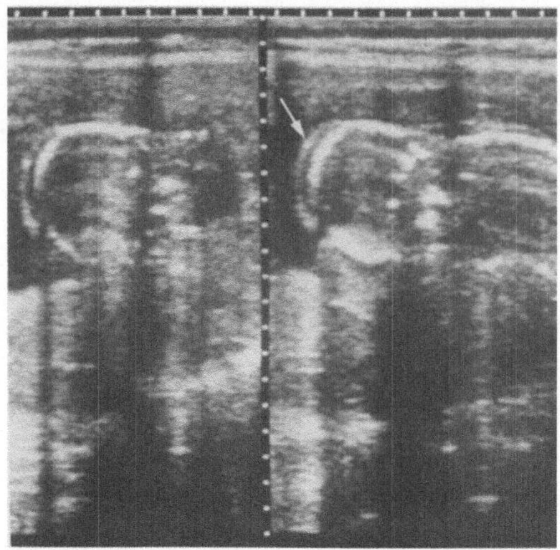

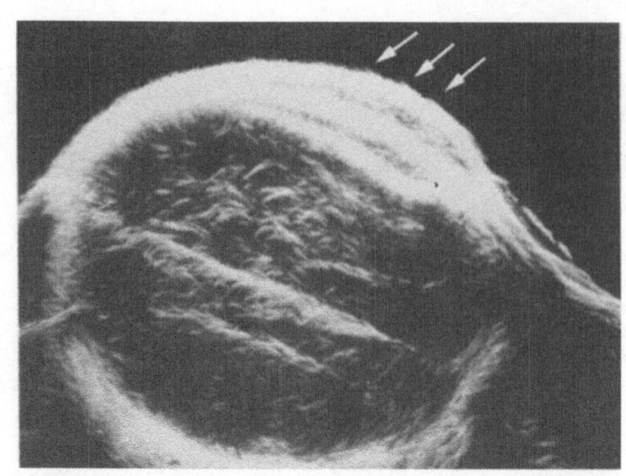

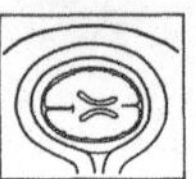

Abb. 3.32. Kephalhämatom (→). Immersionsscan post partum

Abb. 3.30. Mazeration des Kopfes bei Infans mortuus, „Spalding-Zeichen" (→)

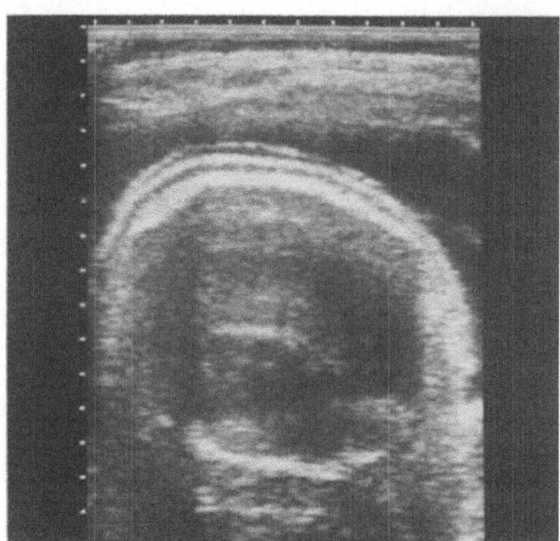

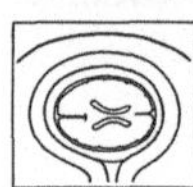

Abb. 3.31. Ödem der Kopfhaut bei Diabetes

in extremer Form ergeben sich beim lymphangiektatischem Ödem, das mit Hydrozephalus und chromosomalen Aberrationen einhergeht.

Auch das postpartale Kephalhämatom (Abb. 3.32) kann dargestellt und von schwerwiegenden Veränderungen abgegrenzt werden.

3.8 Ultraschallgeführte Eingriffe

Birnholz und Frigoletto (1981) führten als erste wiederholte Enzephalozentesen bei einem hydrozephalen Feten durch, um eine Ventrikeldruckentlastung herbeizuführen. Sie konnten jedoch die schnelle Wiederzunahme der Flüssigkeit nicht verhindern. Inzwischen wurden von Golbus et al. (1984) Ergebnisse vorgelegt, die einerseits genaue Kriterien für die für einen ventrikuloamniotischen Shunt in Frage kommenden Feten festlegen und andererseits die bisherigen Ergebnisse sehr skeptisch beurteilen (Abb. 3.33).

Voraussetzung bei Ventrikulomegalie sind genaue Durchmusterung des Feten zum Ausschluß weiterer Mißbildungen, Amniozentese und Karyotypisierung, α-Fetoproteinbestimmung sowie Ausschluß verschiedener Infektionen, wie Zytomegalie, Toxoplasmose, Hepatitis, Listerose, Röteln u. a. Die Probleme liegen in nicht erkannten Begleitfehlbildungen am Hirn sowie anderen Organen.

Golbus, Holzgreve und Harrisson (1984) berichten, daß bei einer systematischen Beurteilung von mehr als 30 Schwangerschaften mit fetalem Hydrozephalus kein einziger Fall vorhanden war, bei dem alle Vorbedingungen für eine intrauterine Direktbehandlung gegeben waren, so daß solche Eingriffe zwar technisch durchführbar, aber vorläufig noch nicht als ge-

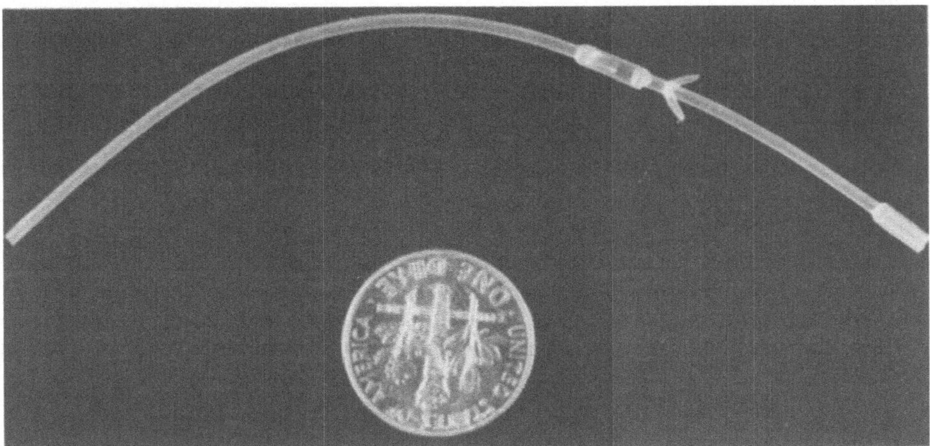

Abb. 3.33. Ventrikuloamniotischer Denver-Shunt für die intrauterine Hydrozephalusbehandlung. Man beachte die Größe im Vergleich zu einer pfenniggroßen Münze. (Zur Verfügung gestellt von Dr. John Newkirk, Denver Biomaterials Inc. Evergreen, CO; aus Golbus et al. 1984)

sicherte und gerechtfertigte Eingriffe anzusehen sind. Die Vielfalt der hinter dem Symptom Hydrozephalus stehenden Ursachen und ihre Nichterkennbarkeit in vielen Fällen läßt die Indikation zu solchen Eingriffen bisher auch ethisch kaum gerechtfertigt erscheinen.

3.9 Zusammenfassung

Die fetale Zerebraldiagnostik steht am Beginn der geburtshilflichen Ultraschalldiagnostik überhaupt und stellt mit der Kephalometrie als Grundlage der Biometrie, d.h. der Terminbestimmung, nach wie vor die wichtigste Untersuchung für die Geburtshilfe dar. Sie ermöglicht überhaupt erst die Erkennung von Fehlentwicklungen im 3. Trimester der Schwangerschaft. Mißbildungen sind früh erkennbar (Anenzephalus) oder stellen weiter ungelöste Probleme (Hydrozephalus) dar. Die intrauterine Therapie am Schädel bleibt weiter problematisch. Funktionelle Beobachtungen am Kopf, wie Augenzwinkern, Schluckakt oder Daumenlutschen, lassen Zustandsbeurteilung zu und können Mutter und Arzt erfreuen.

Literatur

Althouse R, Wald N (1980) Survival and handicap infants with spina bifida. Arch Dis Child 55: 845

Birnholz JC, Frigoletto FD (1981) Antenatal treatment of hydrocephalus. N Engl J Med 304: 1021

Book JA, Schult JW, Reed SC (1953) A clinical and genetical study of microcephaly. Am J Ment Defic 57: 637

Brown, R.E. (1973) Ultrasound fetal cephalometry; four years later. 2nd World Congress on Ultrasonics in Medicine. Rotterdam 1973. Excerpta Medica, International Congress Series No.277, 21

Campbell S (1968) An improved method of fetal cephalometry by ultrasound. Br J Obstet Gynaecol 75: 568

Campbell S (1970) Ultrasonic fetal cephalometry during the second trimester of pregnancy. Br J Obstet Gynaecol 77: 1057

Campbell S (1977) Early prenatal diagnosis of neural tube defects by ultrasound. Clin Obstet Gynecol 20: 351–359

Campbell S (1980) Diagnosis of fetal abnormalities by ultrasound. In: Milinsky A (ed) Genetic disorders and the fetus. Plenum, New York, p 431

Campbell S, Pearce JM (1983) The prenatal diagnosis of fetal structural anomalies by ultrasound. Clin Obstet Gynecol 10/3: 475

Clewell WH, Johnson ML, Meier PR et al (1981) Placement of ventriculo-amniotic fluid shunt for hydrocephalus in a fetus (letter). N Engl J Med 305: 955

Deter RL, Harrist RB, Hadlock FP et al (1982) Fetal head and abdominal circumferences. II. A critical re-evaluation of the relationship to menstrual age. J Clin Ultrasound 10: 365–372

Deter RL, Hadlock FP, Harrist RB (1983) Evaluation of normal fetal growth and the detection of intrauterine growth retardation. In: Callen PW (ed) Ultrasonography in obstetrics and gynecology. Saunders, Philadelphia, p 113

Donald I, Brown TG (1961) Demonstration of tissue interfaces within the body by ultrasonic echosounding. Br J Radiol 34: 539

Garret WJ, Kossoff G (1973) Ultrasonic diagnosis of fetal abnormalities. 2nd World Congress on Ultrasonics in Medicine, Rotterdam

Garrett WJ, Kossoff G (1977) Gray scale examination of the fetus. In: Saunders RC, James E (eds) Ultrasonography in obstetrics and gynecology. Appleton-Century-Crofts, New York

Gasser RF (1975) Atlas of human embryos. Harper & Row, Hagerstown

Golbus MS, Holzgreve W, Harrison MR (1984) Intrauterine Direktbehandlung des Feten. Gynäkologe 17: 62–71

Hackelöer BJ, Nitschke S (1975) Frühdiagnose des Anenzephalus und Inienzephalus durch Ultraschall. Geburtshilfe Frauenheilkd 35: 866

Halle H (1972) Hydrops durch feto-fetale Transfusion. Zentralbl Gynäkol 94: 1487

Hadlock FP, Deter RL, Harrist RB et al (1982) Fetal head circumference: Relation to menstrual age. Am J Roentgenol 138: 649–653

Hansmann M (1975) Ultraschallkephalo- und Thorakometrie zur Kontrolle des fetalen Wachstums unter besonderer Berücksichtigung der praepartalen Gewichtsschätzung. Habilitationsschrift, Med Fakultät Bonn

Hansmann M (1976) Ultraschallbiometrie im II. und III. Trimester der Schwangerschaft. Gynäkologe 9: 133

Hansmann M (1983) Nachweis und Ausschluß fetaler Entwicklungsstörungen mittels Ultraschallscreening und gezielter Untersuchung – ein Mehrstufenkonzept. Ultraschall Med 2: 206

Hansmann M, Hackelöer B-J, Staudach A (1985) Ultraschalldiagnostik in Geburtshilfe und Gynäkologie. Lehrbuch und Atlas. Springer, Berlin Heidelberg New York Tokyo

Hobbins JC, Grannum P, Berkowitz R, Silverman R, Mahoney M (1979) Ultrasound in the diagnosis of congenital anomalies. Am J Obstet Gynecol 134: 331

Hobbins JC, Winsberg F, Berkowitz RL (1983) Ultrasonography in obstetrics and gynecology. Williams & Wilkins, Baltimore London

Hofmann D, Holländer H-J, Weiser P (1967) Über die geburtshilfliche Bedeutung der Ultraschalldiagnostik. Gynaecologia (Basel) 164: 24

Holländer H (1972) Die Ultraschalldiagnostik in der Schwangerschaft, 1. Aufl. Urban & Schwarzenberg, München

Jeanty P, Cantreine F, Cousaert E, Romero J, Hobbins J (1984) The binoculor distance: A new way to estimate fetal age. J Ultrasound Med 3: 241

Kratochwil A (1966) Die diagnostische Anwendung des Ultraschalls in der Geburtshilfe und Gynäkologie. Zentralbl Gynäkol 88: 1032

Kurtz AB, Wapner RI, Rubin CE et al (1980) Ultrasound criteria for in utero diagnosis of microcephaly. J Clin Ultrasound 8: 11–16

Laing FC, Stamler CE, Jeffrey RB (1983) Ultrasonography of the fetal subarachnoid space. J Ultrasound Med 2: 29–32

Leck I (1974) Causation of neural tube defects: Clues from epidemiology. Br Med Bull 30: 158

Mayden K, Tortora M, Berkowitz RL et al (1982) Orbital diameters: a new parameter for prenatal diagnosis and dating. Am J Obstet Gynecol 144: 289

Müller JEA (1980) Erstellung und Nutzung von Ultraschallkurven und Ultraschalltabellen an der Universitäts-Frauenklinik Düsseldorf. Med Diss Düsseldorf

Robinson HP, Hood VD, Adam AH et al (1980) Diagnostic ultrasound: Early detection of fetal neural tube defects. Obstet Gynecol 56: 705–710

Sabbagha RE, Barton BA, Barton FB, Kingas E, Orgil J, Turner JH (1976) Sonar biparietal diameter. II. Predictive of three fetal growth patterns leading to a closer assessment of gestional age and neonatal weight. Am J Obstet Gynecol 126: 485

Schmidt W, Holst T von, Schröder T, Kubli F (1981) Pränatale Diagnose des Meckel-Gruber-Syndroms durch Ultraschall. Z Geburtshilfe Perinat 185: 67

Thompson HE, Holmes JH, Gottesfeld KE, Taylor ES (1965) Fetal development as determined by ultrasonic pulse echo techniques. Am J Obstet Gynecol 92: 44

Willocks J (1963) Fetal cephalometry by ultrasound. Medical Thesis, Glasgow

Willocks J, Donald J, Duggan TC, Day N (1984) Fetal cephalometry by ultrasound. Br J Obstet Gynaecol 71: 11

4 Zerebrale Fehlbildungen

Die Diagnose einer Fehlbildung im Rahmen der zerebralen sonographischen Diagnostik ist mit Ausnahme der Befunde bei der Meningomyelozele zwar vergleichsweise selten, kann aber als unerwarteter Befund auch im Rahmen einer Routineuntersuchung auftreten. Die Kenntnis der Möglichkeiten und Grenzen der Sonographie in der Diagnostik zerebraler Fehlbildungen ist für jeden wichtig, der sonographische Schädeldiagnostik durchführt (Abb. 4.1). Einerseits können sich therapeutische Konsequenzen ergeben, andererseits kann auch bei infauster Prognose, beispielsweise aufgrund des sonographischen Befundes, eine Einstufung des genetischen Risikos erfolgen. Wir beschränken uns in diesem Kapitel auf die Darstellung der sonographisch faßbaren Fehlbildungen; klinische Symptomatik oder embryologische Zusammenhänge werden nur gestreift.

4.1 Aplasie des Septum pellucidum

Die primäre Aplasie bzw. Agenesie kommt als isolierte Fehlbildung relativ selten vor. Entsprechend der fehlenden Trennung der Vorderhörner der Seitenventrikel findet sich im koronaren Schnittbild frontal nur ein singulärer Ventrikel von unterschiedlicher Form (Abb. 4.2). Meist ist dieser singuläre Hohlraum in Abhängigkeit vom intraventrikulären Druck erweitert und abgerundet. Häufiger als die primäre angeborene Form zeigt sich ein „sekundär" fehlen-

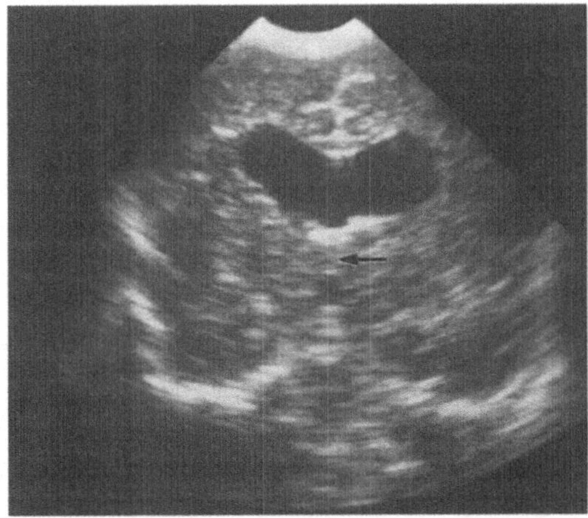

Abb. 4.1 a–f. Zerebrale Fehlbildungen. *a* Agenesie des Corpus callosum, koronar; *b* alobäre Holoprosenzephalie, koronar; *c* Aneurysma der V. Galeni, sagittal; *d* Arnold-Chiari-Fehlbildung mit Balkenmangel, sagittal; *e* Dandy-Walker-Syndrom, sagittal; *f* Dandy-Walker-Syndrom, koronar nach okzipital gekippt

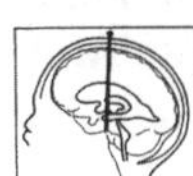

Abb. 4.2. Primäre Aplasie des Septum pellucidum. Reifes Neugeborenes, 5. Lebenstag. Die breit kommunizierenden Vorderhörner der dilatierten Seitenventrikel weisen eine kantige Konfiguration auf. Mäßiggradiger Hydrozephalus. Große Massa intermedia (→) zwischen den symmetrischen Thalamusarealen

des Septum pellucidum. So beispielsweise beim ausgeprägten Hydrocephalus internus, wobei u. a. ein Zerreißen des Septum pellucidum durch Zugkräfte bei der Größenzunahme des Hydrozephalus diskutiert wird. Dabei kann sonographisch nach frischer Zerreißung des Septums der Nachweis von im Liquor flottierenden Membranteilen möglich sein. Eine vollständige oder mindestens partielle Septumagenesie besteht immer beim Balkenmangel und bei der Holoprosenzephalie.

4.2 Septum-pellucidum-Zyste

Ein großes, balloniert erscheinendes Cavum septi pellucidi nach der Neugeborenenperiode wird als Septum-pellucidum-Zyste bezeichnet; sie hat in der Regel keinen Krankheitswert. Pathogenetisch wird sowohl ein Ventilmechanismus bei Kommunikation zu den Seitenventrikeln oder eine vermehrte Flüssigkeitssekretion im Cavum diskutiert. In Einzelfällen wurde über eine Okklusion der Foramina Monroi mit nachfolgendem Hydrocephalus internus berichtet.

4.3 Fehlbildungen des Corpus callosum

Das Corpus callosum ist die wichtigste Kommissur zwischen den beiden Großhirnhemisphären. Die Größe des Corpus callosum ist abhängig vom Grad der Myelinisierung der Nervenfasern, d. h. bei Frühgeborenen ist das Corpus callosum schmaler als beim reifen Neugeborenen. Sonographisch zeigt sich das Corpus callosum in der koronaren Schnittebene als echoarmes Band und bildet das Dach der Seitenventrikel. Median oberhalb des Corpus callosum liegt die an ihren Pulsationen gut erkennbare paarige A. cerebri anterior. In der medianen Längsschnittebene findet sich ebenfalls ein reflexarmes, nach oben konvexes, stark geschwungenes Band an der Unterkante der echoreichen Falx cerebri. Der Nachweis des Corpus callosum gelingt in der sagittalen Schnittebene leichter als in der coronaren.

Die primäre Agenesie des Corpus callosum, die sich vergleichsweise früh im Embryonalstadium während der 12. bis 20. Schwangerschaftswoche manifestiert, kann isoliert oder in

Assoziation mit weiteren zerebralen Fehlbildungen vorliegen (Tabelle 4.1). Die Ursache ist nicht geklärt. Die anderen Kommissuren können in unterschiedlichem Ausmaß betroffen sein. Die isolierte Aplasie des Corpus callosum zeigt oft überraschend geringe neurologische Ausfälle, die nicht pathognomon sind, sondern in der Regel von den häufig assoziierten Fehlbildungen verursacht werden. Das häufigste Symptom ist eine allgemeine Entwicklungsverzögerung, so daß sich häufig die Diagnose einer isolierten Aplasie des Corpus callosum als Zufallsbefund findet.

Tabelle 4.1. Assoziierte zerebrale Fehlbildungen bei Aplasie des Corpus callosum

- Mikrozephalie
- Holoprosenzephalie
- Hypoplasie oder Aplasie der Falx cerebri
- Septo-optische Dysplasie (de Morsier-Syndrom)
- Aplasie von Hirnnervenkernen
- Gyrierungsstörungen, z. B. Polymikrogyrie
- Heterotopie der grauen Substanz
- Aplasie des Septum pellucidum
- Enzephalozele
- Arnold-Chiari-Syndrom
- Dandy-Walker-Syndrom
- Arachnoidalzyste im Interhemisphärenspalt
- Intrazerebrale Hamartome in der Medianebene, z. B. Lipom
- Hydrocephalus internus
- Aquaeduktstenose
- Kommunizierende porenzephale Zysten

Bei zunächst regelrechter Anlage des Corpus callosum kann intrauterin zu einem späteren Zeitpunkt auch sekundär ein kompletter oder partieller Balkenmangel entstehen. Als Ursache werden intrauterine Infarkte im Versorgungsgebiet der A. cerebri anterior oder entzündlich bedingte Enzephalomalazien diskutiert.

Bei vollständiger, isolierter Agenesie des Corpus callosum – wenn begleitende zerebrale Fehlbildungen das Bild nicht weiter komplizieren – lassen sich typische Änderungen der zerebralen Anatomie nachweisen (Abb. 4.3–4.9). Entsprechend entsteht ein charakteristisches sonographisches Bild:

- Das bei gesunden Säuglingen leicht abgrenzbare Corpus callosum läßt sich selbst bei sorgfältiger Untersuchung nicht nachweisen.

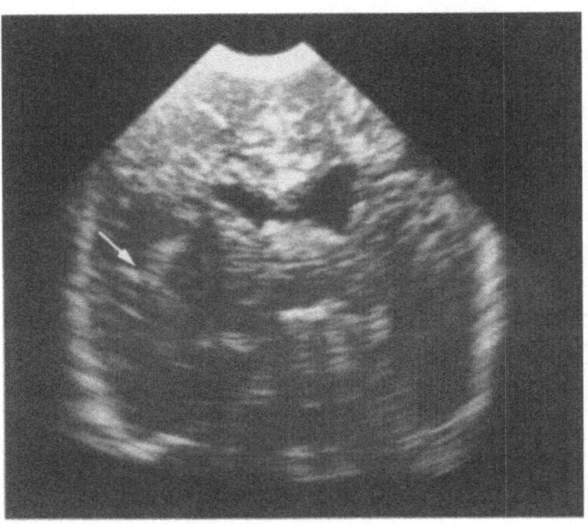

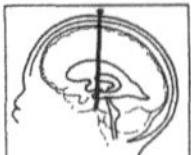

Abb. 4.3. Asymmetrische Konfiguration der Großhirnhemisphären mit fehlender Darstellung der Fissura Sylvii links im Vergleich zur Gegenseite (→). 5 Monate alter Säugling mit schwerer globaler Retardierung

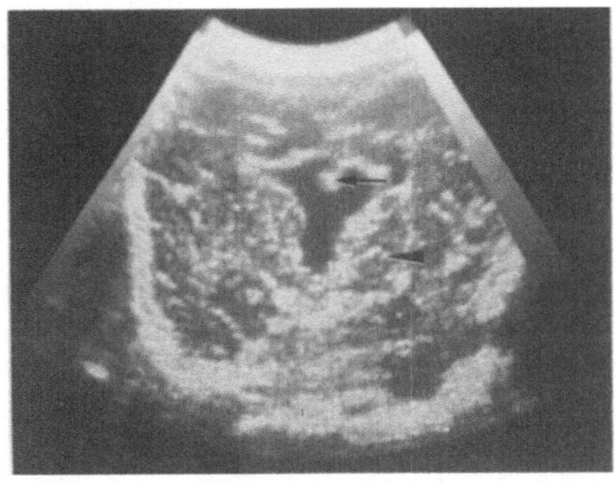

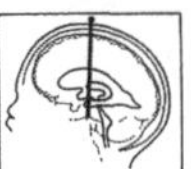

Abb. 4.4. Balkenagenesie und rudimentäres Septum pellucidum. Der koronare Schnitt zeigt die typische Stierkopfkonfiguration des Ventrikelsystems. Ein rudimentäres Septum pellucidum ist als bürzelförmiger Vorsprung kranial am Dach des III. Ventrikels abgrenzbar (→); Thalamus (▶)

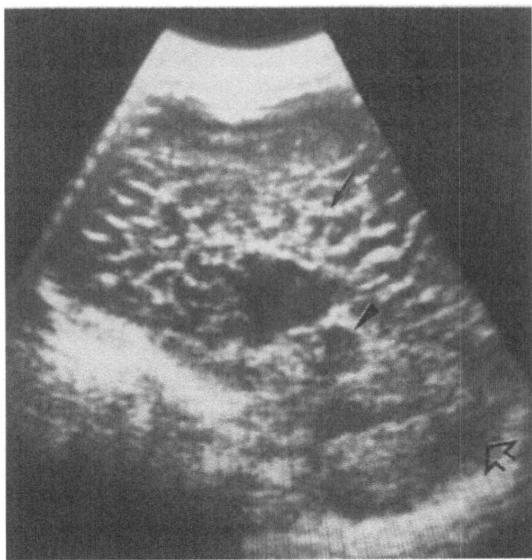

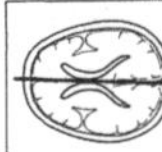

Abb. 4.5. Partielle Balkenagenesie im dorsalen Abschnitt des Balkens. 4 Monate alter Säugling. Pathognomonisch ist der zum Dach des III. Ventrikels hin radiäre Verlauf der Sulci (→) an der Medialseite der dorsalen rechten Großhirnhemisphäre. Der III. Ventrikel ist mäßig dilatiert. Im Bereich der Cisterna ambiens eine Zyste (▶) mit 1,0 cm Durchmesser; Kleinhirn (⇨)

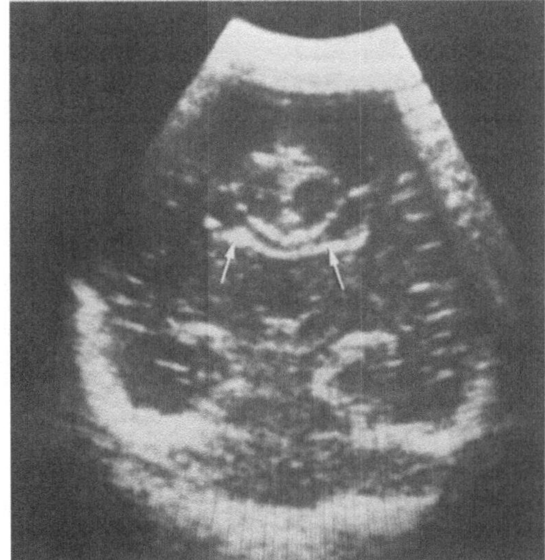

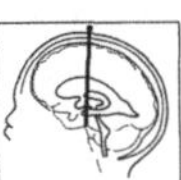

Abb. 4.6. Gleicher Säugling wie in Abb. 4.5. Deutliche Distanzierung der Seitenventrikel. Die kräftigen Reflexionen zwischen den Seitenventrikeln täuschen die echoreichen Begleitstrukturen eines Corpus callosum vor. Die beidseitigen Plexus chorioidei (→) erhöhen die Echogenität der basalen Ventrikelgrenzen

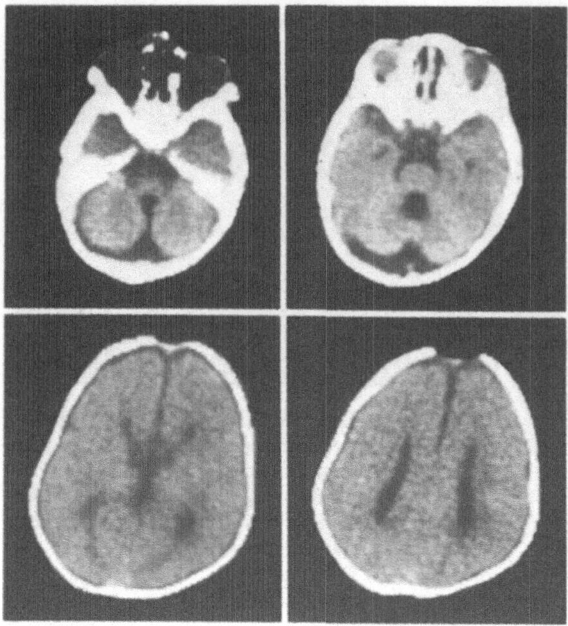

Abb. 4.7. Gleicher Säugling wie in Abb. 4.3. Computertomographie. Dorsale Balkenagenesie, kenntlich am Fehlen der Kommissurfasern. Mäßig ausgeprägte Kleinhirnhypoplasie

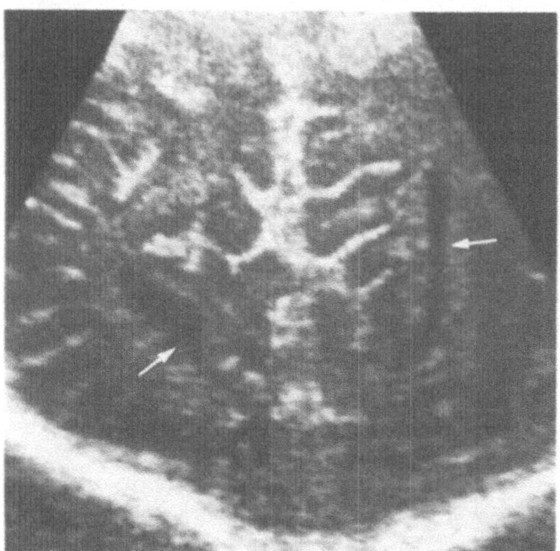

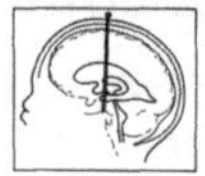

Abb. 4.8. Balkenagenesie bei Dandy-Walker-Syndrom. 4 Wochen alter Säugling. Zustand nach Ventilimplantation in den rechten Seitenventrikel bei Hydrozephalus. Im Koronarschnitt fehlendes Corpus callosum und Asymmetrie der nur noch schlitzförmigen Seitenventrikel (→)

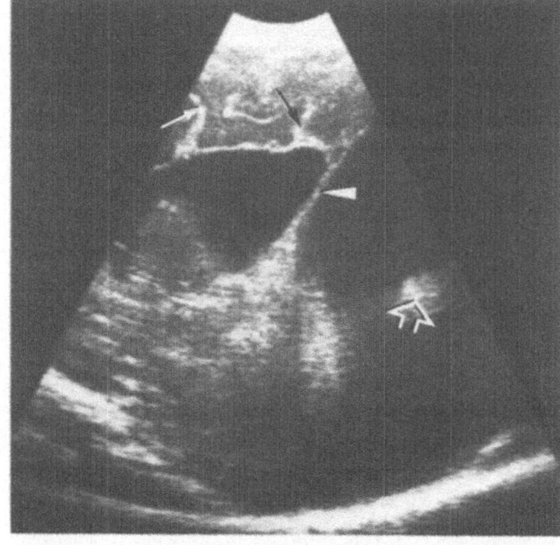

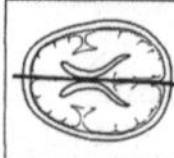

Abb. 4.9. Balkenagenesie bei Dandy-Walker-Syndrom. 4 Wochen alter Säugling. Hydrozephalus, Zustand nach Ventilimplantation in die Dandy-Walker-Zyste. Typisch für die Balkenagenesie ist der radiäre Verlauf der Gyri zum Dach des dilatierten III. Ventrikels (→). Steil nach dorsal ansteigendes Tentorium (▶); quer geschnittener zentraler Katheterschenkel (⇨) in der großen echofreien Zyste in der hinteren Schädelgrube

- Der Abstand der Corpora und Cornua anteriora der Seitenventrikel ist erheblich vergrößert. Die Vorderhörner zeigen eine schlanke, oft nur schlitzförmige Konfiguration. Die longitudinal verlaufenden Probst-Bündel bedingen beidseits eine Abflachung oder konkave Form der Innenseite der Seitenventrikel; im Gegensatz zur Agenesie fehlt beim sekundären Balkenmangel dieses Phänomen. Nach lateral sind die Ventrikel spitz ausgezogen.
- Die Okzipitalhörner weisen eine konkave mediale Begrenzung auf und sind in der Regel mäßig, bisweilen sogar erheblich dilatiert.
- Das Septum pellucidum fehlt oder ragt nur als bürzelförmiger Rest in das Ventrikelsystem.
- Die Foramina Monroi sind ausgeweitet, so daß keine exakte Abgrenzung zwischen dem III. Ventrikel und den Seitenventrikeln möglich ist. Dadurch entsteht in der koronaren Schnittebene die typische Stierkopfkonfiguration des Ventrikelsystems.
- Der III. Ventrikel ist dilatiert und unterschiedlich ausgeprägt nach kranial und dorsal zwischen die beiden Seitenventrikel verlagert. Dabei kann er im Interhemisphärenspalt sogar bis zum Schädeldach reichen.
- Gyri und Sulci verlaufen an der Medialseite der Großhirnhemisphären radiär. Der Verlauf der zum Dach des III. Ventrikel hin konvergierenden Sulci läßt sich im geringfügig aus der medianen Ebene nach lateral verschobenen Schnittbild gut nachweisen. Der physiologischerweise vorliegende Gyrus cinguli fehlt (Abb. 2.7).

Der partielle Balkenmangel, der in der Regel den dorsalen Anteil betrifft, ist schwieriger zu diagnostizieren. Charakteristisch ist jedoch auch hier, daß im Bereich des fehlenden Corpus callosum der radiäre Verlauf der Gyri und Sulci an der Medialseite der Großhirnhemisphären nachgewiesen werden kann. Der Nachweis eines Septum pellucidum spricht für einen regelrecht angelegten anterioren Abschnitt des Corpus callosum. Häufig ist bei partiellem Balkenmangel keine Dilatation der zerebralen Ventrikel und insbesondere nur eine mäßige Dilatation des III. Ventrikels zu erkennen. Der Abstand beider Seitenventrikel ist jedoch vergrößert.

In der Regel ist eine differentialdiagnostische Abgrenzung anderer Fehlbildungen von der vollständigen Agenesie des Corpus callosum gut möglich. Von einem III. Ventrikel, der sich weit in den Interhemisphärenspalt ausdehnt, muß eine große porenzephale Zyste, eine ausgedehnte Subarachnoidalzyste im Interhemisphärenspalt oder ein Aneurysma der V. Galeni abgegrenzt werden.

4.3.1 Balkenlipom

Das Balkenlipom ist eine gutartige Raumforderung, die an der Dorsalseite des Corpus callosum, meist im ventralen Anteil gelegen ist. Die Größe ist variabel. Das Balkenlipom kann mit einer partiellen Agenesie des Corpus callosum assoziiert sein. Sonographisch findet sich ein in der Medianebene gelegenes, sowohl im Sagittal- als auch im Frontalschnitt nachweisbares, relativ gut abgegrenztes, sehr echoreiches Areal (Abb. 4.10). Die bisweilen im Randbereich vorliegenden kleinen Verkalkungen entgehen in der Regel dem sonographischen Nachweis. Im Röntgenbild zeigt dieser großenteils aus Fettzellen aufgebaute benigne Tumor eine vermehrte Strahlentransparenz sowie kleine periphere Verkalkungen. Die Diagnose wird mit der Computertomographie gesichert, die charakteristische negative Dichtewerte und die Verkalkungen zuverlässig nachweist.

4.4 Holoprosenzephalie

Zwischen der 4. und 8. Gestationswoche entsteht aus dem Prosencephalon das Telencephalon und das Diencephalon, von dem die Augenbläschen ausgehen. Das Telencephalon besteht aus einem Mittelteil und 2 seitlichen Aussackungen, den primitiven Großhirnhemisphären. Eine gestörte Entwicklung dieser Knospen resultiert in der fehlenden Ausprägung getrennter Großhirnhemisphären und damit auch der fehlenden Ausbildung der 2 Seitenventrikel. Entsprechend dem embryologischen Stadium bei Auftreten der Störung kann die Holoprosenzephalie unterschiedlich ausgeprägte Formen zeigen.

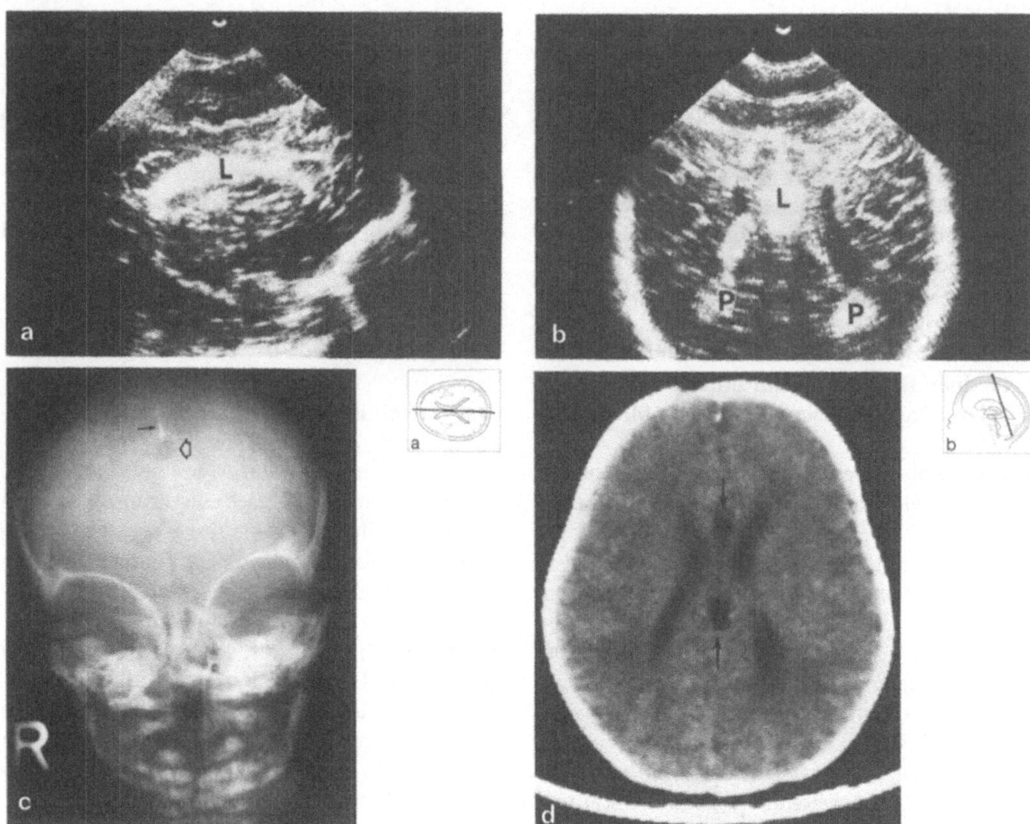

Abb. 4.10 a–d. Balkenlipom bei Goldenhar-Syndrom. Säugling. Das Lipom *(L)* im mittleren Abschnitt des Corpus callosum läßt sich im Längsschnitt als longitudinale, im Querschnitt als annähernd runde, sehr echoreiche Raumforderung abgrenzen. Plexus im Hinterhorn beider Seitenventrikel *(P).* Schädelröntgenaufnahme mit kugeliger, strahlentransparenter Zone (⇗) unterhalb der verkalkten Falx cerebri (→). Der computertomographische Nachweis negativer Dichtewerte bestätigt die sonographische Verdachtsdiagnose eines Balkenlipoms. (Für die freundliche Überlassung dieser Abbildungen bedanken wir uns bei L. Thommen, R. Bubl und C. P. Fliegel, Kinderspital Basel)

Alobäre Holoprosenzephalie

Bei dieser gravierendsten Form der Fehlbildung lassen sich die beiden Großhirnhemisphären nicht voneinander abgrenzen, und gleichzeitig resultiert an Stelle der beiden Seitenventrikel und des III. Ventrikels nur ein großer, zentraler Ventrikel. Die Thalamuskerne und das Corpus striatum sind in der Medianebene fusioniert; Corpus callosum, Fornix, Bulbus, N. olfactorius und Tractus opticus fehlen. Das Hirnparenchym kann bis auf eine dünne Schicht um den singulären Ventrikel verschmälert sein, das Hirnvolumen ist vermindert. Sonographisch erinnert der Befund in der koronaren Schnittebene an ein auf dem Kopf stehendes Hufeisen, wobei der innere Bogen des U durch die fusionierten Mittelhirnkerne gebildet wird. Entsprechend der fehlenden Trennung der beiden Großhirnhemisphären ist auch die Falx cerebri nicht angelegt; der Interhemisphärenspalt fehlt. Der Hirnstamm ist regelrecht entwickelt, das Kleinhirn meist hypoplastisch.

Semilobäre Holoprosenzephalie

Bei dieser milder ausgeprägten Fehlbildung findet sich ein kleines Hirnvolumen, wenngleich mehr Hirnparenchym als bei der alobären Holoprosenzephalie vorliegt. Die Fusion der Thalamuskerne bedingt auch hier eine Hufeisenform des singulären Ventrikels, der etwas kleiner als bei der alobären Holoprosenzephalie ausgebildet ist (Abb. 4.11, 4.12). In gleicher Weise fehlt das Corpus callosum sowie der Bulbus und N. olfactorius. Die Teilung der Großhirnhemisphären ist inkomplett. Da sich dorsal eine Trennung der Hemisphären andeutet, führt dies bereits zum Bild eines beidseits angelegten rudimentären Okzipitalhorns.

Lobäre Holoprosenzephalie

Bei dieser Fehlbildung ist das Hirnvolumen annähernd normal, die Teilung des Großhirns bis auf den ventralen Anteil vollständig. Das Corpus callosum kann fehlen, hypoplastisch oder regelrecht ausgebildet sein. Bulbus und N. olfactorius fehlen; dies ist eine Form der Arhinenzephalie. Das mehr oder minder stark dilatierte Ventrikelsystem weist eine weitgehend normale Konfiguration auf. Die Seitenventrikel, insbesondere die Cornua posteriora und Cornua temporalia, sind darstellbar. Die Frontalhörner sind fusioniert und weisen, da das Septum pellucidum fehlt, eine breite Kommunikation auf. Typisch ist die annähernd viereckige Konfiguration der Vorderhörner der Seitenventrikel und das abgeflachte Ventrikeldach. Der Thalamus ist selten fusioniert, meist läßt sich ausschließlich der Befund einer interthalamischen Adhärenz erheben.
Bei den letztgenannten beiden Fehlbildungsformen ist die Falx cerebri partiell angelegt.

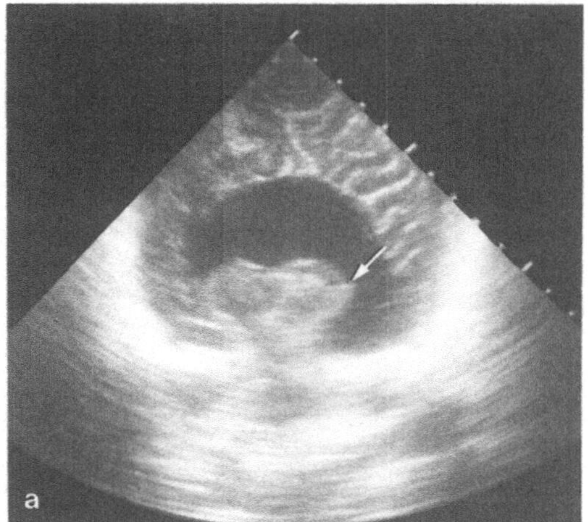

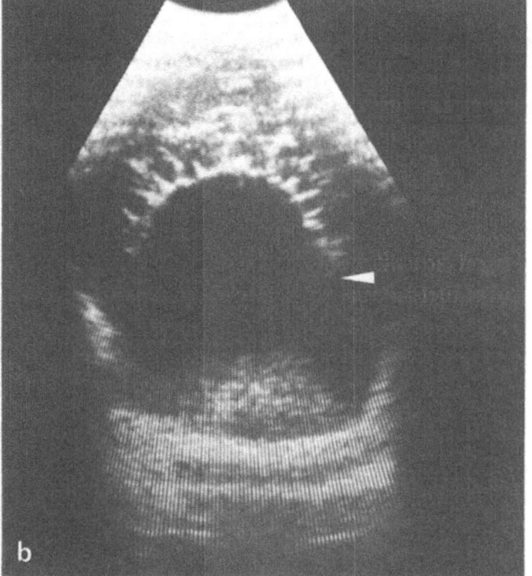

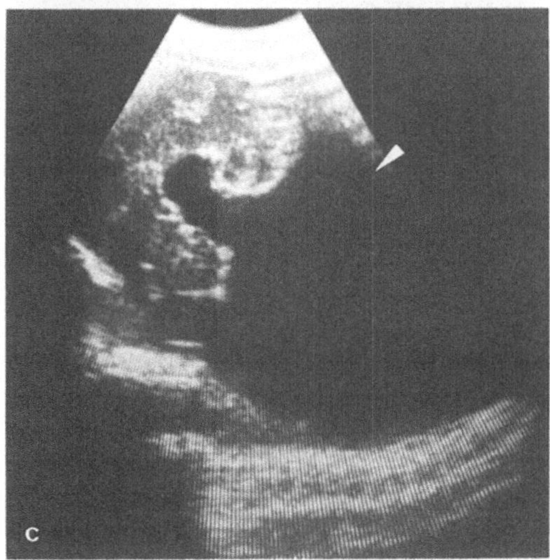

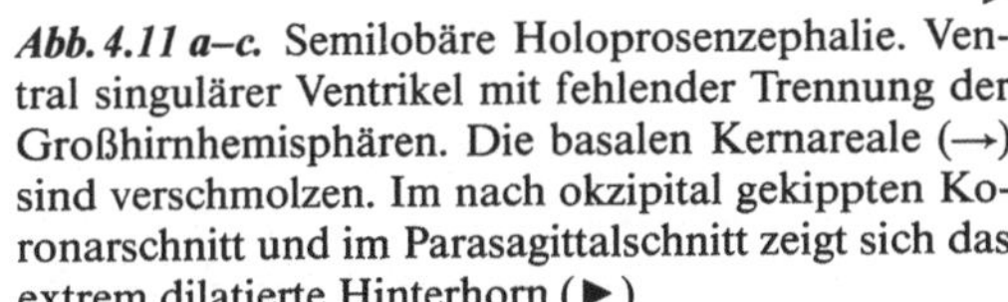
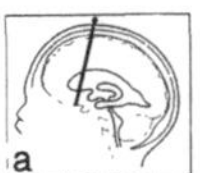
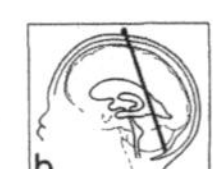
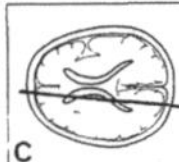

Abb. 4.11 a–c. Semilobäre Holoprosenzephalie. Ventral singulärer Ventrikel mit fehlender Trennung der Großhirnhemisphären. Die basalen Kernareale (→) sind verschmolzen. Im nach okzipital gekippten Koronarschnitt und im Parasagittalschnitt zeigt sich das extrem dilatierte Hinterhorn (▶)

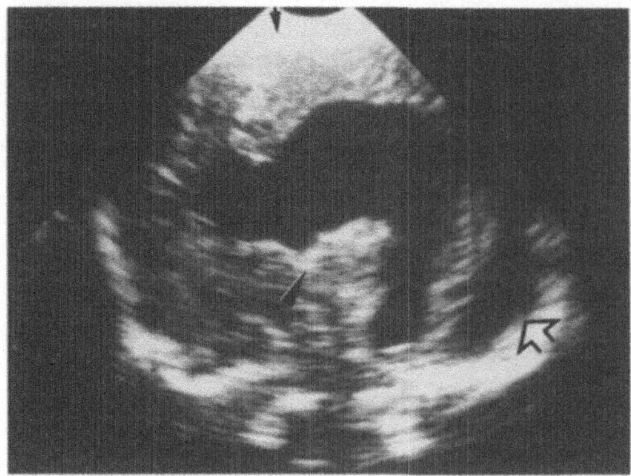

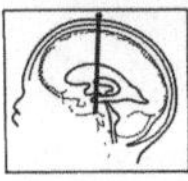

Abb. 4.12. Semilobäre Holoprosenze-phalie und Porenzephalie. Ventral singulärer Ventrikel. Nach dorsal ausgeprägte Asymmetrie der Seitenventrikel. Die Großhirnhemisphären sind okzipital getrennt und der Interhemisphärenspalt (→) ist verlagert. Die basalen Kernareale (▶) sind fusioniert. Parallel zur Schädelkalotte links findet sich ein großer porenzephaler Defekt (⇨)

4.4.1 Assoziierte Fehlbildungen, Differentialdiagnose, Klinik und Prognose der Holoprosenzephalie

Die Holoprosenzephalie tritt sporadisch auf, relativ häufig vergesellschaftet mit anderen Fehlbildungen und Erkrankungen:

- mütterlicher Diabetes mellitus,
- Chromosomenaberrationen (Trisomie 13–15),
- Aminosäurenstoffwechselstörungen,
- endokrine Erkrankungen,
- frühe intrauterine Infektionen (Röteln, Toxoplasmose).

Entsprechend der embryologischen Genese bei der Holoprosenzephalie finden sich häufig zusätzliche Gesichtsanomalien der Mittellinie. Inkonstant spiegelt der Schweregrad der Gesichtsanomalie das Ausmaß der zerebralen Fehlbildung wieder. Beispielsweise ist eine Zyklopie fast immer mit einer alobären Holoprosenzephalie vergesellschaftet. Andererseits hat annähernd ein fünftel der Patienten mit einer alobären Holoprosenzephalie ein normales Gesicht. Je nach Zeitpunkt, an dem die Entwicklungsstörung einsetzt, können zusätzlich eine Zyklopie, eine Ethmozephalie, ein Hypo- oder Hypertelorismus, eine Aplasie/Hypopla-

sie der Nase sowie eine mittlere oder laterale Lippen-Kiefer-Gaumen-Spalte vorhanden sein. Auch andere Fehlbildungen, beispielsweise der Extremitäten (Klumpfuß, Daumenaplasie) oder der inneren Organe (Herz, Nieren), können vorkommen.

Bei der radiologischen Abklärung dieser meist komplexen Fehlbildungen finden sich in der Nativaufnahme des Schädels häufig eine Mikrozephalie mit unterschiedlich ausgeprägter Hypoplasie des Os ethmoidale, des Os sphenoidale, der Nasenbeine, eine Gaumenspalte sowie ein Hypotelorismus, eine Trigonozephalie, fehlende Crista galli und fehlende Lamina cribrosa.

Die alobäre Holoprosenzephalie muß von einer Hydranenzephalie abgegrenzt werden. Sonographisch entscheidend ist der Nachweis der Falx cerebri und die Trennung oder das Fehlen der großen Kerne bei der Hydranenzephalie. Die lobäre Holoprosenzephalie ist sonographisch bisweilen nur schwierig oder gar nicht von einer Agenesie des Septum pellucidum abgrenzbar.

Die alobäre Holoprosenzephalie hat eine schlechte Prognose; die Kinder zeigen keine psychomotorische und statomotorische Entwicklung und versterben früh. Fast regelmäßig treten Störungen der Thermoregulation und Krampfanfälle auf. Kinder mit semilobärer Holoprosenzephalie können die Säuglingszeit überleben, weisen aber regelmäßig eine mentale Retardierung und endokrine Störungen auf. Kinder mit lobärer Holoprosenzephalie sind lebensfähig, weisen häufig jedoch eine geistige Entwicklungsverzögerung unterschiedlichen Ausmaßes auf.

4.5 Hydranenzephalie

Eine Hydranenzephalie ist meist Folge eines intrauterinen Verschlusses beider Aa. carotides internae mit weitgehender Zerstörung der Großhirnhemisphären. Erhalten bleiben die Falx cerebri, die Anteile des Cerebrums, die über die Aa. vertebrales bzw. die A. basilaris versorgt werden, d. h. der Hirnstamm einschließlich der Vierhügelplatte, das Kleinhirn sowie Anteile des Okzipitallappens der Großhirnhemisphären. Durch den ein- oder beidseitig ausgeprägten Untergang des Hirnparen-

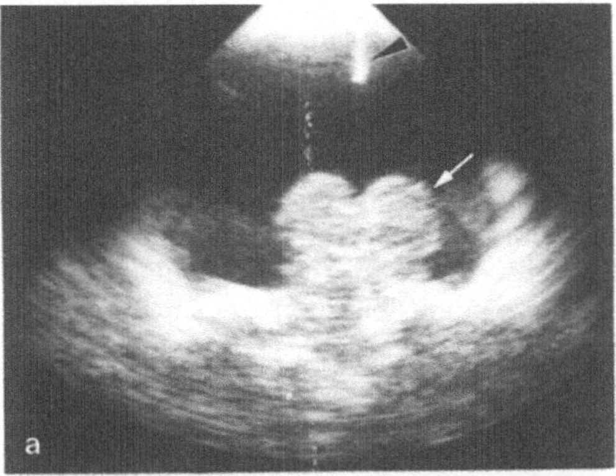

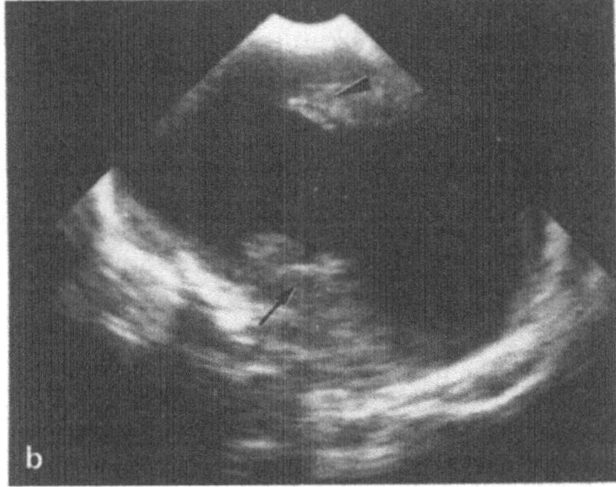

Abb. 4.13 a, b. Hydranenzephalie. Neugeborenes, 2. Lebenswoche. Basale Hirnstrukturen (→), die dem Versorgungsgebiet der A. basilaris entsprechen. Die Großhirnhemisphären sind fast vollständig durch Liquor cerebrospinalis ersetzt. Entscheidend für die Differentialdiagnose zur Holoprosenzephalie ist der Nachweis der Falx cerebri (▶) an typischer Stelle

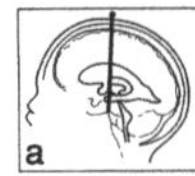 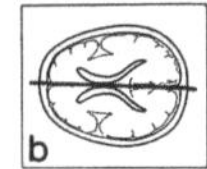

chyms nach Infarzierung entstehen große, mit Liquor gefüllte intrakranielle Räume (Abb. 4.13). Die erhaltenen Anteile des Hirnparenchyms zeigen häufig eine unregelmäßig geformte, jedoch scharf begrenzte Oberfläche. Dies läßt sich sonographisch leicht dokumentieren, da sich die echofreien Anteile des Liquors gut gegen das erhaltene Hirnparenchym abgrenzen.

Die Differentialdiagnose zwischen einer Hydranenzephalie und einem ausgeprägten, möglicherweise asymmetrischen Hydrocephalus internus kann schwierig sein. Das entscheidende Kriterium, der Nachweis ausschließlich verbliebener Anteile des Okzipitallappens, ist oft sonographisch nicht eindeutig beurteilbar. EEG und somatosensibel evozierte Potentiale können weiterhelfen. Beweisend ist bei der Hydranenzephalie die zerebrale Angiographie mit Abbruch der Kontrastmittelsäule in der A. carotis interna. Ob diese aufwendige Diagnostik angesichts der Prognose allerdings erforderlich ist, muß jeweils individuell entschieden werden. Hydrozephalusformen zeigen elongierte, jedoch in ihrem Verlauf erhaltene Gefäße. Große subdurale Hygrome zeigen eine erhaltene Gefäßarchitektur, wobei die Gefäße durch das Hygrom von der Schädelkalotte abgedrängt sind. In seltenen Fällen kommt die Hydranenzephalie auch als primäre Anlagestörung oder gemeinsam mit Spaltdefekten, beispielsweise bei Enzephalozelen, vor.

4.6 Gefäßmalformationen

Im Kindesalter überwiegen bei den seltenen zerebralen Gefäßfehlbildungen arteriovenöse Malformationen; bislang wurde nahezu ausschließlich über die sonographische Diagnose des sog. Aneurysmas der V. Galeni (V. cerebri magna) berichtet. Mikroangiome und Mikroaneurysmen entgehen dem sonographischen Nachweis.

Das Aneurysma der V. Galeni mit einem großen arteriovenösen Shunt führt zu einer frühen klinischen Manifestation aufgrund der hämodynamischen Auswirkungen, wie zerebrale Minderperfusion, Kardiomegalie und Herzinsuffizienz. Ein häufiges Leitsymptom ist ein Shuntgeräusch über der Schädelkalotte.

Ein hämodynamisch weniger wirksames Aneurysma der V. Galeni manifestiert sich später. Hierbei steht die lokale Obstruktion im Bereich des III. Ventrikels und des Aquädukts mit Entwicklung eines okklusiven Hydrocephalus internus im Vordergrund. Auch bei dieser Form, die eine günstigere Prognose aufweist, kann ein intrakranielles Strömungsgeräusch klinisch wegweisend sein.

Sonographisch stellt sich das sog. Aneurysma der V. Galeni in der Regel oberhalb der Cisterna ambiens als ein bis mehrere Zentimeter im Durchmesser großes, echofreies Areal mit echoreichem, nicht immer glatt begrenztem

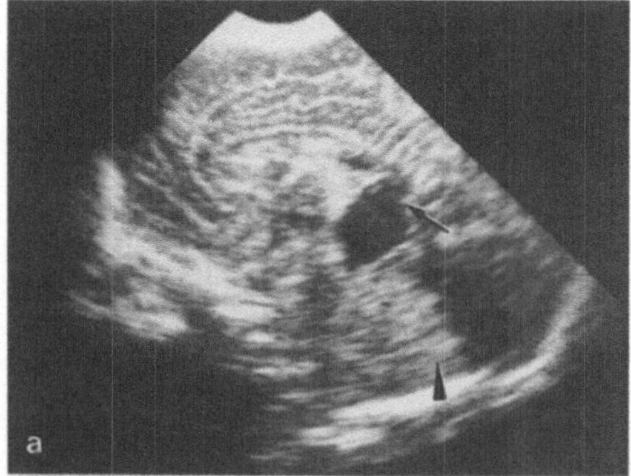

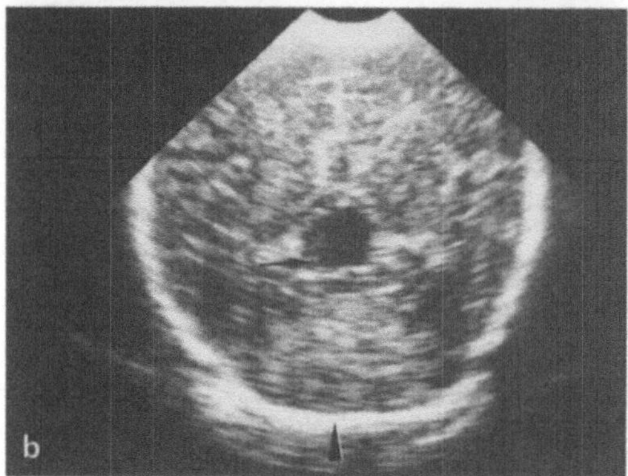

Abb. 4.14 a, b. Aneurysma der V. Galeni (→). Das Aneurysma ist zentral gelegen und echofrei. Kleinhirn (▶) mit dichter Echotextur hoher Echogenität

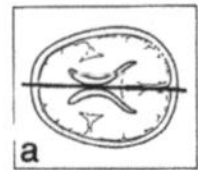
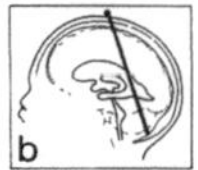

Randsaum dar. Üblicherweise ist ein Aneurysma als eine Aussackung der Arterienwand definiert, daher der Begriff des „sog." Aneurysma der Vena Galeni. Die gleichzeitige Darstellung des ausgeweiteten Sinus rectus im sagittalen Schnitt kann bisweilen zum Bild einer Raumforderung mit Sanduhrform führen (Abb. 4.15). Da die Wandstrukturen des Aneurysmas starr sind, lassen sich meist keine sichtbaren Pulsationen im B-Bild erkennen.

Die Durchblutung der aufgrund ihres B-Bildes meist nicht ausreichend charakterisierbaren Raumforderung kann mit der gepulsten Doppler-Sonographie bewiesen werden. In der Regel wird das Aneurysma der V. Galeni von mehreren Arterien gespeist, doppler-sonographisch gelingt jedoch nur der Nachweis größe-

rer zuführender Arterien und die Objektivierung der Abflußrichtung. Die Strömungsphänomene im Aneurysma lassen sich dopplersonographisch ebenfalls darstellen (Abb. 4.15). Mit der extrakraniellen Doppler-Sonographie der A. carotis und der V. jugularis kann die erhöhte intrakranielle Durchblutung nachgewiesen werden. Die sonographischen Differentialdiagnosen umfassen ein großes Cavum Vergae, eine partielle Balkenaplasie und größere Subarachnoidalzysten, insbesondere wenn diese im Interhemisphärenspalt gelegen sind.

Da die arterielle Gefäßversorgung des Aneurysma sowohl der A. carotis als auch der A. basilaris entspringen kann, muß neben der Durchführung der Computertomographie mit Kontrastmittelgabe die Diagnostik durch die Angiographie aller hirnversorgenden Arterien komplettiert werden (Abb. 4.16). Bei einer bereits geplanten Angiographie kann möglicherweise auf die computertomographische Untersuchung verzichtet werden. Besonders bei den sich später manifestierenden Aneurysmen der V. Galeni ist häufig die neurochirurgische Totalexstirpation erfolgreich. Im Gegensatz hierzu ist die Prognose bei den Frühmanifestationen mit ausgeprägter hämodynamischer Wirkung schlecht.

4.7 Arachnoidalzyste

Arachnoidalzysten können intrakraniell und im Rückenmarkkanal gelegen sein. Die Charakteristika der Arachnoidalzyste erlauben häufig zumindest die sonographische Verdachtsdiagnose:

- Echofreier, d. h. flüssigkeitsgefüllter Hohlraum (Liquor cerebrospinalis) unterschiedlicher Größe,
- Lage zwischen Hirnsubstanz und Dura mater,
- Wand meist aus verdickter Arachnoidea. Oft freie Kommunikation des Zysteninhalts mit dem Subarachnoidalraum, dann bisweilen mit dem Nachweis von Liquorpulsationen.

Bei einem Ventilmechanismus an der Kommunikation mit dem Subarachnoidalraum kann die Arachnoidalzyste eine erhebliche Größe annehmen, infolge der Drucksteigerung prall gefüllt sein und eine glatte Begrenzung aufwei-

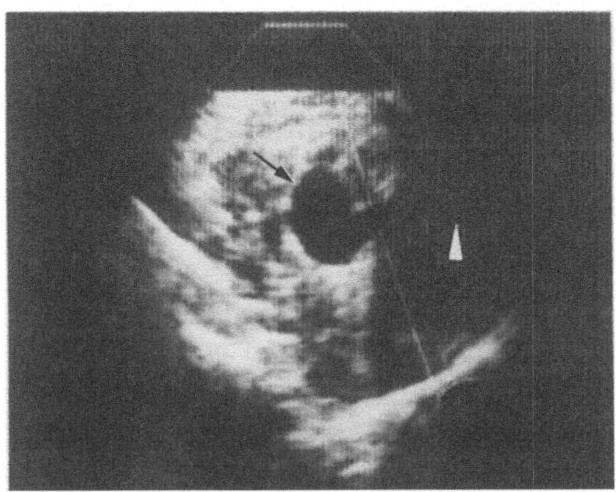

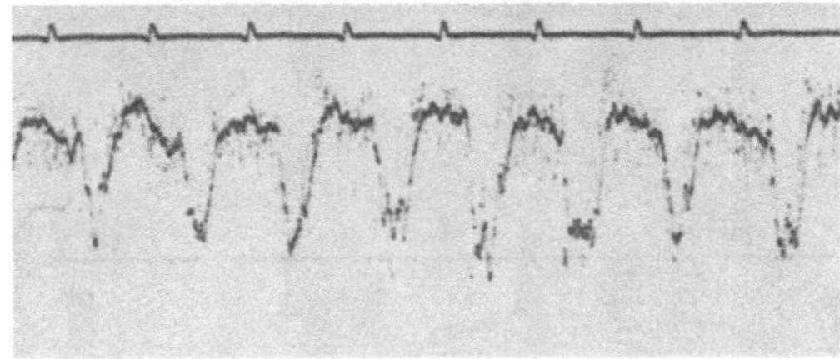

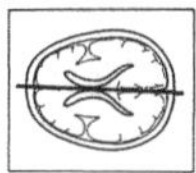

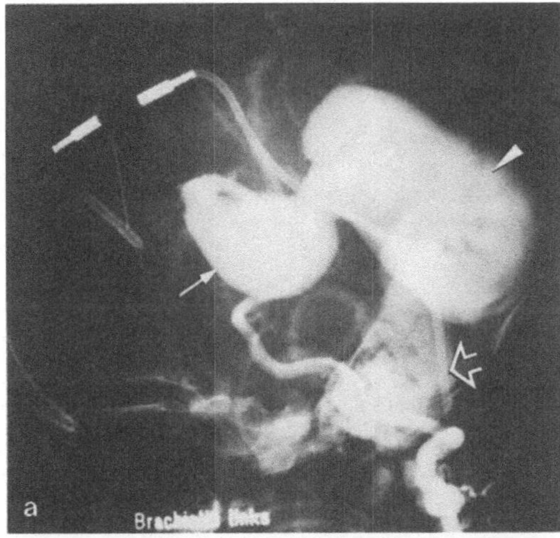

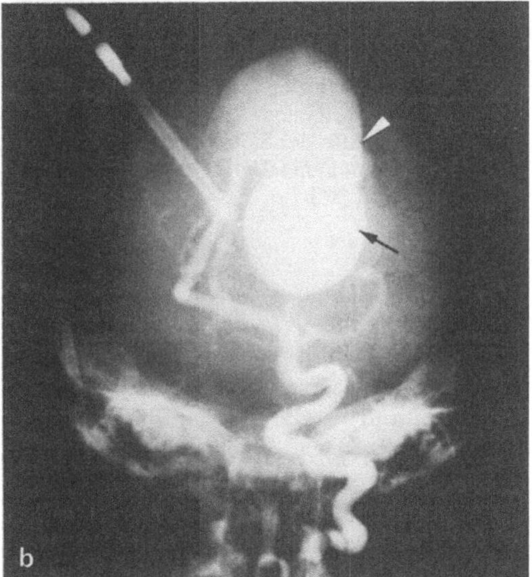

Abb. 4.15. Aneurysma der V. Galeni. Der Medianschnitt zeigt die topographische Beziehung zwischen Aneurysma (→) und dem extrem dilatierten, ebenfalls echofreien Sinus rectus (▶). Die eingeblendete Linie zeigt die Markierung des Meßbereiches (○) der gepulsten Doppler-Sonographie am Übergang vom Aneurysma in den Sinus rectus. Die eingeblendeten hochamplitudigen Doppler-Signale entsprechen dem pulssynchronen raschen Blutfluß. Gleichzeitige EKG-Registrierung

sen. Die umgebenden Hirnstrukturen können verlagert sein, wobei bisweilen – insbesondere bei Lage der Zyste in der Medianebene – eine Obstruktion der liquorführenden Wege mit nachfolgendem Hydrocephalus internus auftritt (Abb. 4.18). Die lateral gelegenen Arachnoidalzysten sind in der Regel klinisch symptomfrei und entgehen bei geringer Ausdehnung leicht dem sonographischen Nachweis. Bevorzugte Lokalisationen der intrakraniellen Arachnoidalzysten sind:

- hintere Schädelgrube,
- Fissura Sylvii und mittlere Schädelgrube,
- im Bereich der Zisternen,
- Sellabereich,
- dorsaler Interhemisphärenspalt.

Primäre Arachnoidalzysten im Sinne konnataler Fehlbildungen sind im Vergleich zu den er-

Abb. 4.16 a, b. Bei gleichem Patienten wie Abb. 4.15 Brachialisangiographie links mit Darstellung des Aneurysmas (→) überwiegend durch die rechtsseitige A. cerebri posterior. Versorgung des Aneurysmas über mehrere zuführende Äste. Breite Kommunikation zum dorsal gelegenen Sinus rectus (▶), der deutlich größer als das eigentliche Aneurysma ist. Dieser Befund korreliert zum sonographischen Bild. Abfluß des Kontrastmittels über die ebenfalls erheblich dilatierten Sinus transversi (⇨). (Mit freundlicher Genehmigung von Herrn Prof. Dr. H. J. Gilsbach, Neurochirurgische Universitätsklinik Freiburg)

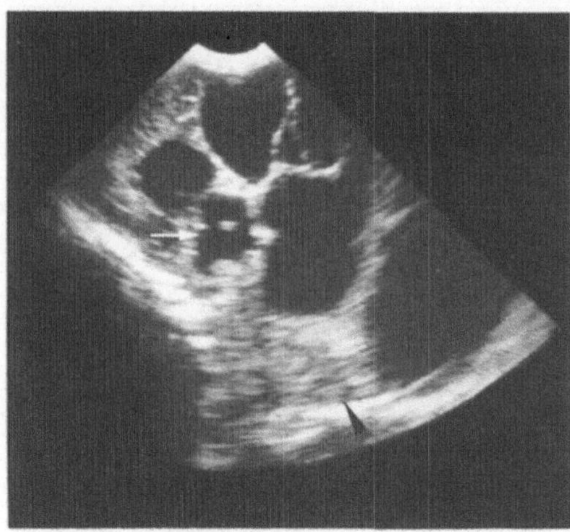

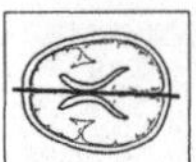

Abb. 4.17. Neugeborenes mit Makrozephalus. Multiple, bei der intrathekalen Kontrastmitteldarstellung miteinander kommunizierende, großteils in der Medianebene gelegene Zysten. Ätiologie ungeklärt. Mäßiger Hydrozephalus der Seitenventrikel. III. Ventrikel (→) mit hellem Doppelreflex der Massa interthalamica. Kleinhirn (▶)

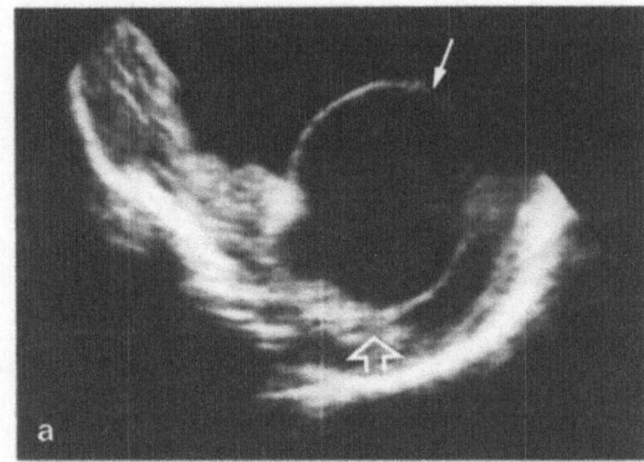

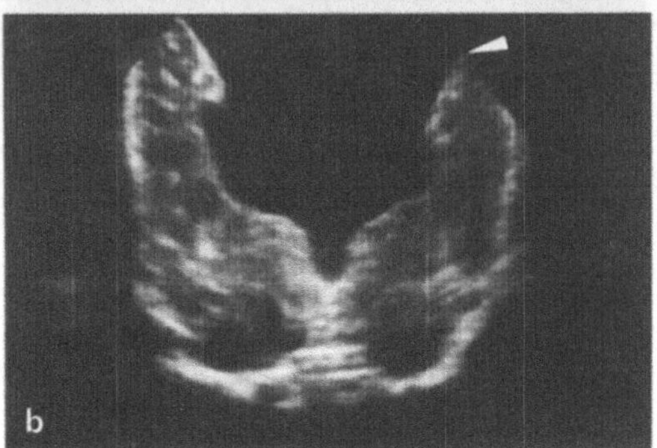

Abb. 4.18 a, b. Große subependymale Zyste (→) im Hinterhorn des linken Seitenventrikels. Neugeborenes nach Sectio. Sekundärer Hydrocephalus occlusus (▶) („split brain") vor Shuntimplantation. Dorsal der scharf abgrenzbaren, dünnwandigen Zyste ist das ausgewalzte, deformierte Kleinhirn (⇦) als echoreiche Struktur vor dem Os occipitale abgrenzbar

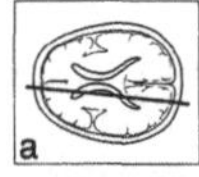

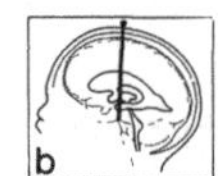

worbenen, sekundären Arachnoidalzysten selten. Der häufigere, erworbene Typ der Arachnoidalzyste im Kindesalter entsteht durch postmeningitische oder posthämorrhagische Verklebungen und Verwachsungen der Arachnoidea. Gehäuft treten Arachnoidalzysten auch bei anderen zerebralen Fehlbildungen, beispielsweise der Holoprosenzephalie, auf.
Differentialdiagnostisch müssen Arachnoidalzysten von großen Zisternen abgegrenzt werden. Beispielsweise ist eine große Cisterna magna bei Frühgeborenen physiologisch. Weite Subarachnoidalräume finden sich außerdem häufig bei äußerer Hirnatrophie. Die Diagnose einer suprasellären Zyste setzt die deutliche Abgrenzung vom III. Ventrikel voraus. Bei Zysten der hinteren Schädelgrube muß ein Dandy-Walker-Syndrom ausgeschlossen werden. Dies ist möglich, wenn es gelingt, den IV. Ventrikel getrennt neben dieser Raumforderung nachzuweisen. Dabei muß man allerdings berücksichtigen, daß eine große Zyste in der hinteren Schädelgrube den IV. Ventrikel weit nach vorn, nicht selten auch nach lateral, verlagern kann.

4.8 Hypoplasie des Kleinhirns

Eine Hypoplasie des Kleinhirns kann bei verschiedenen Krankheitsbildern vorliegen, beispielsweise bei chromosomalen Aberrationen wie der Trisomie 18.
Parallel zur funktionellen Beanspruchung des Kleinhirns findet sich eine Größenzunahme, die sich bei Frühgeborenen in Verlaufsuntersuchungen nachweisen läßt. Der mediane Sagittalschnitt durch den Vermis cerebelli ist als gut definierte Schnittebene zur Größenbeurteilung des Kleinhirns besonders geeignet (Abb. 4.19). Das Kleinhirn, dorsal des echofreien bis echoarmen, schlanken IV. Ventrikels,

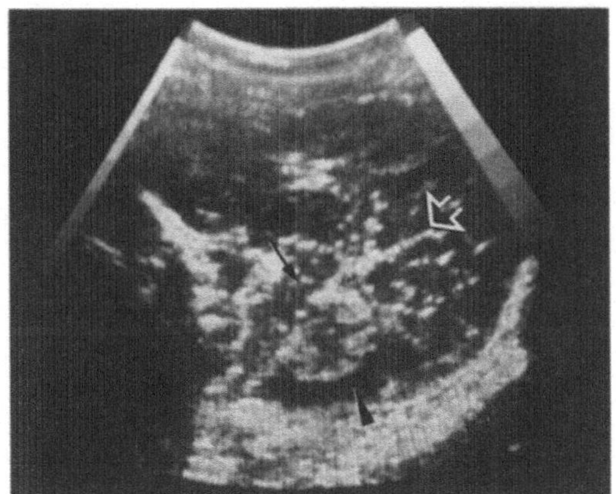

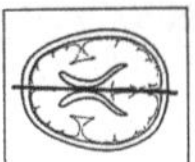

Abb. 4.19. Kleinhirnhypoplasie bei Trisomie 18. Reifes Neugeborenes. Der Medianschnitt zeigt die Strukturen der Hirnbasis und der hinteren Schädelgrube mit Pons (→), Medulla oblongata und den regelrecht konfigurierten, aber hypoplastischen Mittelstrukturen des Kleinhirns. Breite, echofreie Cisterna magna (▶) zwischen Kleinhirn, Medulla oblongata und Os occipitale; prominente Fissura parietooccipitalis (⇔)

stellt sich als eine sehr echogene Struktur dar. Bei Frühgeborenen mit noch nicht vollständig ausgebildetem Kleinhirn findet sich eine breite echofreie Zone zwischen Kleinhirn und Schädelkalotte (Os occipitale), die der Cisterna magna entspricht. Diese wird mit der Größenzunahme des Kleinhirns schmaler.

Die Diagnose einer Kleinhirnhypoplasie beruhte bislang auf dem subjektiven optischen Eindruck. Dabei ließ sich insbesondere eine partielle Aplasie oder Hypoplasie nicht beweisen. Inzwischen liegen erste Ergebnisse über eine morphometrische Größenbestimmung des Kleinhirns vor. Dabei wird eine Flächenmessung im medianen Sagittalschnitt durchgeführt. Über die physiologische Bandbreite und damit die Zuverlässigkeit des Meßverfahrens im Hinblick auf den Beweis einer Kleinhirnhypoplasie liegen noch keine ausreichenden Ergebnisse vor. Die Größenbeurteilung der dem Kleinhirn entsprechenden Strukturen im Sonogramm muß darüber hinaus berücksichtigen, daß auch bei regelrechter Größe des Kleinhirns sekundär durch eine Kompression, beispielsweise bei einer großen retrozerebellären Arachnoidalzyste, eine Kleinhirnhypoplasie vorgetäuscht werden kann.

4.9 Dandy-Walker-Syndrom

Als Dandy-Walker-Syndrom wird eine angeborene zystische Dilatation des IV. Ventrikels bezeichnet, die durch eine Atresie des Foramen Magendii und evtl. der Foramina Luschkae bedingt ist. Der begleitende Hydrozephalus ist selten exzessiv. Der Vermis cerebelli ist nur rudimentär angelegt oder fehlt, die Hemisphären des Kleinhirns sind hypoplastisch. In der Regel ist der obere Anteil des Kleinhirnwurmes intakt, jedoch nach rostral verlagert. Die Gefäßversorgung ist atypisch.

Das Dandy-Walker-Syndrom ist häufig von weiteren zerebralen oder extrakraniellen Fehlbildungen begleitet. Besonders zu erwähnen sind eine gleichzeitige Agenesie des Corpus callosum, eine Holoprosenzephalie oder eine abnorme Gyrierung des Groß- und Kleinhirns.

Sonographisch wird beim Dandy-Walker-Syndrom ein großes echofreies Areal in einer vergrößerten hinteren Schädelgrube mit nach rostral angehobenem Tentorium und Verlagerung der benachbarten Strukturen nach ventral gefunden (Abb. 4.20). Die Dandy-Walker-Zyste weist nach ventral die Form eines Dreiecks auf. Der IV. Ventrikel ist von der Zyste nicht abgegrenzt; diagnostisch entscheidend ist der Nachweis eines kontinuierlichen Übergangs vom rostralen Anteil des IV. Ventrikels in die beschriebene große Zyste der hinteren Schädelgrube (Abb. 4.21). Eine primäre Aquäduktstenose liegt beim Dandy-Walker-Syndrom nicht vor. Die Dilatation der Seitenventrikel und des III. Ventrikels ist meist nur mäßig ausgeprägt, der Hydrozephalus kann jedoch auch erheblich sein. Bei einer großen Zyste sind die Kleinhirnhemisphären nach ventral und lateral verlagert. Das echoreiche Kleinhirngewebe ist dann an das Tentorium gepreßt und läßt sich gut von der echofreien Zyste abgrenzen. Der Vermis cerebelli, der im Sagittalschnitt ansonsten konstant nachweisbar ist, läßt sich nicht abgrenzen. Im Sagittal- und Koronarschnitt imponiert die vergrößerte hintere Schädelgrube zusätzlich durch eine auffallende, zeltförmige Anhebung des Tentoriums, das sich als echoreiches Band gut abgrenzen läßt.

Differentialdiagnostisch muß beim Dandy-Walker-Syndrom an eine große Arachnoidalzyste der hinteren Schädelgrube gedacht werden.

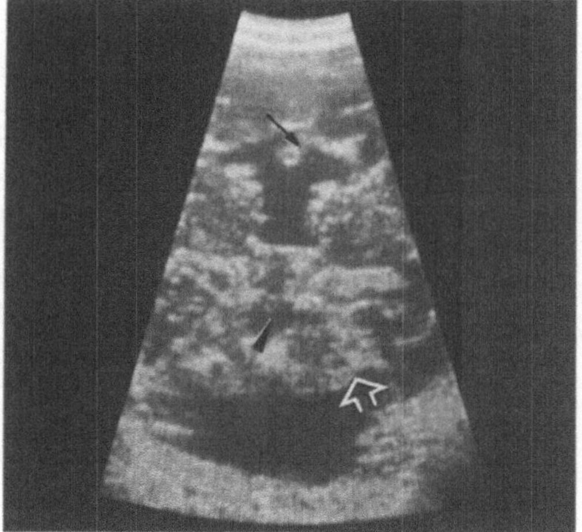

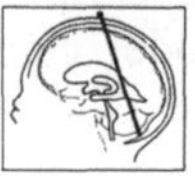

Abb. 4.20. Dandy-Walker-Syndrom, Balkenagenesie, mäßiggradiger Hydrozephalus nach Ventilimplantation. 4 Wochen altes Neugeborenes. Stierkopfkonfiguration des Ventrikelsystems im koronaren Schnitt auf Höhe der Foramina Monroi. Bürzelförmig von kranial in das Lumen vorragendes Rudiment des Septum pellucidum (→). Dilatierter IV. Ventrikel (▶). Die Kleinhirnhemisphären (⇨) sind nach vorn verlagert

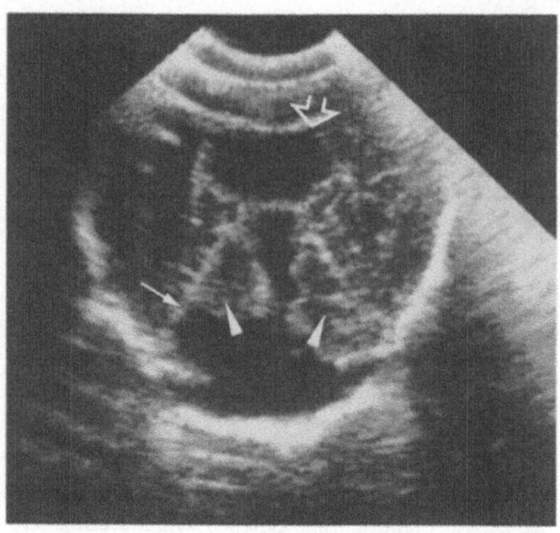

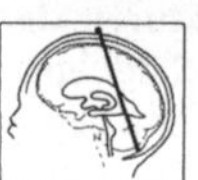

Abb. 4.21. Dandy-Walker-Syndrom. 4 Wochen altes Neugeborenes. Die hintere Schädelgrube läßt beidseits keilförmig das Tentorium erkennen (→), Rostral davon die dilatierten Seitenventrikel (⇨). Der IV. Ventrikel geht kontinuierlich in den dilatierten, zystischen, dorsal gelegenen Anteil über. Innerhalb dieser echofreien Zone lassen sich beidseits, direkt dem Tentorium anliegend, die hypoplastischen Kleinhirnhemisphären abgrenzen (▶)

Um eine retrozerebelläre Arachnoidalzyste von einer Dandy-Walker-Zyste abgrenzen zu können, muß die Membran, die die Arachnoidalzyste vom IV. Ventrikel abgrenzt, gezielt gesucht werden. Im Gegensatz zum Dandy-Walker-Syndrom zeigt die Arachnoidalzyste bei der weiterführenden Diagnostik, beispielsweise der Angiographie, den Befund einer Raumforderung in der hinteren Schädelgrube mit Verlagerung der regelrecht angelegten, das Kleinhirn versorgenden Gefäßstrukturen. Eine weitere Differentialdiagnose betrifft die weite Cisterna cerebellomedullaris, die sich physiologischerweise bei Frühgeborenen oder aber bei einer Kleinhirnhypoplasie unterschiedlicher Genese findet. Die Differenzierung von einem alle 4 Ventrikel betreffenden Hydrozephalus, der durch sekundäre Obliteration der Foramina des IV. Ventrikels entsteht, ist gewöhnlich möglich. Kennzeichnend ist die abweichende Form des IV. Ventrikels.

Die Therapie beim Dandy-Walker-Syndrom ist die primäre Shuntoperation am Ventrikelsystem, evtl. ist eine zweite Shuntanlage infratentoriell erforderlich.

4.10 Arnold-Chiari-Syndrom

Die von Chiari 1891 erstmals beschriebene komplexe Fehlbildung des unteren Hirnstammes, des Kleinhirns und des Os occipitale ist klinisch wegen der Kombination mit spinalen Dysrhaphien von Bedeutung. Bezüglich der Ätiologie und Morphogenese der Chiari-Fehlbildungen werden viele Theorien diskutiert. Am wahrscheinlichsten ist die Auffassung, daß die zerebrale und spinale Fehlbildung (Meningomyelozele) gleichzeitig induziert werden. Die Chiari-Fehlbildung läßt sich in 3 Formen gliedern:

Typ I

Kleinhirntonsillen und pars inferior des Kleinhirnwurmes sind in unterschiedlichem Ausmaß in den Spinalkanal verlagert. Der Aquädukt ist verlängert und eingeengt; inkonstant entsteht ein mäßig ausgeprägter Hydrocephalus internus. Der IV. Ventrikel ist relativ klein, jedoch ebenso wie die Medulla nicht verlagert. Eine spinale Dysrhaphie fehlt.

Typ II

Die Chiari-II-Fehlbildung ist die häufigste Form und wird auch als Arnold-Chiari-Fehlbildung bezeichnet. Bei der Chiari-II-Fehlbildung liegt immer eine spinale Dysrhaphie vor. Dabei finden sich Meningomyelozelen häufiger als Meningozelen. Sehr häufig erscheint der Zentralkanal durchgehend erweitert (Hydromyelie); dieser kann insbesondere beim schlecht drainierten Hydrozephalus bei älteren Kindern als Zyste imponieren.

Typ III

Medulla oblongata, große Anteile des Cerebellums und der IV. Ventrikel sind in eine okzipitale bzw. hohe zervikale Enzephalomeningozele verlagert.

4.10.1 Sonographischer Befund

Der am häufigsten vorkommende Typ II der Chiari-Fehlbildung soll ausführlich beschrieben werden (Abb. 4.22, 4.23). Die pathognomonischen sonographischen Befunde werden leichter im medianen Sagittalschnitt erkannt, da die gleichzeitige Darstellung der Strukturen der hinteren Schädelgrube eine gute topographische Orientierung erlaubt:

- Hypoplastisches, tief angesetztes Tentorium mit ungewöhnlich weiter Inzisur. Das Tentorium imponiert sonographisch als kräftiges echoreiches Band.
- Kleine hintere Schädelgrube.
- Vergrößertes Foramen occipitale magnum.
- Inkonstant eine Abflachung des Os occipitale.
- Hirnstammstrukturen, d.h. die ausgezogene Pons und Medulla, sind partiell in den Spinalkanal verlagert.
- Charakteristisch ist die fingerförmige Ausziehung der unteren Kleinhirnstrukturen nach kaudal. Das sehr echoreiche Cerebellum, das dem Os occipitale direkt anliegt, zeigt eine unregelmäßige Kontur. Die bei normalen anatomischen Verhältnissen nachweisbare echofreie Zone der Cisterna cerebellomedullaris zwischen Cerebellum und Os occipitale fehlt.

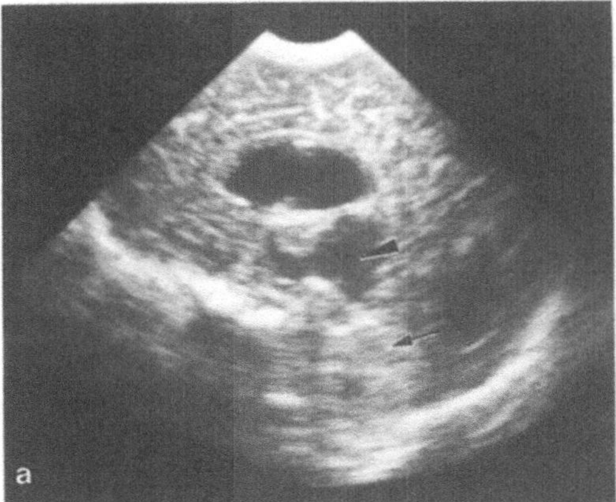

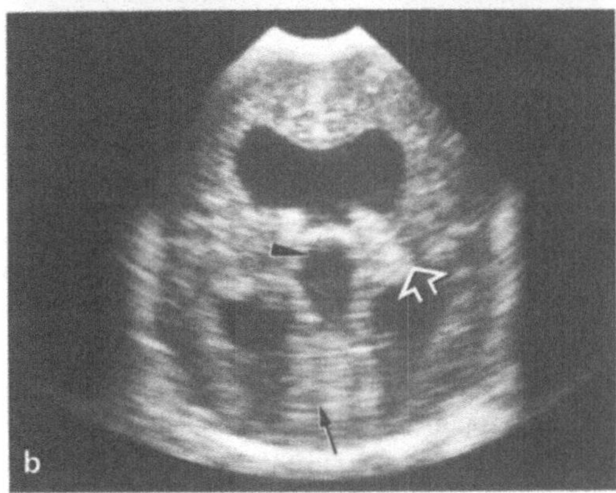

Abb. 4.22 a, b. Arnold-Chiari-Fehlbildung. Meningomyelozele mit mäßiggradigem Hydrocephalus internus. *a* Medianschnitt: Das hypoplastische Kleinhirn (→) ist teilweise durch das Foramen occipitale magnum nach kaudal in den Rückenmarkkanal verlagert. Der III. Ventrikel (▶) liegt unterhalb der Seitenventrikel und läßt ventrokranial eine annähernd kugelig imponierende Massa intermedia erkennen. *b* Koronarschnitt. Erweitertes Ventrikelsystem mit Aplasie des Septum pellucidum und besonders weitem dorsalem Anteil des III. Ventrikels (▶). Hypoplastisches Kleinhirn (→); Plexus chorioideus (⇨)

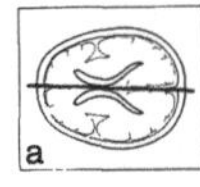 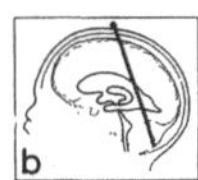

- Das Cerebellum kann durch den relativ weiten Tentoriumschlitz, die Pons von lateral und ventral umschließend, auch nach rostral hernieren. Dadurch entsteht der Eindruck einer sehr echoreichen supratentoriellen „Raumforderung"; dieses Phänomen wird häufiger nach einer Shuntoperation gefunden.

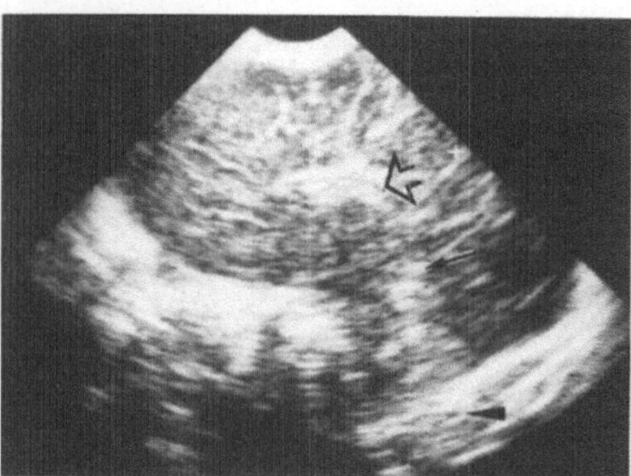

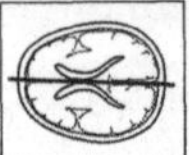

Abb. 4.23. Arnold-Chiari-Fehlbildung bei Meningomyelozele. Partielle, dorsale Balkenagenesie mit radiärem Verlauf der Sulci dorsal an der Medialseite der rechten Großhirnhemisphäre. Das echoreiche, hypoplastische Kleinhirn ist partiell nach rostral herniert (→) und teilweise durch das Foramen occipitale magnum weit nach kaudal verlagert (▶). Der IV. Ventrikel ist ventral des Kleinhirns abgrenzbar. Das nach Shuntoperation kollabierte Ventrikelsystem läßt sich nur schemenhaft abgrenzen (⇨)

- Aquädukt und enger IV. Ventrikel sind beide langgezogen; der IV. Ventrikel liegt mit seinem größeren Anteil tiefer als das Foramen occipitale magnum. Dies läßt sich sonographisch nicht leicht verifizieren. Während der Aquädukt nicht sichtbar ist, läßt sich der IV. Ventrikel häufig als echofreie bis echoarme, flach-dreieckige Struktur ventral des Cerebellums nachweisen. Besonders deutlich stellt sich meist die zipflige dorsale Ausziehung des IV. Ventrikels dar.
- Der III. Ventrikel ist in der Regel auch bei Aquäduktstenose zunächst nur mäßig erweitert. Die Größenzunahme, besonders bei dem sich verstärkt entwickelnden Hydrozephalus, betrifft besonders die Längsachse, da aufgrund der beidseits des III. Ventrikels gelegenen Kernareale die seitliche Ausdehnungsmöglichkeit begrenzt ist. Auffälligerweise stellen sich bei sagittaler Schnittführung die beiden anterioren Recessus sowie der Recessus suprapinealis erweitert und abgerundet dar.
- Charakteristisch ist bei der Chiari-II-Fehlbildung die breite, echogene Massa interthalamica bei bis zu 90% der Kinder. Sonographisch gelingt der Nachweis in der koronaren wie in der sagittalen Schnittführung,

wobei sich in der letzteren eine sehr echoreiche, runde Struktur deutlich im echofreien Areal des III. Ventrikels abgrenzen läßt.

- Nahezu regelmäßig liegt bei der Chiari-II-Fehlbildung bereits postnatal ein Hydrozephalus oder zumindest ein symmetrisches oder auch asymmetrisches, dilatiertes Ventrikelsystem vor. Wie auch bei anderen Hydrozephalusformen findet sich die Dilatation des Ventrikelsystems zunächst bevorzugt in den Hinterhörnern. Vorderhörner und Temporalhörner sind im Frühstadium weniger betroffen. Bei der frühen Manifestation eines Hydrozephalus kommen bi- oder triventrikuläre Hydrozephalusformen vor. Die Seitenventrikel zeigen in der koronaren Schnittführung im Corpus ventriculi oft eine annähernd rechteckige, abgerundete Konfiguration, wobei die inferioren Winkel der Vorderhörner spitzzipflig betont sind. Die Seitenventrikel zeigen lateral eine konkave Konfiguration, da die Wand durch den prominenten Kopf des Nucleus caudatus vorgewölbt wird.
- In etwa 50% der Fälle findet sich ein partiell oder komplett fehlendes Septum pellucidum; gelegentlich kann im Gegensatz hierzu auch ein Cavum septi pellucidi auftreten.
- Inkonstant imponiert ein vergrößerter Plexus chorioideus, der mit einem pulsierenden Strang durch das Ventrikellumen nach dorsal in die Hinterhörner reicht und dort eine trommelschlegelartige Form, den Glomus des Plexus, zeigt.
- Die Arnold-Chiari-Fehlbildung kann auch von einer Agenesie des Corpus callosum begleitet sein.
- Während eine Meningozele ohne eine Chiari-II-Fehlbildung vorkommt, ist eine Meningomyelozele fast in jedem Fall mit einer Chiari-II-Fehlbildung verbunden. Da bereits eine erhebliche Dilatation des Ventrikelsystems ohne klinische Zeichen der Druckerhöhung und bei normalem Schädelumfang vorliegen kann, empfehlen sich bei einer Meningomyelozele regelmäßige sonographische Kontrollen.

4.11 Spinale Dysrhaphie

Unter einer Spina bifida wird ein Mittellinien-
defekt verstanden, der die Haut, meist die dorsalen Anteile der Wirbelbögen und das Rük-
kenmark betreffen kann (Tabelle 4.2). Die Häufigkeit beträgt weltweit 0,2–4 auf 1000 Gebur-
ten mit regionaler Häufung. Eine Ursache ist
nicht bekannt.

Die Zele kann von normaler Haut oder nur von
einem transparenten, epithelialen Häutchen
bedeckt sein (geschlossene Zele), das leicht
rupturiert (offene Zele). Bei Meningomyelozelen findet sich in 60–90% der Fälle ein Hydrocephalus internus, meist infolge einer Arnold-
Chiari-Fehlbildung.

Die Ausdehnung der vertebralen Fehlbildung
mit fehlendem Bogenschluß ist häufig be-
trächtlich größer als die an der Haut erkennbare Längenausdehnung der Meningozele (MC)
oder Meningomyelozele (MMC) (Abb. 4.24).
Die häufigste Lokalisation der MC bzw. MMC
ist der Lumbosakralbereich, im Zervikalbe-
reich finden sich fast nur Meningozelen. Die
Meningozelen zeigen meist keine oder nur gering ausgeprägte neurologische Ausfälle, während bei den Meningomyelozelen in Abhängigkeit vom Ausmaß der Rückenmarkbeteiligung
nahezu regelmäßig neurologische Ausfälle auftreten. Sonographisch liegen bei intakter Haut
gute Untersuchungsverhältnisse vor, insbesondere bei Verwendung einer Wasservorlaufstrek-

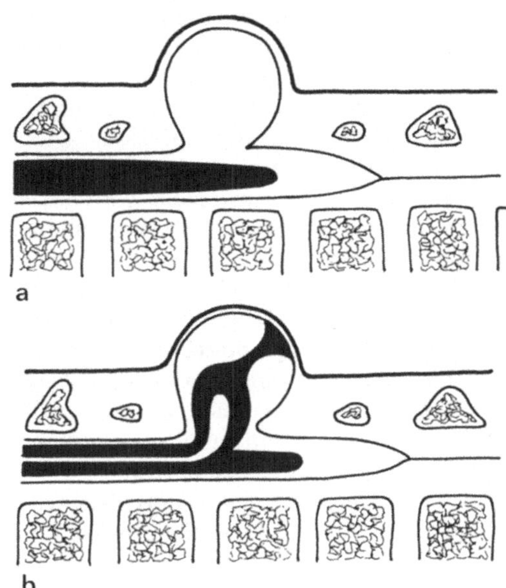

Abb. 4.24. *a* Meningozele, *b* Meningomyelozele

ke bzw. eines nahfokussierten Schallkopfes.
Bei Meningomyelozelen lassen sich im Liquor
des Zelensackes Rückenmarkstrukturen, beispielsweise Nervenwurzeln, als zarte, mäßig re-
flexreiche Bänder darstellen. Nicht selten en-
den die dysplastischen neuronalen Strukturen
plattenförmig in der Zelenwand und sind dann
sonographisch nicht mehr abgrenzbar.

Tabelle 4.2. Charakteristische Befunde der Dysrhaphie des ZNS

Dysrhaphie	Definition
• Spina bifida occulta, dorsal und ventral	Isolierter, unvollständiger Schluß des Wirbelbogens bzw. Spaltbildung der Wirbelkörper
• Dermalsinus	Meist sakro-kokzygeal gelegene häutige Einstülpung mit strangförmiger Kommunikation zum Rückenmarkkanal
• Dermalfistel	Seltene Sonderform des Dermalsinus mit freier Kommunikation zum Rückenmarkkanal
• Meningozele	Austreten von Hirnhäuten (Meningen) durch knöcherne Defekte
• Meningoradikulozele Meningomyelozele Meningomyelozystozele Meningoenzephalozele Meningoenzephalozystozele	Ausstülpung von Meningen und Strukturen des Rückenmarks, des Gehirns, der Spinalwurzeln Ausstülpung von Gehirnanteilen Zystische Aussackung des Canalis spinalis bzw. der inneren Liquorräume, offen oder geschlossen
• Rhachischisis	Fehlender Schluß des Neuralrohres (= offene Neuralplatte)
• Anenzephalus	Verschlußstörung des oberen Neuralrohres mit Aplasie des Craniums

Die echofreien Meningozelen sind in der Regel
einkammerig, seltener finden sich ausgeprägte
Septen, die sich sonographisch als schlanke,
echogene, helle Reflexbänder im ansonsten
echofreien Liquor nachweisen lassen (Abb.
4.25, 4.26). Die Abgrenzung der meist zarten
Echobänder der Nervenwurzeln von diesen
Septen kann bisweilen sehr schwierig sein. Bei
der Meningozele und der Meningomyelozele
korrespondiert die Breite der Verbindung zum
Spinalkanal nicht mit der Größe des Zelensak-
kes (Abb. 4.27). Sonographisch lassen sich bei
sorgfältiger Untersuchung sowohl der fehlende
dorsale Bogenschluß als auch fast regelmäßig
die Größe der Kommunikation zwischen Zelensack und Spinalkanal demonstrieren.
Kraniale Meningozelen und Enzephalozelen
sind seltener als die spinalen Formen (Abb.
4.28). Sie liegen meist in der Mittellinie der
Frontal- oder Okzipitalregion, wobei beglei-
tend eine obere zervikale Meningozele vorliegen kann. Nicht selten ist eine Agenesie des
Corpus callosum, eine Porenzephalie oder eine
Heterotopie der grauen Substanz assoziiert.
Eine lumbale Meningomyelozele ist häufig mit
einem Hydrozephalus vergesellschaftet, der
nach plastischer Deckung der Zele erheblich
zunehmen kann.

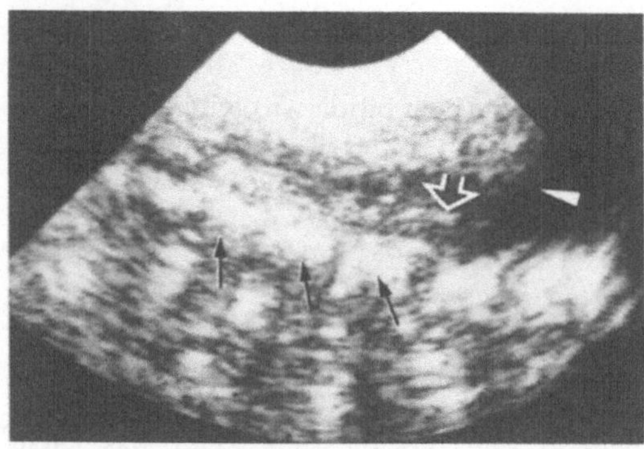

Abb. 4.26. Spina bifida, gedeckte sakrale Meningozele (▶). Die echoreichen Wirbelkörpervorderkan-
ten mit nachfolgendem Schallschatten sind gut abgrenzbar (→). Mäßig erweiterter Rückenmarkkanal,
der im Sakralbereich einen a.-p.-Durchmesser von
2 cm aufweist. Tiefstehender Conus medullaris (⇨)
(L4/L5) bei „tethered cord syndrom". Die Aufnahme
zeigt – da ohne Wasservorlaufstrecke durchgeführt –
ein überstrahltes Nahfeld, in dem keine Feinbeurtei-
lung möglich ist (Längsschnitt)

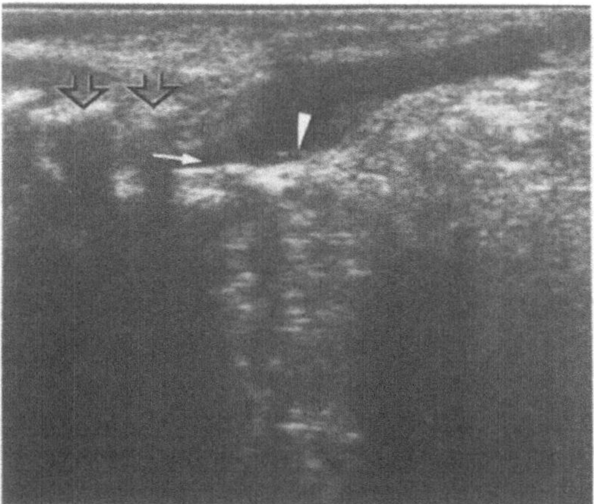

Abb. 4.27. Gedeckte Meningomyelozele L5/S1. Der
Rückenmarkkanal (→) erweitert sich nach kaudal
und zeigt eine etwa 1 cm breite Kommunikation mit
der echofreien Zele. In der Zele sind mehrere strich-
förmige zarte Echolinien nach kranial gerichtet, die
Nervenwurzeln entsprechen (▶); Wirbelbögen mit
Schallschatten (⇨) (Längsschnitt)

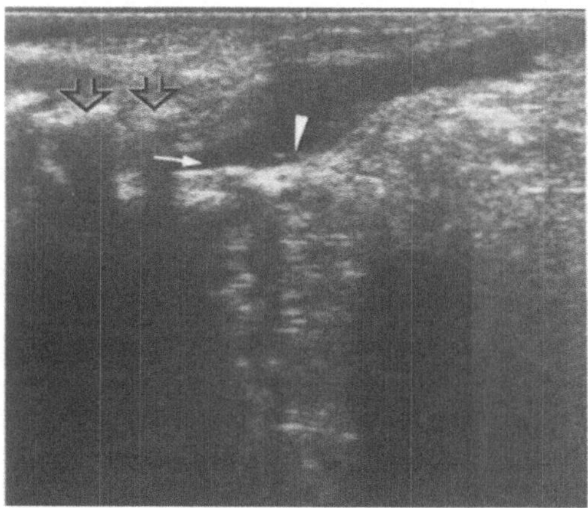

Abb. 4.25. Spina bifida mit Meningomyelozele. Mäßig erweiterter, sich nach kaudal dorsal öffnender
Rückenmarkkanal (Längsschnitt) (⇨). Im Vergleich
zu der weit nach kranial reichenden überhäuteten
Zele relativ kleine Kommunikation zum Rückenmarkkanal. Die in der Zele gelegenen Nervenwurzeln sind als relativ feine, fast fächerförmig angeordnete Echoreflexe erkennbar (▶). Die dorsale Haut
der Zele ist durch die Wasservorlaufstrecke abgeflacht. Periodisch angeordnete Wirbelkörpervorder-
kanten mit nachfolgendem Schallschatten (→)

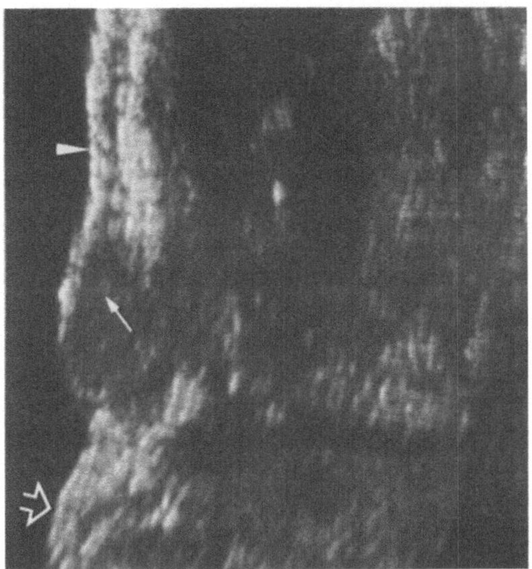

Abb. 4.28. Enzephalozele. Säugling, 2. Lebensmonat. Medianschnitt im Bereich der Stirn. Wasservorlaufstrecke. Die 2×2 cm große, supranasal gelegene, frontale Enzephalozele überragt die unterbrochene Kalotte (▶). Die zarten Binnenechos in der Zele (→) entsprechen Hirngewebe und erlauben die Abgrenzung gegenüber einer liquorgefüllten Zele; Nase (⇨)

4.11.1 Ventrale Meningozele

Bei dieser sehr seltenen Sonderform findet sich die Zele meist im kleinen Becken. Zugrunde liegt eine Spaltbildung der Wirbelkörper bzw. des ventralen Anteils des Os sacrum. Der sonographische Befund, der bei gefüllter Harnblase gut zur Darstellung kommt, entspricht dem einer echofreien Raumforderung präsakral im kleinen Becken. Ergänzend zeigt die Röntgenaufnahme die Spaltbildung im Os sacrum bzw. im Bereich der Wirbelkörper.

4.11.2 Lumbosakrales Lipom und Lipomeningozele

Ein lumbosakrales Lipom kann isoliert, häufiger jedoch vergesellschaftet mit anderen dysrhaphischen Störungen vorkommen. Besonders häufig findet es sich bei der Meningomyelozele. Bisweilen findet sich nur ein subkutanes Lipom mit oder ohne gleichzeitig vorliegender Spina bifida occulta. Letztere wird durch die Röntgenaufnahme a.-p. diagnostiziert. In der Regel besteht weder eine Verbindung zur Dura noch eine intradurale Komponente des Lipoms. Sonographisch zeigt die Raumforderung eine mittlere bis grobe Echotextur und mittlere Echogenität.

Bei einer Lipomeningozele ist das Lipom mit der Dura verbunden oder penetriert die Dura mater mit einem fibrösen Stiel. Das Lipom kann den gesamten Rückenmarkkanal ausfüllen, und häufig liegt eine dorsale Spaltbildung mit weit offenem Rückenmarkkanal vor. Bei fehlender Bogenwurzel läßt sich die dorsale Begrenzung der Wirbelkörper durch das Lipom hindurch abgrenzen. Zystische Komponenten des Zelensackes lassen sich variabel vor oder hinter dem Lipom darstellen.

Die spinalen Lipome sind in ihrer Zusammensetzung nicht homogen. Dies spiegelt sich sonographisch, wenn eine Kapsel fehlt, in einer fehlenden Abgrenzbarkeit zum subkutanen Fettgewebe oder in einer gut darstellbaren ausgeprägten Lobulierung wider. Die tiefer gelegenen Strukturen des Lipoms können mehr fibrösen Charakter aufweisen.

Während die subkutanen Lipome der Mittellinie keine neurologischen Ausfälle verursachen, ist bei den intraduralen lipomatösen Anteilen das Ausmaß der neurologischen Ausfälle und die Operabilität wesentlich von der Lage des Lipoms zum Conus medullaris, der Cauda equina und zum Filum terminale abhängig. Je weiter sich der intradurale Anteil des Lipoms ausdehnt, desto stärker ist die Kompression des Rückenmarks oder der Nervenwurzeln mit entsprechenden neurologischen Ausfällen. Zusätzliche neurologische Ausfälle sind durch eine Hemmung der Rückmarkaszension infolge von narbigen Strängen und Durchblutungsstörungen zu erwarten (Tethered-cord-Syndrom) (Abb. 4.25). Demzufolge ist die chirurgische Lösung der nervalen Strukturen von größerer Bedeutung als die oft nicht vollständig mögliche Entfernung des Lipoms.

4.11.3 Raumforderungen anderer Genese im Lumbosakralbereich

Die in der Tabelle 4.3 über die möglichen Läsionen im Sakrolumbalbereich aufgelisteten Fehlbildungen, insbesondere Dermoidzyste (von Epithel und Dermis ausgehend, Haarfollikel, Schweiß- und Talgdrüsen enthaltend), Epidermoidzyste (nur vom Epithel ausgehend) oder Teratom (Bestandteile aller 3 Keimblätter), stellen sich sonographisch als komplexe Raumforderungen dar, d.h. mit soliden und zystischen Strukturen in variabler Zusammensetzung. Die sonographische Untersuchung erlaubt in diesen Fällen keine sichere Zuordnung. Beispielsweise kann die Kombination einer Zele mit anderen dysrhaphischen Veränderungen (Lipom, Teratom, Dermoid, Arachnoidalzyste, Diastematomyelie) vorliegen.

4.12 Stellenwert der sonographischen Untersuchung bei der spinalen Dysrhaphie

Bei offenen oder nur von einer dünnen Haut bedeckten Zelen ist die sonographische Untersuchung wegen der Gefahr der Zelenruptur, der Infektion oder der mechanischen Verletzung der Nervenwurzeln kontraindiziert.

Bei jedem Patienten mit Meningomyelozele sollte nach einem primären oder sekundären Hydrozephalus und nach weiteren zerebralen und begleitenden Fehlbildungen (Herz, Niere, Enddarm) gefahndet werden. Die Sonographie der Hüftgelenke kann frühzeitig – noch vor der Ossifikation des Femurkopfkernes – einen Hinweis auf eine Hüftdysplasie ergeben. Die gestörte Blasenfunktion zeigt sich an einer atypischen, oft walzenförmig elongierten Form mit bereits im frühen Kindesalter nachweisbarer Verdickung der Harnblasenwand; seltener lassen sich Pseudodivertikel nachweisen. Die sonographische Restharnbestimmung überprüft die Blasenentleerung durch manuelle Kompression und die Wirkung von Pharmaka, die die Blasenentleerung fördern. Die regelmäßige Kontrolle der Niere erfaßt frühzeitig eine Hydronephrose, die durch intramurale Ureterstenosierung entstehen kann.

Bei pathologischem sonographischem Befund muß in Abhängigkeit von der zu erwartenden therapeutischen Konsequenz eine weitergehende radiologische Abklärung durchgeführt werden (Tabelle 4.3).

Bei Verdacht auf eine spinale Fehlbildung, die sich in Form kutaner Stigmata äußern kann, wird neben dem neurologischen Status eine sonographische Screeninguntersuchung vorgenommen. Diese kann den Verdacht bestätigen

Tabelle 4.3. Differentialdiagnose pathologischer Prozesse im Lumbosakralbereich

- Inkompletter Schluß der Wirbelbögen
- Meningozele
- Meningomyelozele
- Dermoidzyste
- Pilonidalzyste
- Lumbosakrales Lipom
- Hämangiom
- Teratom
- Tumoren (Chondrom, Neuroblastom, Chordom, Gliom, Knochentumor)

und das Ausmaß der Läsion einschließlich der Weite der Kommunikation zwischen Spinalkanal und Zelensack bestimmen. Der sonographisch fehlende Nachweis neuraler Elemente im Zelensack schließt eine MMC nicht aus. Die Kenntnis des sonographischen Befundes erlaubt aber eine Verbesserung der Operationsplanung und der prognostischen Einschätzung.

Literatur

Archer CR, Darwish H, Smith K Jr (1978) Enlarged cisternae magnae and posterior fossa cysts simulating Dandy-Walker syndrome on computed tomography. Radiology 127: 681–686

Babcock DS, Han BK (1981a) Cranial sonographic findings in meningomyelocele. AJR 136: 563–569

Babcock DS, Han BK (1981b) Cranial ultrasonography of infants. Williams & Wilkins, Baltimore London

Babcock DS (1984) The normal, absent, and abnormal corpus callosum: Sonographic findings. Radiology 151: 449–453

Birnholz JC (1982) Newborn cerebellar size. Pediatrics 70: 284–287

Birnholz JC (1983) Septum pellucidum fenestration: Visualization by ultrasound. Radiology 149: 122

Black P (ed) (1981) Brain dysfunction in children. Etiology, diagnosis and management. Raven, New York

Bohlayer R, Straßburg H-M, Sauer M (1983) Das Cavum Septi Pellucidi und Cavum Vergae beim Säugling – Eine Untersuchung mit der zweidimensionalen Sektor-Echo-Enzephalographie. Klin Pädiat 195: 92–96

Cohen M, Jirasek J, Guzman R, Gorlin R, Peterson M (1971) Holoprosencephaly and facial dysmorphia: Nosology, etiology, and pathogenesis. Birth defects: Original article series 7: 125–135

Couture A, Cadier L (1983) Echographie cérébrale par voie transfontanellaire. Vigot, Paris

Couture A, Ferran JL, Veyrac C, Senac JP, Cadier L,

Neuenschwander S (1983) L'apport de l'échographie dans les malformations cérébrales. The use of ultrasound in cerebral malformations. Ann Radiol (Paris) 26: 99–112

Cubberley DA, Jaffe RB, Nixon GW (1982) Sonographic demonstration of Galenic arteriovenous malformations in the neonate. AJNR 3: 435–439

Dublin AB, French BN (1980) Diagnostic image evaluation of hydranencephaly and pictorially similar entities, with emphasis on computed tomography. Radiology 137: 81–91

Farruggia S, Babcock DS (1981) The cavum septi pellucidi: Its appearance and incidence with cranial ultrasonography in infancy. Radiology 139: 147–150

Filly RA, Chinn DH, Callen PW (1984) Alobar holoprosencephaly: Ultrasonographic prenatal diagnosis. Radiology 151: 455–459

Fiske CE, Filly RA (1982) Ultrasound evaluation of the normal and abnormal fetal neural axis. Radiol Clin N Am 20: 285–296

Fitz CR (1982) Midline anomalies of the brain and spine. Radiol Clin North Am 20: 95–104

Gebarski SS, Gebarski KS, Bowerman RA, Silver TM (1984) Agenesis of the corpus callosum: Sonographic features. Radiology 151: 443–448

Goodwin L, Quisling RG (1983) The neonatal cisterna magna: ultrasonic evaluation. Radiology 149: 691–695

Gott PS, Saul RE (1978) Agenesis of the corpus callosum: limits of functional compensation. Neurology 28: 1272–1279

Harwood-Nash DC, Fitz CR (1976) Neuroradiology in infants and children. Mosby, St. Louis

Hill LM, Breckle R, Bonebrake CR (1982) Ultrasonic findings with holoprosencephaly. J Reprod Med 27: 172–175

Jones RWA, Allan LD, Tynan MJ, Joseph MC (1982) Ultrasound diagnosis of cerebral arteriovenous malformation in the newborn. Lancet 102–103

Knake JE, Chandler WF, McGillicuddy JE, Silver TM, Gabrielsen TO (1982) Intraoperative sonography for brain tumor localization and ventricular shunt placement. AJR 139: 733–738

Lee BCP (1979) Intracranial cysts. Radiology 130: 667–674

Lemire RJ et al. (1975) Normal and abnormal development of the human nervous system. Harper & Row, Hagerstown New York Evanston San Francisco London

Mack LA, Rumack CM, Johnson ML (1980) Ultrasound evaluation of cystic intracranial lesions in the neonate. Radiology 137: 451–455

Miller JH, Reid BS, Kemberling CR (1982) Utilization of ultrasound in the evaluation of spinal dysraphism in children. Radiology 143: 737–740

Morgan CL, Trought WS, Rothman SJ, Jimenez JP (1979) Comparison of gray-scale ultrasonography and computed tomography in the evaluation of macrocrania in infants. Radiology 132: 119–123

Mullaart RA, Daniëls O, Hopman JCW et al. (1982) Ultrasound detection of congenital arteriovenous aneurysm of the great cerebral vein of Galen. Eur J Pediatr 139: 195–198

Naidich TP, Pudlowski RM, Naidich JB, Gornish M, Rodriguez FJ (1980a) Computed tomographic signs of the Chiari II malformation. Part I: Skull and dural partitions. Radiology 134: 65–71

Naidich TP, Pudlowski RM, Naidich JB (1980b) Computed tomographic signs of Chiari II malformation II: Midbrain and cerebellum. Radiology 134: 391–398

Naidich TP, Pudlowski RM, Naidich JB (1980c) Computed tomographic signs of the Chiari II malformation III: Ventricles and cisterns. Radiology 134: 657–663

Nevin NC, Weatherall JAC (1983) Illustrated guide to malformations of the central nervous system at birth. Enke, Stuttgart

Peach B (1965) Arnold-Chiari malformation. Arch Neurol 12: 613–621

Sauerbrei EE, Cooperberg PL (1981) Neonatal brain: Sonography of congenital abnormalities. AJR 136: 1167–1170

Shackelford GD, Fulling KH, Glasier CM (1983) Cysts of the subependymal germinal matrix: Sonographic demonstration with pathologic correlation. Radiology 149: 117–121

Sivakoff M, Nouri S (1982) Diagnosis of vein of Galen arteriovenous malformation by two-dimensional ultrasound and pulsed Doppler method. Pediatrics 69: 84–86

Smith MT, Huntington HW (1977) Inverse cerebellum and occipital encephalocele. A dorsal fusion defect uniting the Arnold-Chiari and Dandy-Walker spectrum. Neurology (NY) 27: 246–251

Straßburg HM, Sauer M (1982) Morphologische Darstellung und Identifizierung eines Aneurysma der Vena Galeni beim Säugling mit der Duplex-Scan-Technik. Klin Pädiat 194: 84–87

Thommen L, Bubl R, Fliegel CP (1984) Balkenlipom als Teil des Goldenhar-Syndroms. Mschr Kinderheilk (im Druck)

Veyrac C, Couture A, Ferran JL (1983) Léchoencéphalographie des myéloméningocèles. Echoencephalography in myelomeningoceles. Ann Radiol (Paris) 26: 113–122

Warkany J, Lemire RJ, Cohen MM (1981) Mental retardation and congenital malformations of the central nervous system. Year book medical publishers, Chicago

Yamada H, Nakamura S, Tanaka Y, Tajima M, Kageyama N (1982) Ventriculography and cisternography with water-soluble contrast media in infants with myelomeningocele. Radiology 143: 75–83

Zimmermann RD, Breckbill D, Dennis MW, Davis DO (1979) Cranial CT findings in patients with meningomyelocele. AJR 132: 623–629

5 Intrakranielle Blutungen

5.1 Einleitung

Intrakranielle Blutungen unterschiedlichen Ausmaßes werden bei der Obduktion verstorbener Früh- und Neugeborener häufig gesehen. Oft ist nur eine terminale Subarachnoidalblutung nachweisbar; gerade die unreifen Frühgeborenen und Neugeborene nach schwerer Asphyxie sterben aber oft an den primären oder sekundären Folgen einer Hirnblutung bzw. erleiden eine lebenslange zerebrale Schädigung.

Seit der computertomographischen Studie von Papile et al. (1978) ist bekannt, daß mit kleineren Hirnblutungen auch bei Frühgeborenen ohne besondere klinische Zeichen gerechnet werden muß. Bei einem Geburtsgewicht unter 1500 g bzw. einem Gestationsalter von weniger als 34 Schwangerschaftswochen besteht nach überwiegender Ansicht in mindestens 40% der Fälle eine Hirnblutung unterschiedlicher Ausprägung. Je unreifer die Säuglinge, um so größer ist das Risiko.

Nach der heute allgemein anerkannten Theorie von Pape und Wigglesworth (1979) und Volpe (1981) hat die typische Frühgeborenenhirnblutung ihren Ursprung im subependymalen Keimlager (Stratum germinativum). Die Gefäße dieser embryonalen Gewebeinseln und die sie versorgenden Arteriolen reagieren besonders empfindlich auf Änderungen des CO_2- und O_2-Partialdrucks und des pH im Blut, so daß Schwankungen des arteriellen Blutdrucks und des zentralvenösen Drucks verstärkt auf die fragilen Kapillaren einwirken können. Die Folge ist eine zunächst lokale Rhexisblutung, wobei sekundäre Störungen der lokalen Blutgerinnung die Ausbreitung der Blutung begünstigen.

Im Gegensatz zum Frühgeborenen finden sich beim reifen Säugling sehr unterschiedliche, meist im Hirnparenchym, subdural und subarachnoidal gelegene Blutungsformen.

Pape et al. (1979) berichteten erstmals über die Möglichkeit, intrakranielle Blutungen bei Frühgeborenen mit einem Linearscanner im zweidimensionalen Bild sonographisch darzustellen. Seither wurde in einer Vielzahl von Literaturmitteilungen über die Möglichkeit berichtet, Hirnblutungen beim Säugling mit Ultraschall nachzuweisen, wobei meist die vordere Fontanelle als Durchschallungsfenster diente. Vergleichsuntersuchungen zwischen sonographischen und computertomographischen Diagnosen und neuropathologischen Obduktionsbefunden zeigten eine sehr gute Übereinstimmung.

5.2 Einteilung der Blutungsformen

Aufgrund morphologischer Kriterien können Lokalisation und Ausdehnung der Hirnblutungen unterschieden werden. In Tabelle 5.1 sind verschiedene Formen der Hirnblutung und ihre Darstellbarkeit mittels zweidimensionaler Sonographie und Computertomographie zusammengestellt.

Tabelle 5.1. Sonographische und computertomographische Diagnostik der intrakraniellen Blutungen

Art der Hirnblutung	Darstellbarkeit mittels:	
	Sonographie	CT
Kleine subependymale Blutung	+	+ / −
Ausgedehntere subependymale Blutung	+ +	+ +
Ventrikelblutung ohne Ventrikelerweiterung	+ / −	+
Ventrikelblutung mit Ventrikelerweiterung	+ +	+ +
Parenchymblutung		
– Großhirn, Stammganglien	+ +	+ +
– Hirnstamm, Kleinhirn	+ / −	+
Plexus-Chorioideus-Blutung	+ / −	+ / −
Subarachnoidalblutung	− / +	+
Subduralblutung	+ / −	+ / −

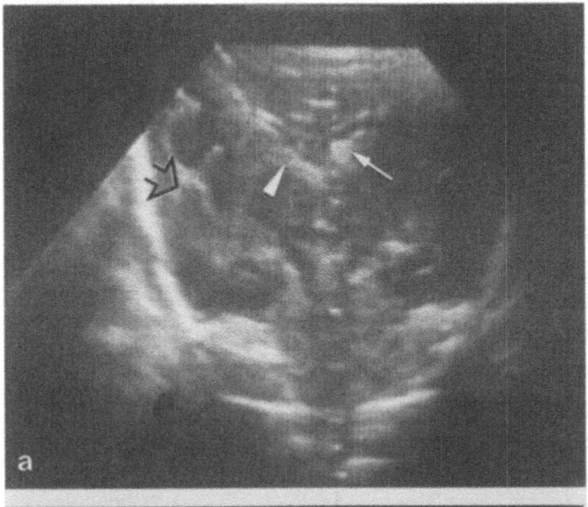

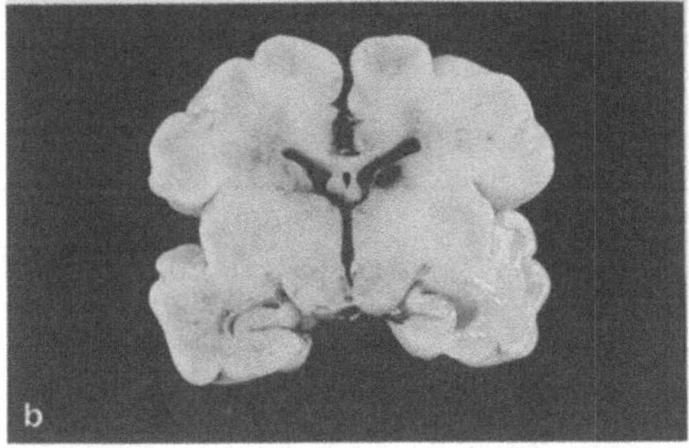

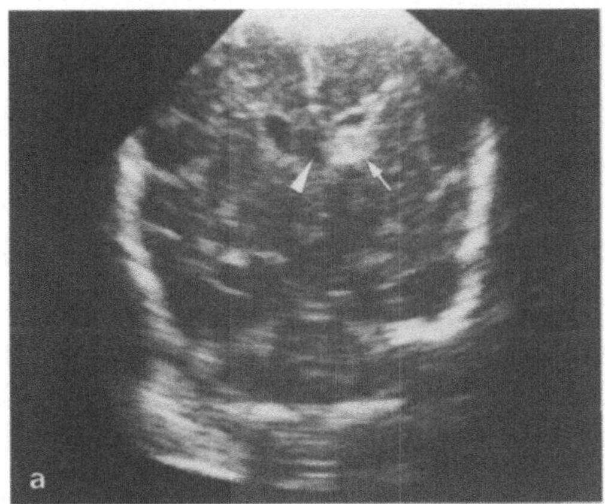

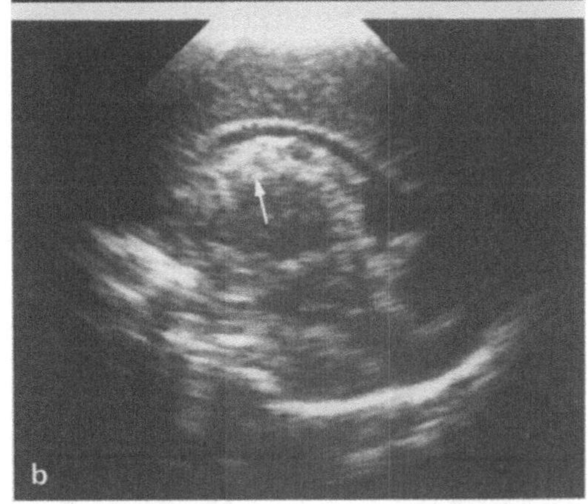

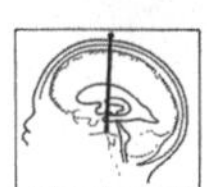

Abb. 5.1. a Kleine subependymale Blutung am Boden des linken Seitenventrikels (→). Frühgeborenes der 28. Schwangerschaftswoche am 2. Lebenstag.
▶ = Stratum germinativum, ⇩ = offene Fissura Sylvii. *b* Pathologisch-anatomisches Bild des gleichen Patienten

Abb. 5.2 a, b. Kleine subependymale Blutung am Boden des linken Seitenventrikels (→). Frühgeborenes der 31. Schwangerschaftswoche, 5. Lebenstag. ▶ = CSP. Die vermehrte Echogenität des linken Seitenventrikels kann auf eine Ventrikeleinbruchblutung hinweisen

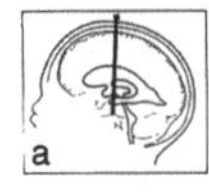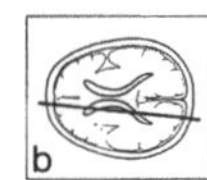

5.2.1 Subependymale Blutung

Die häufigste Blutung beim Frühgeborenen ist die *kleine subependymale Blutung,* die bei ca. 90% der betroffenen Kinder im Bereich des Stratum germinativum, rostral des Caput nuclei caudati, nachgewiesen werden kann. Bei sehr unreifen Frühgeborenen mit einem Gestationsalter von weniger als 28 Schwangerschaftswochen wird die Blutung über der gesamten Ausdehnung des Nucleus caudatus gesehen. Das sonographische Bild ist im Frühstadium durch ein- oder beidseitige, meist 0,5–1 cm große, glatt begrenzte, nicht pulsierende, anfangs homogen echodichte, runde oder hochovale Strukturen gekennzeichnet.

Am sichersten ist dieser Befund im koronaren Schnitt, etwas frontal der Foramina Monroi, erkennbar. Eine eindeutige Abgrenzung vom Ventrikellumen ist oft nicht möglich. Im medianen Sagittalschnitt ist die Blutung nicht sichtbar. Dagegen kann sie meist eindeutig im halbaxialen Parasagittalschnitt ventral vor dem Plexus chorioideus als kräftige Reflexionszone abgegrenzt werden (Abb. 5.1–5.3).
Die *ausgedehntere subependymale Blutung* überschreitet den Bereich des Keimlagers, das sonographisch als Zone leicht vermehrter Re-

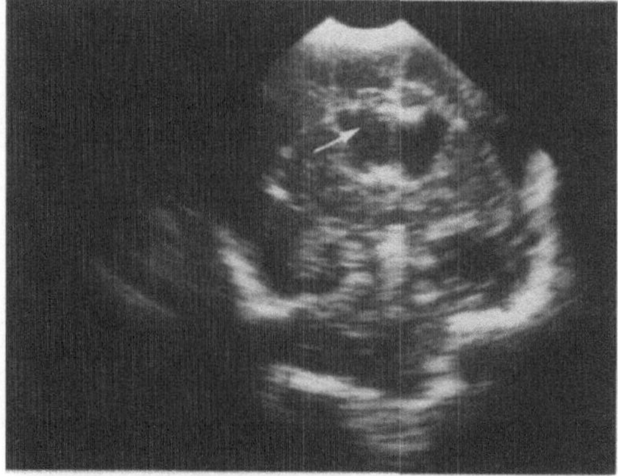

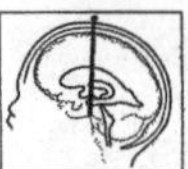

Abb. 5.3. Ventrikelblutung im rechten Seitenventrikel in Form zarter Echostrukturen ohne Nachweis eines größeren Thrombus. 4 Wochen alter Säugling mit Gallengangsatresie und sekundärem Vitamin-K-Mangel. Untersuchung in Rechtsseitenlage. Die Computertomographie bestätigte die Blutung im rechten Seitenventrikel

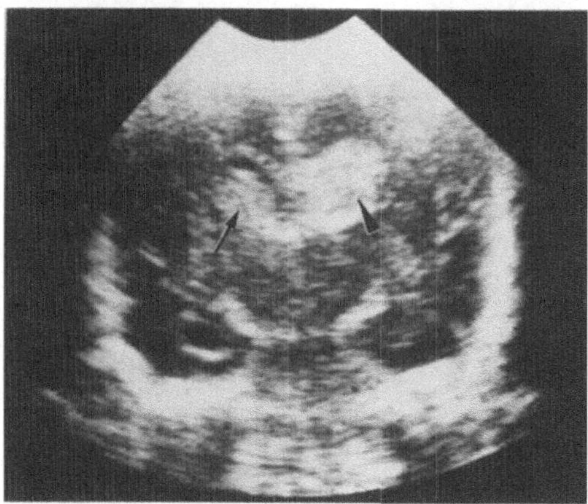

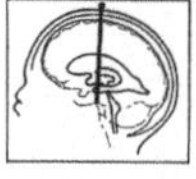

Abb. 5.4. Ausgedehntere subependymale Blutung rechts (→) und Ventrikelblutung links (▶). Frühgeborenes der 26. Schwangerschaftswoche, 2. Lebenstag

flexion gelegentlich vom übrigen Hirnparenchym abgegrenzt werden kann. Jetzt finden sich unregelmäßig konturierte hochechogene Strukturen, die bis in die Stammganglien (Thalamus, Nucleus caudatus) und das Marklager hineinreichen (Abb. 5.4). Gelegentlich sind multilokuläre kleine Blutungen subependymal im Bereich des Keimlagers zu erkennen; gerade sie neigen zur raschen Progression.

5.2.2 Ventrikelblutung

Eine Blutung mit Einbruch in das Ventrikelsystem (Ventrikelblutung) geht meist vom subependymalen Keimlager, seltener vom Plexus chorioideus aus und ist im Frühstadium, besonders bei engen Liquorräumen, sonographisch nicht einfach nachzuweisen. Nicht koaguliertes Blut ist in entfalteten Ventrikeln lediglich als diskrete, homogene Echotextur zu erkennen, besonders im Vergleich mit dem echofreien Hohlraum des Cavum septi pellucidi. Erst nach Einsetzen der Blutgerinnung läßt sich eine Blutung in die Liquorräume sonographisch problemlos darstellen, z. B. in Form von hochechogenen intraventrikulären Strukturen

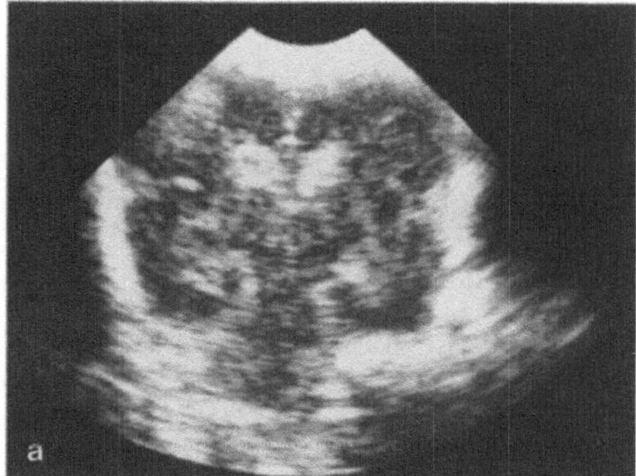

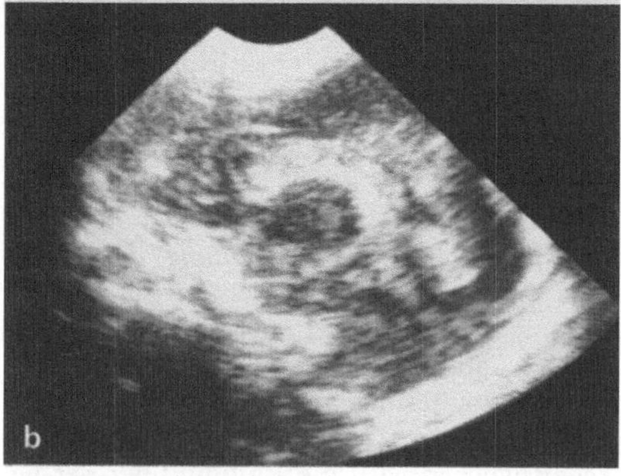

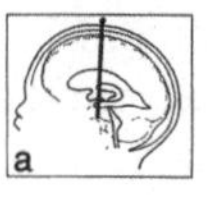

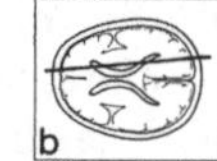

Abb. 5.5 a, b. Ventrikelblutung mit fast vollständiger Ventrikeltamponade. Frühgeborenes der 26. Schwangerschaftswoche, 3. Lebenstag. ***c, d*** s. S. 73

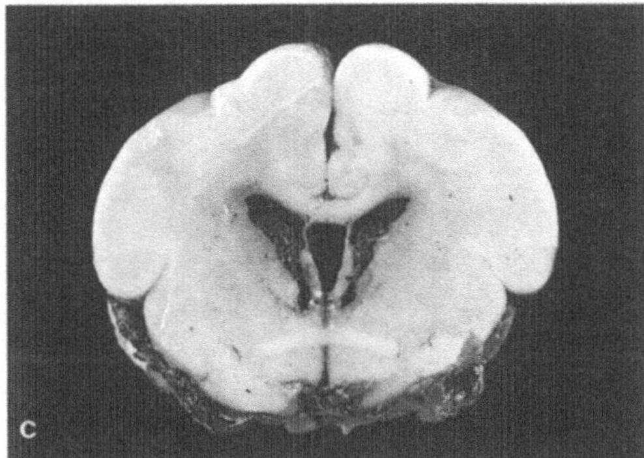

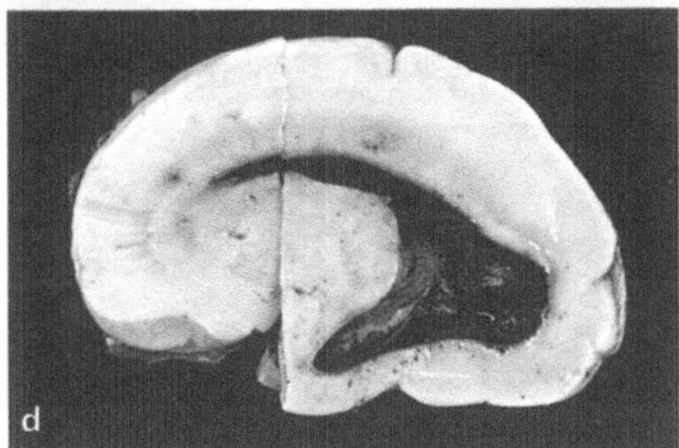

Abb. 5.5 c, d. Pathologisch-anatomisches Bild des gleichen Patienten

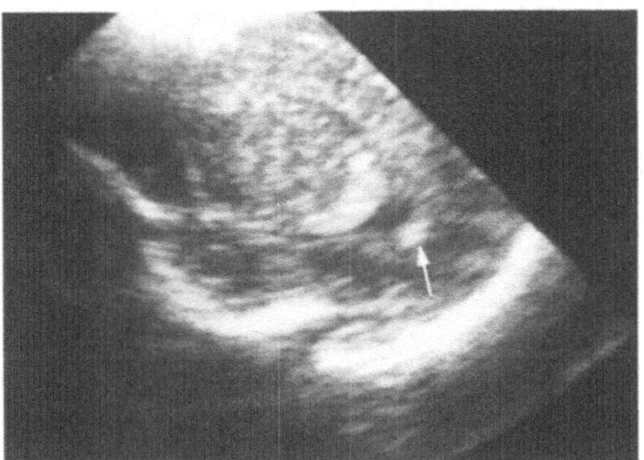

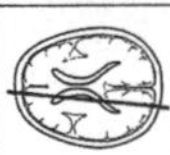

Abb. 5.6. Kleines Blutkoagel im Hinterhorn des Seitenventrikels bei einem Frühgeborenen der 31. Schangerschaftswoche (→). Hinweis auf intraventrikuläre Blutung

bis hin zur vollständigen Ventrikeltamponade. Besonders häufig finden sich die Blutkoagel im Bereich der Cella media adhärent an der Ventrikelwand und, der Schwerkraft folgend, als isolierte Gerinnsel im Bereich der Hinterhörner. Infolge der meist rasch progredienten Ventrikelerweiterung lassen sich die Konturen der Blutung sonographisch sicher abgrenzen. Mit leicht schüttelnden Kopfbewegungen läßt sich das freie Flottieren der Blutkoagel im Ventrikellumen nachweisen (s. Abb. 5.5–5.9). Eine kräftige Reflexionsvermehrung der Wandstrukturen der Seitenventrikel kann auch ohne den direkten Nachweis von Blutkoageln für einen Zustand nach kleiner intraventrikulärer Blutung sprechen.

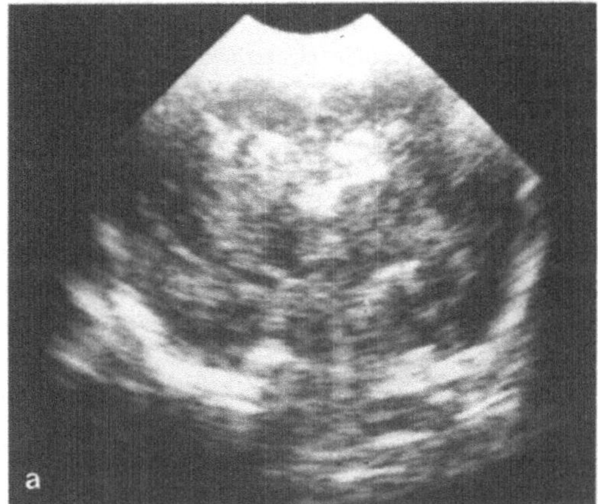

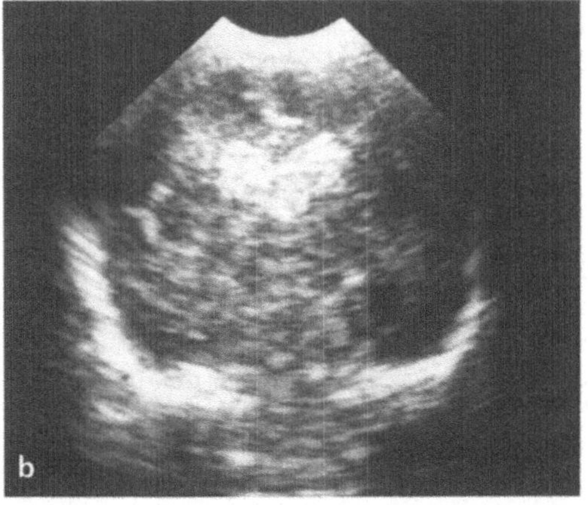

▷

Abb. 5.7. a Ventrikelblutung mit inhomogener intra- und periventrikulärer Struktur. Frühgeborenes der 29. Schwangerschaftswoche, Streptokokken-B-Sepsis, primäre Asphyxie, schwere metabolische Azidose, Zustand nach Natriumbikarbonatgabe, Zustand nach Hyperventilation, 2. Lebenstag.

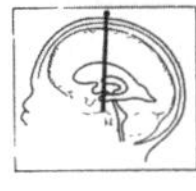

b Homogene Echogenität der intraventrikulären Blutung. 3. Lebenstag präfinal

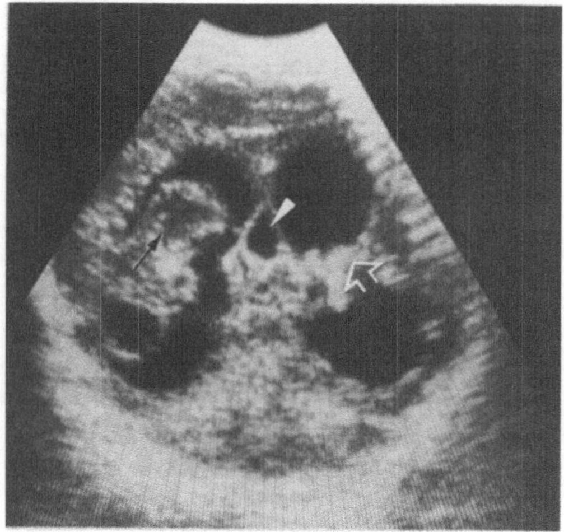

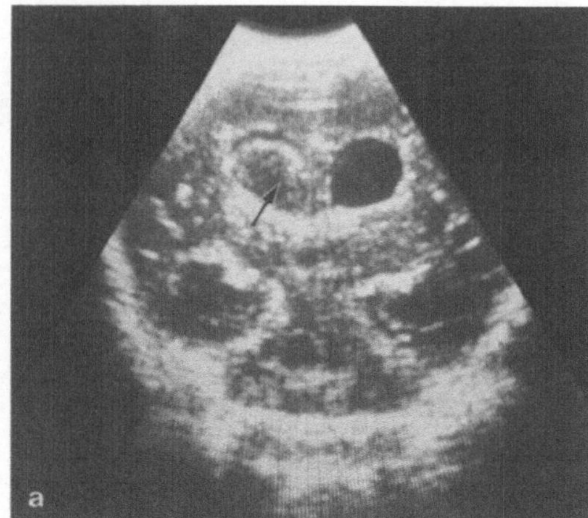

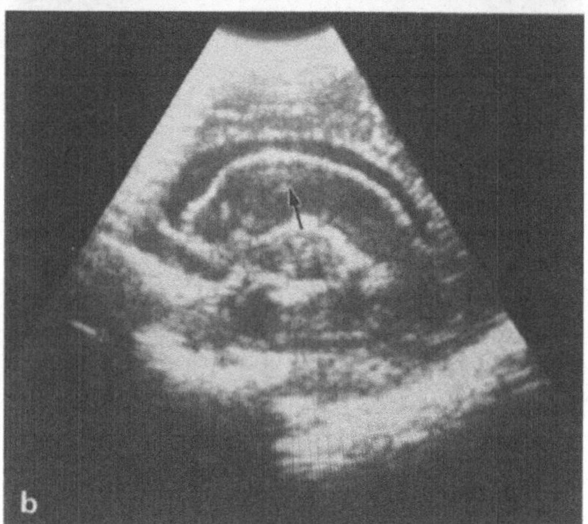

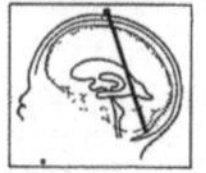 *Abb. 5.8.* Ausgedehnte Ventrikelblutung rechts mehr als links mit großem, z. T. organisiertem Blutkoagel im Bereich des rechten Hinterhornes (→). Frühgeborenes der 29. Schwangerschaftswoche, 16. Lebenstag. ▶ = Cavum Vergae, ⇨ = Plexus chorioideus

▷
Abb. 5.9 a, b. Ventrikelblutung rechts mit deutlich verminderten zentralen Echostrukturen (→). Frühgeborenes der 30. Schwangerschaftswoche, 20. Lebenstag

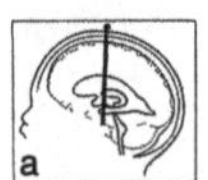 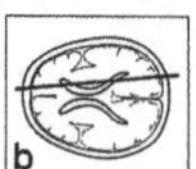

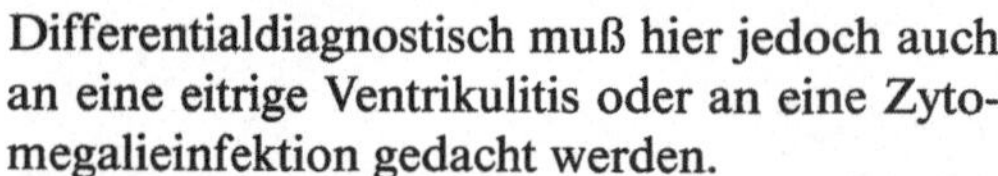

Differentialdiagnostisch muß hier jedoch auch an eine eitrige Ventrikulitis oder an eine Zytomegalieinfektion gedacht werden.

5.2.3 Hirnparenchymblutungen

Blutungen in das Hirnparenchym, z. B. infolge einer primären Gerinnungsstörung oder sekundär in einem ischämischen Infarkt, zeigen initial eine homogene Echotextur und deutlich erhöhte zentrale Echogenität mit oft unregelmäßig begrenzter, evtl. strahlenförmiger Randstruktur infolge eines umgebenden Ödemsaums. Sekundäre Zeichen der Blutung können eine Verlagerung der Mittelstrukturen, eine Ventrikelasymmetrie durch Kompression eines Seitenventrikels oder das Fehlen der Pulsationen zuführender Arterien sein. Parenchymblu-

tungen können in allen Bereichen des Großhirns, hier meist subkortikal, und der Kleinhirnhemisphären vorkommen (Abb. 5.10). Blutungen im Bereich des Mittelhirns, des Hirnstamms und des Cerebellums sind wegen der physiologisch vermehrten Echogenität dieser Strukturen sonographisch im Akutstadium schwierig feststellbar. Hingegen ist periventrikulär, im subkortikalen Marklager und im Stammganglienbereich eine zuverlässige sonographische Diagnostik der Hirnparenchymblutung möglich (Abb. 5.11–5.14).

5.2.4 Sonstige intrakranielle Blutungen

Primäre *Plexus-chorioideus-Blutungen,* die z. B. auch bei älteren Säuglingen unter einer ACTH-Therapie auftreten können, äußern sich durch

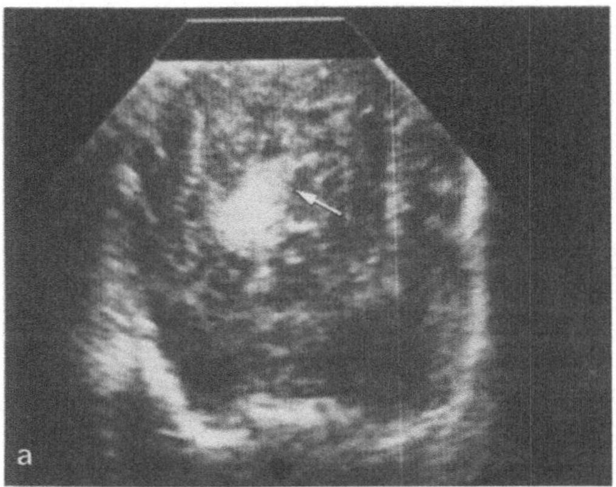

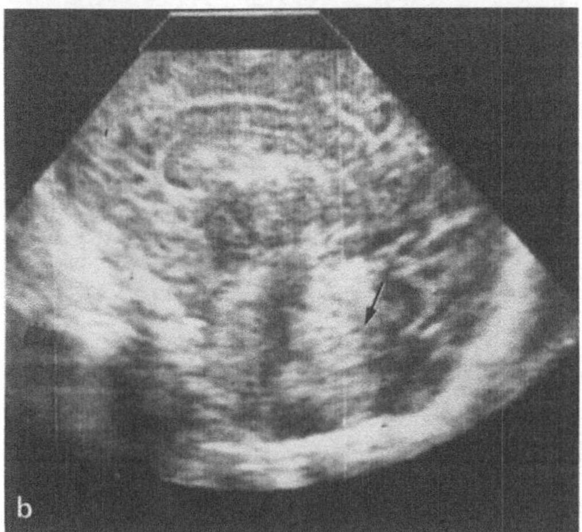

Abb. 5.10 a, b. Tentoriumeinrißblutung oberhalb des Kleinhirns (→). Reifes Neugeborenes, komplizierte Entbindung. Beste Darstellung im horizontalen Schnitt von der hinteren Fontanelle aus (*a*)

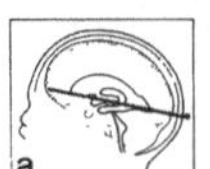 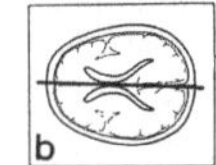

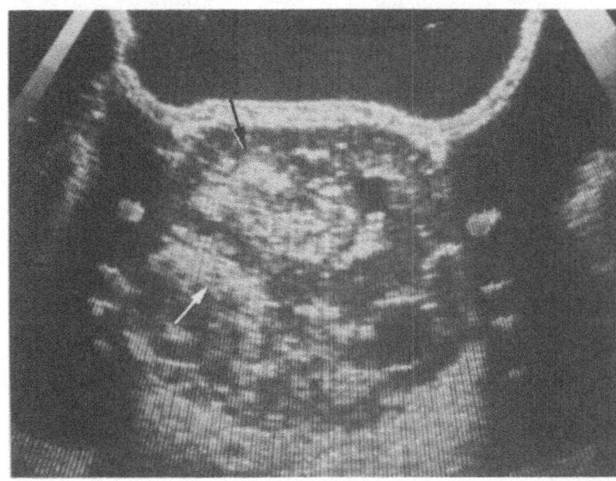

Abb. 5.11. Ausgedehnte Hirnparenchymblutung im Bereich der gesamten rechten Hemisphäre mit Verdrängung der Mittellinie nach links (→). Frühgeborenes der 27. Schwangerschaftswoche, 2. Lebenstag

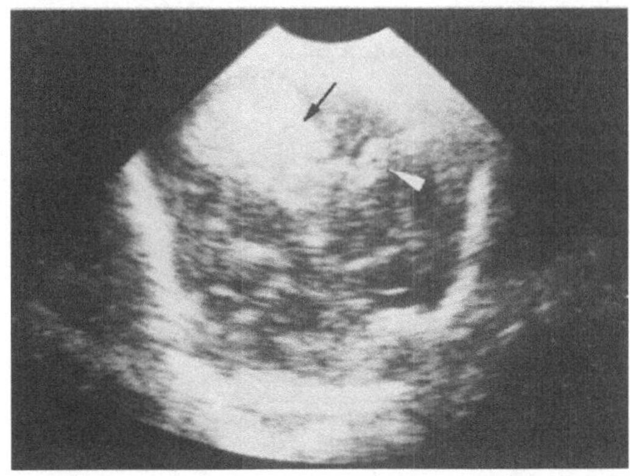

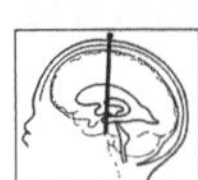 **Abb. 5.12.** Ausgedehnte Hirnparenchymblutung im Bereich der gesamten rechten Hemisphäre (→); multiple subependymale Blutungen am Boden des linken Seitenventrikels (▶). Frühgeborenes der 26. Schwangerschaftswoche, 2. Lebenstag

eine vermehrte Echogenität und eine kolbige Auftreibung der Plexusstrukturen mit unregelmäßigen Randkonturen und fehlenden Pulsationen. Gegebenenfalls können zusätzlich Zeichen eines Blutungseinbruchs in das Ventrikelsystem vorliegen (Abb. 5.15).

Subarachnoidale Blutungen sind sonographisch wegen der vermehrten Echogenität des gesamten Hirnwindungsreliefs, besonders im Bereich der Sulci und an der Hirnbasis, schwer feststell-

bar. Insbesondere terminale Konvexitätsblutungen lassen sich nur in Ausnahmefällen darstellen. Hingegen kann nach abgelaufener Subarachnoidalblutung durch Fibrinauflagerungen bzw. Verklebungen im Bereich der Fissura Sylvii eine pathologische Echovermehrung auftreten. Lemburg et al. (1981) haben diese Blutungsform im transversalen Schnitt durch die Temporalschuppe mit einem Linearscanner gut darstellen können (Abb. 5.16).

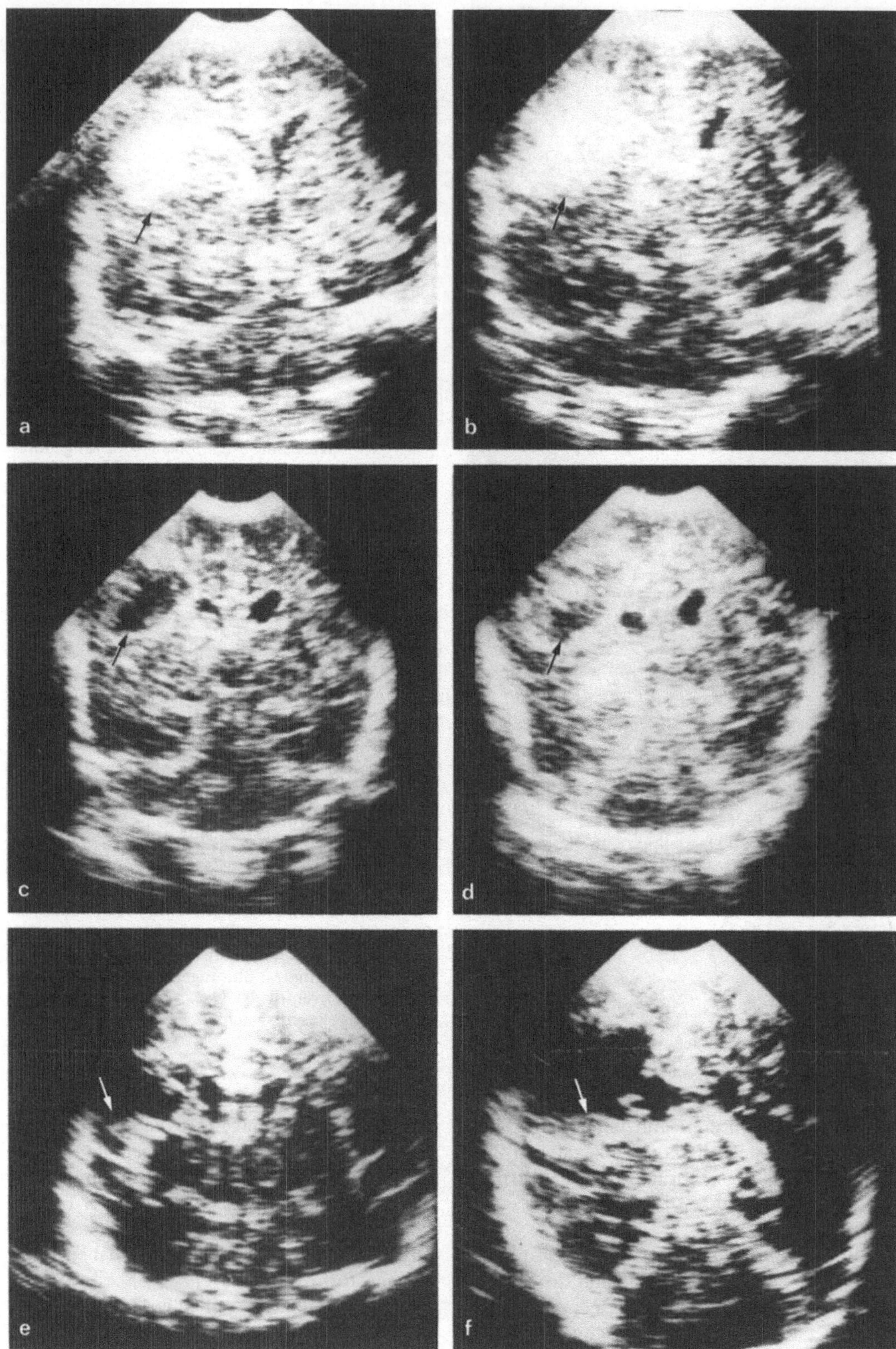

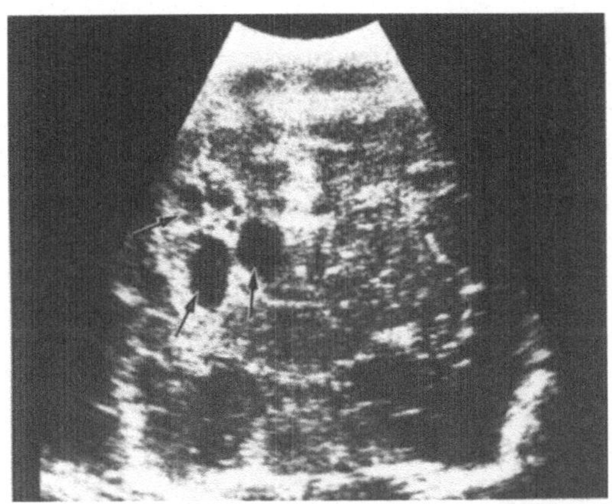

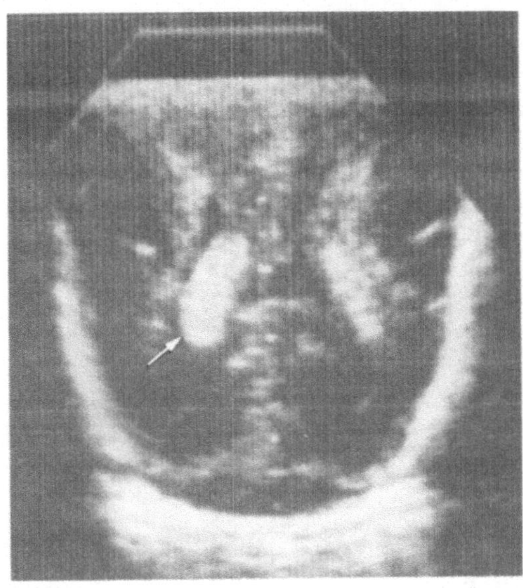

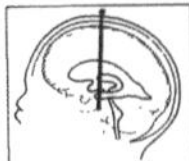

Abb. 5.14. Zustand nach ausgedehnter Hirnparenchymblutung mit polyzystischer Porenzephalie im Bereich der rechten Hemisphäre (→). Ehemaliges Frühgeborenes der 28. Schwangerschaftswoche, 3. Lebenswoche

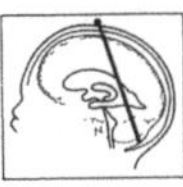

Abb. 5.15. Frühgeborenes der 29. Schwangerschaftswoche, 5. Lebenstag. Plexuschorioideus-Blutung rechts (→)

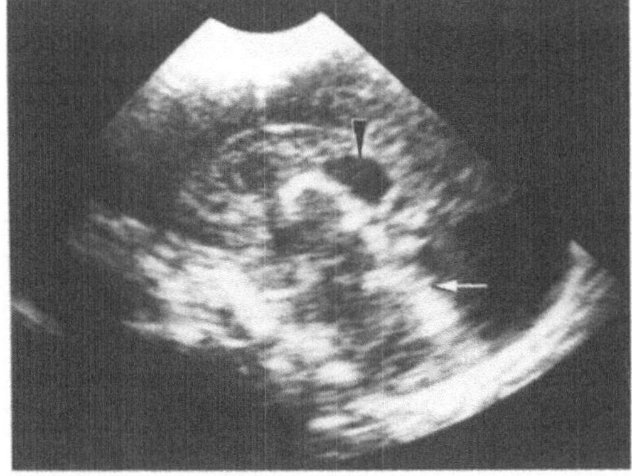

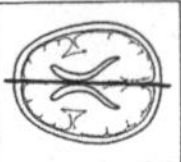

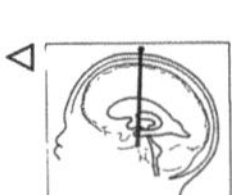

◁ **Abb. 5.13 a, b.** Hirnparenchymblutung im Bereich der rechten Hemisphäre zwischen Seitenventrikel und Fissura Sylvii (→). Reifes Neugeborenes am 2. Lebenstag, Vitamin-K-Mangel mit Quick-Wert unter 1%. **c, d** Gleicher Patient am 20. Lebenstag, beginnende nekrotische Umwandlung mit zentral verminderter Echogenität im Bereich der Blutung (→). **e, f** Gleicher Patient im 4. Lebensmonat. Ausgeprägter porenzephaler Defekt im Bereich der rechten Hemisphäre (→)

Abb. 5.16. Subarachnoidalblutung an der Oberseite des Kleinhirnwurms (→). Frühgeborenes der 28. Schwangerschaftswoche, Ventrikelblutung. Subarachnoidalblutung pathologisch-anatomisch bestätigt. ▶ = CV

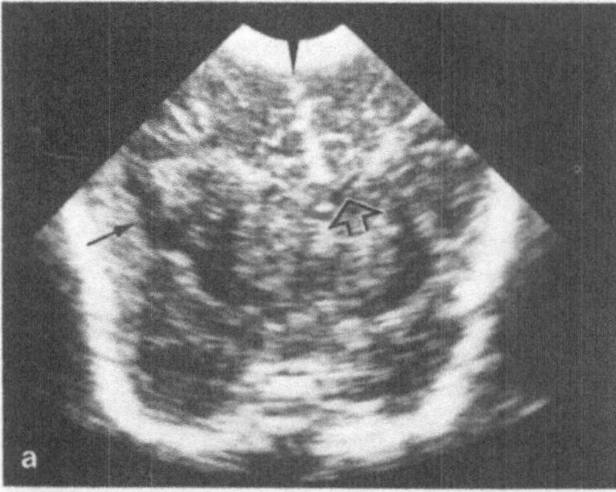

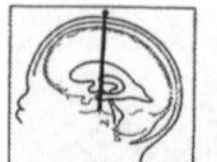

Abb. 5.17. a Flache subdurale Blutung rechts temporal vorn (→) mit Mittellinienverlagerung (▶) und Ventrikelasymmetrie (⇨). 4 Wochen alter, vollgestillter Säugling mit akutem Nasenbluten. Quickwert weniger als 1%, nach Vitamin-K-Gabe sofortige Normalisierung

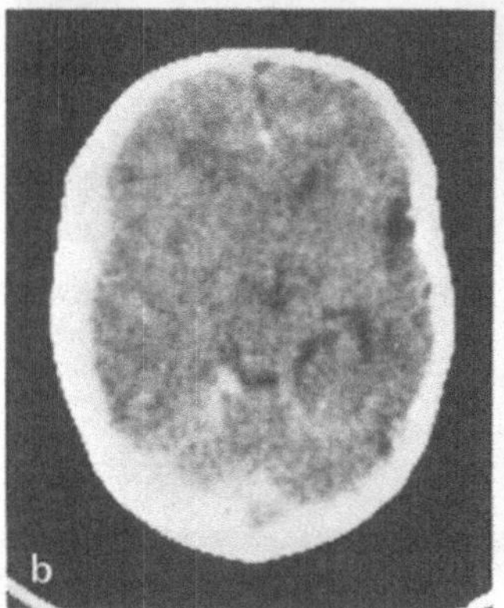

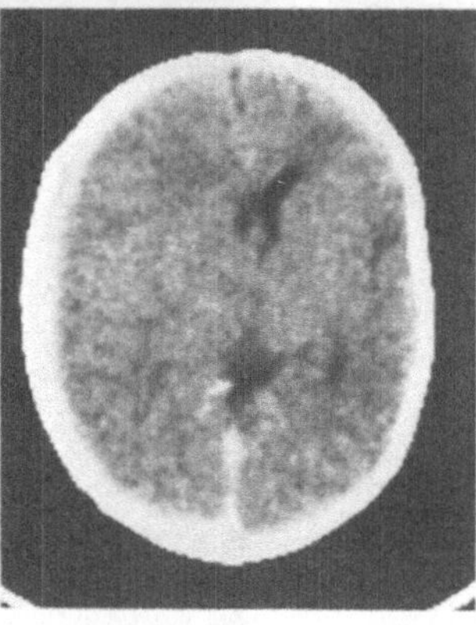

b Computertomogramm des gleichen Patienten

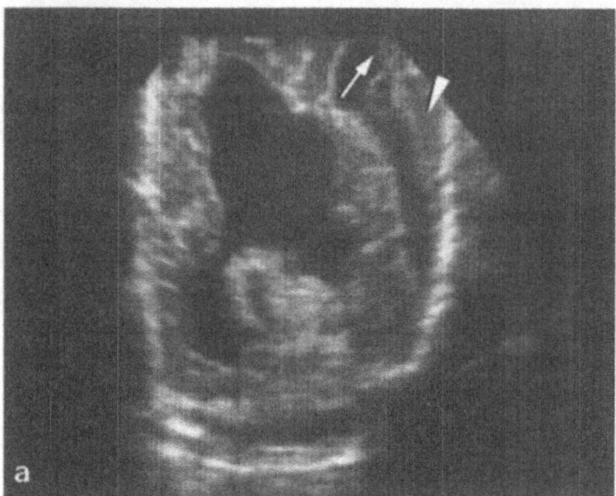

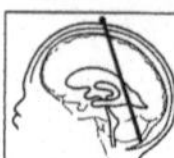

Abb. 5.18. a Ausgedehnter Subduralerguß (→) mit subduraler Blutung (▶). Konnataler Hydrocephalus internus, Zustand nach Shuntanlage mit konsekutiver Ergußbildung

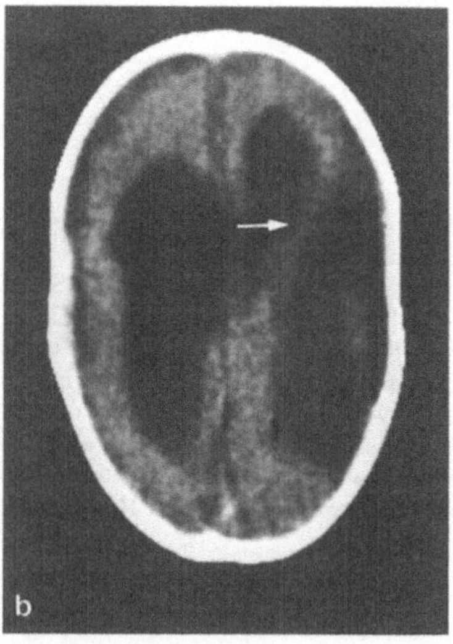

b Im Computertomogramm ist die Blutung nicht eindeutig vom Erguß abzugrenzen (→)

Subdurale Blutungen lassen sich, sofern sie im erreichbaren Schallfeld liegen, in der Regel in den ersten Tagen gut darstellen.
Insbesondere werden Blutungen mit Ausbildung von Blutkoageln sonographisch in einem serösen Subduralerguß besser erkannt als mit Hilfe der Computertomographie (Abb. 5.17, 5.18).

Epidurale Blutungen, die beim Säugling selten sind, lassen sich sonographisch als hochechogene Struktur darstellen, die wie im CT konvexbogig zum Parenchym begrenzt ist.

5.3 Sonographische Verlaufsbeobachtung

Das sonographische Bild einer Hirnblutung kann sich innerhalb weniger Tage deutlich verändern. Die Randzonen der primär homogenen Struktur zeigen eine unverändert erhöhte Echogenität, die zentralen Reflexionen werden geringer. Dies entspricht der beginnenden Kolliquation innerhalb des Blutgerinnsels bis zur Ausbildung einer umschriebenen Nekrose, die sich sonographisch echoarm bis echofrei darstellt. Bei Ausbildung einer Verbindung mit dem Liquorsystem kann dies zu einer *Porenzephalie* führen. Andererseits wird auch Monate nach einer Blutung eine lokale Echogenitätsvermehrung im Sinne einer reaktiven Gliaproliferation beobachtet (vgl. Abb. 5.8, 5.9, 5.12, 5.19–5.22).
Durch Störung der Liquorresorption bzw. der Liquorpassage kommt es besonders nach einer Ventrikelblutung zu einem mehr oder minder progredienten, meist symmetrischen *Hydrocephalus internus.* Anfangs zeigt sich die Erweiterung der Ventrikel am ehesten im Bereich des Trigonums und der Hinterhörner.
Auch ausgeprägte posthämorrhagische Hydrozephali haben sich, wie regelmäßige sonographische Kontrolluntersuchungen gezeigt haben, spontan im Laufe von Wochen und Monaten zurückgebildet. Bei rascher Progredienz der Ventrikelweite, verbunden mit einer entsprechenden klinischen Symptomatik, ist jedoch eine rechtzeitige Liquorableitung notwendig. Nach Hirnparenchymblutungen kommt es neben den lokalen, oben beschriebenen Veränderungen oft erst nach Wochen zu sekundären Verlagerungen und Verziehungen der Mittellinienstrukturen und des Oberflächenwindungsreliefs.

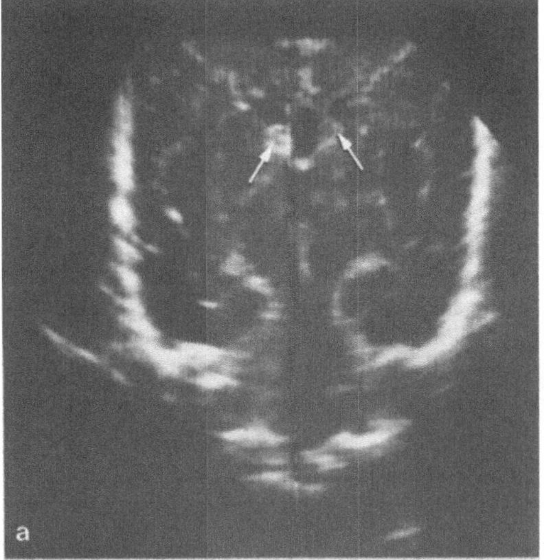

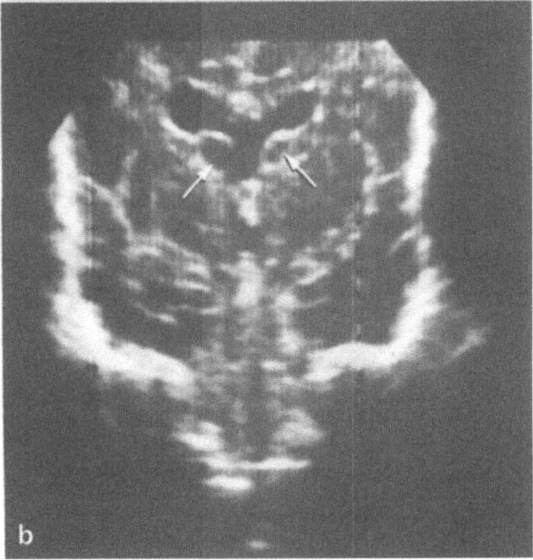

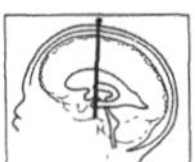

Abb. 5.19. a Bilaterale kleine subependymale Blutung am Boden beider Seitenventrikel (→). Frühgeborenes der 28. Schwangerschaftswoche, 10. Lebenstag. *b* Gleicher Patient, 30. Lebenstag. Zentrale Echogenitätsverminderung im Bereich der Blutung (→)

Die bisher sehr selten beschriebenen pränatalen Hirnblutungen sind postpartal mit Hilfe der Sonographie nicht immer einfach zu erkennen. Viele Veränderungen, von der frischen Blutung bis zum porenzephalen Defekt, können abhängig vom Schweregrad, dem posthä-

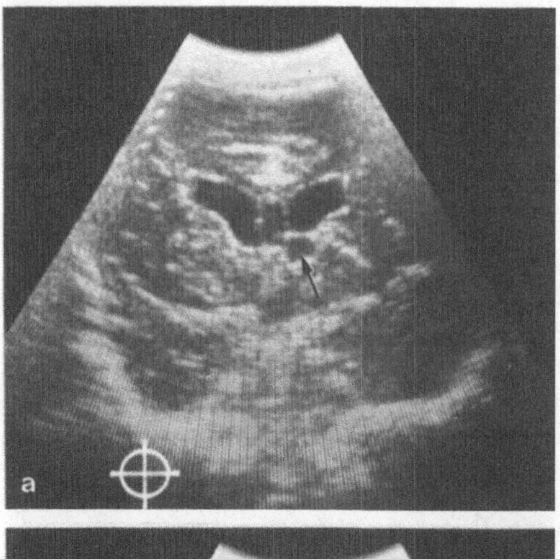

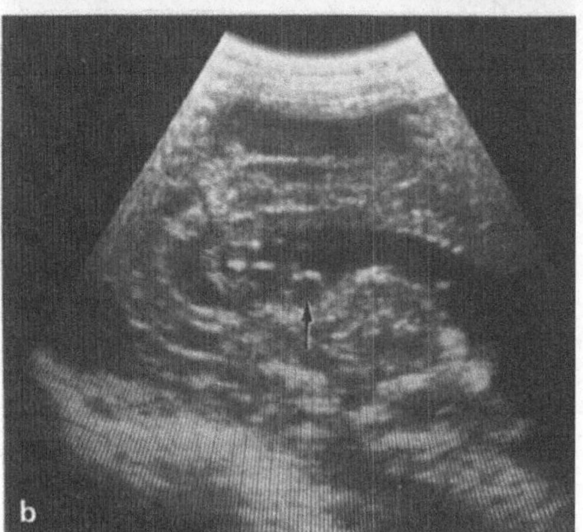

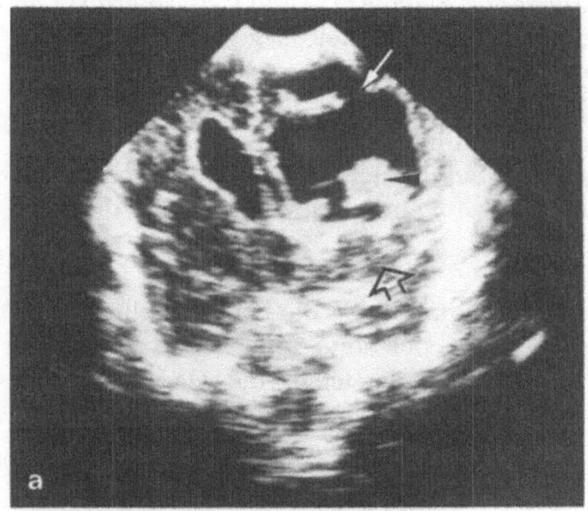

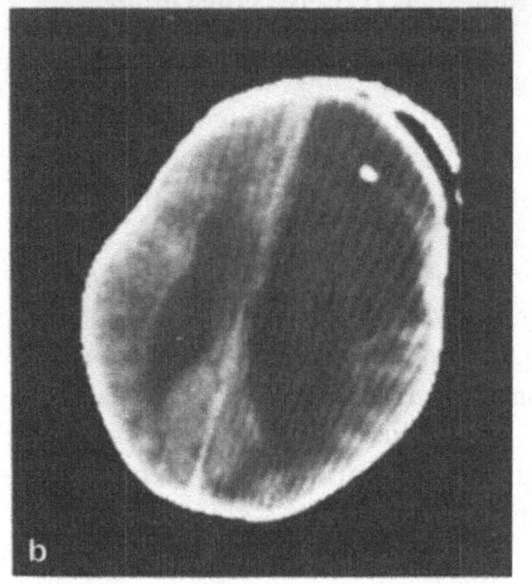

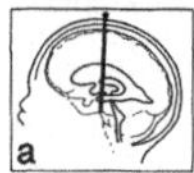 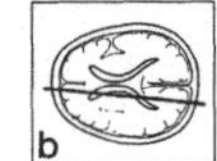

Abb. 5.20 a, b. Zustand nach subependymaler Blutung am Boden des linken Seitenventrikels (→). Frühgeborenes der 31. Schwangerschaftswoche, 12. Lebenswoche

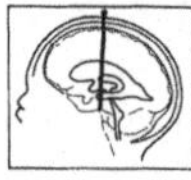

Abb. 5.21. a Zustand nach ausgedehnter Parenchym- (→) und Ventrikelblutung (▶) links mit konsekutiver Porenzephalie und Blutkoageln im linken Seitenventrikel. Auffallende diffuse Echogenitätsvermehrung der gesamten linken Hemisphäre (⇨). **b** Computertomogramm des gleichen Patienten. Auffallende Hypodensität des Hirnparenchyms links. Der Befund spricht für eine hypoxische Schädigung der gesamten linken Hemisphäre

morrhagischen Zeitintervall und der Lokalisation, ein unterschiedliches sonographisches Bild zeigen (Abb. 5.22). Hierbei sollte an konnatale Isoimmunthrombozytopenien, an Traumen und an Gefäßfehlbildungen (Angiom, Aneurysma) gedacht werden.

5.4 Indikation zur Sonographie bei Verdacht auf intrakranielle Blutung

Die Indikation zur Schädelsonographie wegen Verdacht auf eine intrakranielle Blutung ist bei folgenden Kriterien gegeben:

1. Alle Frühgeborene mit einer Schwangerschaftsdauer von weniger als 32 Wochen bzw. einem Geburtsgewicht unter 1500 g.

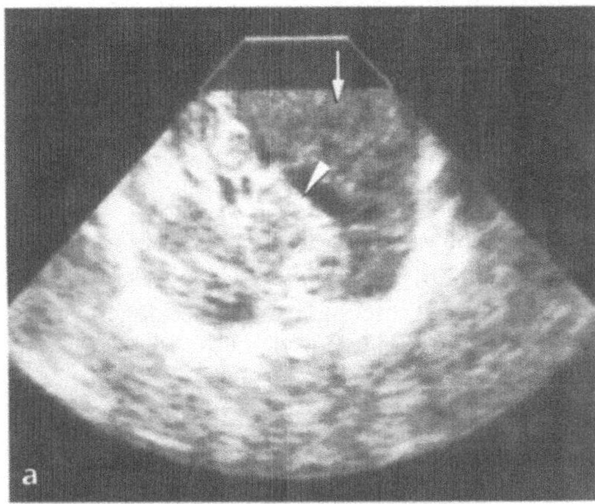

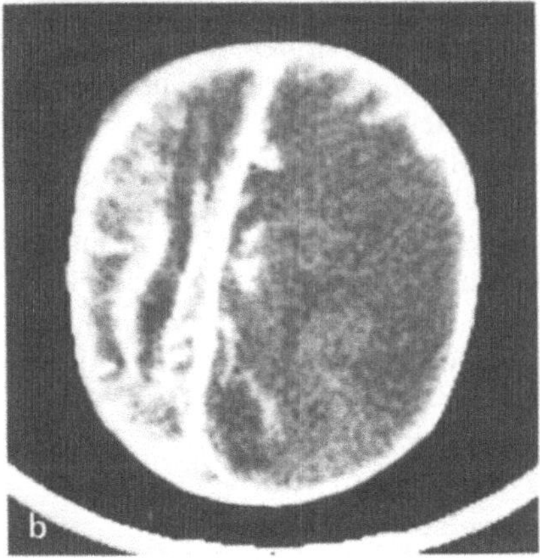

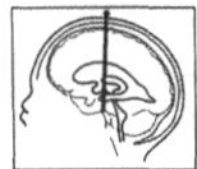

Abb. 5.22. *a* Ausgedehnte intrauterine Hirnparenchymblutung (→) mit Verdrängung des abnorm strukturierten, echoreichen Hirnparenchyms nach rechts (▶). *b* Computertomogramm des gleichen Patienten. Verdacht auf ausgeprägten porenzephalen Defekt der gesamten linken Hemisphäre. Pathologisch-anatomisch fand sich eine 5–10 Tage alte ausgedehnte Hirnblutung sowie nekrotisch verändertes Hirnparenchym

2. Alle Risikoneugeborene mit:

- respiratorischen Problemen (z. B. Atemnotsyndrom, Pneumothorax),
- hämodynamischen Besonderheiten (z. B. arterielle Hypotonie, Zustand nach rascher intravasaler Volumensubstitution, schwankenden arteriellen Blutdruckwerten, großem Ductus Botalli, auch nach operativer Frühkorrektur bzw. medikamentösem Verschluß),
- akutem Hämoglobinabfall,

- akuten neurologischen Auffälligkeiten (zerebrale Krampfanfälle, Paresen, Muskelhypotonie, gehäufte zentrale Apnoen, Opisthotonus),
- Zeichen eines erhöhten intrakraniellen Drucks (gespannte Fontanelle, Makrozephalus, auffallend weite Schädelnähte),
- Gerinnungsstörungen (Vitamin-K-Mangel, Thrombozytopenie),
- Perinataler Asphyxie,
- ACTH-Therapie.

Der frühestmögliche Zeitpunkt, zu dem eine Hirnblutung sonographisch diagnostiziert werden kann, ist vom Ausmaß der Blutung und von der Ausbildung echogener Strukturen im Blutungsbereich abhängig. Ungefähr 60% aller Blutungen werden innerhalb der ersten 40 Lebensstunden nachgewiesen, nach 72 Lebensstunden ungefähr 80%. Typische Befunde können bereits wenige Stunden postpartal erhoben werden. Oft läßt sich bei kurzen Untersuchungsintervallen eine rasche Progredienz nachweisen. Erste Hinweise für eine beginnende subependymale Hirnblutung beim Frühgeborenen können eine Vorwölbung am Boden des Seitenventrikels infolge einer Kongestion der Keimlagergefäße bzw. eine deutliche Asymmetrie des Seitenventrikellumens sein.

Die Zeitdauer, während der eine Hirnblutung sonographisch nachweisbar ist, kann sehr unterschiedlich sein. Sie ist im wesentlichen von der posthämorrhagischen Reaktion des Hirngewebes (Resorption – Gliaproliferation – residuale Defektbildung) sowie von Lokalisation und Größe der Blutung abhängig. Kleine subependymale Blutungen lassen sich nur in den ersten 2–3 Wochen nachweisen; aber auch noch im 8. Lebensmonat werden gelegentlich deutliche Echogenitätsvermehrungen im Bereich einer abgelaufenen Keimlagerblutung gesehen.

Im Gegensatz zur kranialen Computertomographie besteht bei der sonographischen Diagnostik nicht das Problem der „isodensen Phase", bei der Blutung und Hirngewebe mit der Dichtemessung, besonders zwischen dem 8. und 20. Tag nach der Blutung, nicht unterscheidbar sein können. Bei Neugeborenen mit einem hohen Hirnblutungsrisiko (s. S. 80) sollte in der 1. Woche möglichst täglich eine orientierende sonographische Untersuchung durchgeführt werden. Wird ein auffälliger Befund erhoben, sollten kurzfristige Kontrolluntersuchungen erfolgen, um eine Größenzunahme der Blutung bzw. einen beginnenden Hydrozephalus rechtzeitig zu erkennen. Außerdem empfehlen wir eine abschließende Untersuchung der Risikokinder bei Entlassung aus der Klinik.

5.5 Differentialdiagnose der intrakraniellen Blutung

Differentialdiagnostisch sollte beim Verdacht auf eine intrakranielle Blutung an alle vermehrt echogenen Strukturen anderer Genese gedacht und diese wenn möglich ausgeschlossen werden. Hierzu gehören:

1. Physiologische Strukturen:
   - Plexus chorioideus,
   - Stammganglien,
   - Stratum germinativum,
   - periventrikuläre Zonen mit physiologisch vermehrten Reflexionen in den ersten Lebenstagen,
   - erweiterte äußere Liquorräume, besonders bei Frühgeborenen;
2. Pathologische Strukturen:
   - fokale Ödeme nach Ischämie, Hypoxie, konnatalen Infektionen oder Toxinschädigung,
   - periventrikuläre Leukomalazie, besonders bei Frühgeborenen,
   - periventrikulär und im Hirnparenchym gelegene entzündliche Infiltrate, z. B. Granulome durch Bakterien, Pilze oder Toxoplasmen,
   - Tumoren, z. B. Papillom, Ependymom, großzelliges Astrozytom.

Die differentialdiagnostische Abklärung ausschließlich aufgrund des sonographischen Befundes wird durch das mögliche gleichzeitige Auftreten mehrerer der oben beschriebenen Veränderungen (bzw. die Koinzidenz mit einer Hirnblutung) erschwert. Dies gilt v. a. für die fokalen Ödeme, die sonographisch oft nicht von Blutungen abgrenzbar sind.

Die Sicherheit der sonographischen Diagnose nimmt zu, wenn folgende Kriterien erfüllt sind:

- typisches Reflexionsmuster,
- typische Lokalisation,
- Abgrenzung von physiologischen und pathologischen Strukturen anderer Genese,
- konstante Nachweisbarkeit und typische Veränderung des sonographischen Befundes bei Verlaufsuntersuchungen,
- Übereinstimmung mit dem klinischen Bild.

Es ist nicht ratsam, die Diagnose einer Hirnblutung allein aufgrund einer einzigen sonographischen Untersuchung festzulegen. Dies gilt besonders auch für das Gespräch mit den Eltern. Die Sicherheit der Diagnose und eine Aussage zur Prognose ist nur durch mehrere Kontrolluntersuchungen gewährleistet.

Die Bestätigung der sonographischen Diagnose einer kleinen subependymalen Blutung bei einem Frühgeborenen durch eine Computertomographie ist nicht erforderlich. Unsichere sonographische Befunde, v. a. auch bei älteren Säuglingen, sollten jedoch mit gezielter Fragestellung durch eine Computertomographie kontrolliert werden. Aber auch bei negativem sonographischem Befund sollte – wenn klinische Hinweiszeichen für eine Hirnblutung sprechen – eine Computertomographie durchgeführt werden.

5.6 Klassifikation und Prognose

Die Klassifikation intrakranieller Blutungen, besonders des Frühgeborenen, ist bisher noch nicht einheitlich. Die häufig verwendete Einteilung von Papile u. Burstein ist für die Möglichkeiten der Computertomographie konzipiert:

- Grad I: subependymale Blutung,
- Grad II: intraventrikuläre Blutung ohne Ventrikelerweiterung,
- Grad III: intraventrikuläre Blutung mit Ventrikelerweiterung,
- Grad IV: intraventrikuläre Blutung mit Parenchymeinbruch.

Kleine intraventrikuläre Blutungen ohne Ventrikelerweiterung lassen sich sonographisch nicht bzw. nur sehr unsicher nachweisen. Deshalb wird von einigen Autoren auf die sonographische Differenzierung der Blutungen Grad I und II verzichtet. Das Ausmaß der Ventrikelerweiterung hängt vom Zeitpunkt der Untersuchung nach der Blutung ab und ist somit nur ein relatives prognostisches Kriterium. Daher wird in neueren Vorschlägen zur Klassifikation die Ventrikelweite nicht mehr berücksichtigt. Nach Levene können sonographisch folgende Stadien unterschieden werden (Abb. 5.23):

- **Grad I:** kleine Blutung im Bereich des Keimlagers, ein- oder doppelseitig; die laterale Begrenzung des Seitenventrikels wird nicht überschritten;
- **Grad II:** ausgedehntere Blutung mit Ausweitung in die Stammganglien und/oder in das periventrikuläre Marklager mindestens einer Seite;
- **Grad III:** schwere Blutung mit jeder anderen Form einer Ausbreitung in das Hirnparenchym.

Blutungen mit Einbruch in das Ventrikelsystem verursachen häufig einen passageren oder permanenten Hydrozephalus mit sehr unterschiedlich erhöhtem intrakraniellem Druck. Hirnparenchymblutungen sind meist mit neurologischen Ausfallserscheinungen oder einem residualen Krampfleiden verbunden. Direkte Zusammenhänge zwischen dem Ausmaß der Hirnblutung und der späteren Prognose sind nicht immer festzustellen.

Die Prognose der Säuglinge mit Hirnblutung ist überwiegend vom Ausmaß und der Lokalisation der Blutung sowie von sekundären Komplikationen abhängig. Kleine subependymale Blutungen führen, soweit heute bekannt, weder zu erkennbaren andauernden hirnorganischen Veränderungen noch zu schweren Entwicklungsverzögerungen. Ausgedehntere Blutungen sind häufig mit zusätzlichen arteriellen Durchblutungsstörungen bis hin zum ischämischen Infarkt bzw. zur periventrikulären Leukomalazie verbunden. In jedem Fall einer Hirnblutung sollte berücksichtigt werden, daß sowohl der akute klinische Zustand als auch die Prognose nicht nur vom Ausmaß der primär erkennbaren Blutung, sondern von der gesamten Schädigung des Hirnparenchyms, z. B. durch eine zusätzliche Hypoxie, abhängig ist. In diesem Zusammenhang sind neue Untersuchungen mit dem Positronenemissionstomographen und der Doppler-Sonographie zu erwähnen, die eine wochenlang nachweisbare Mangeldurchblutung der gesamten betroffe-

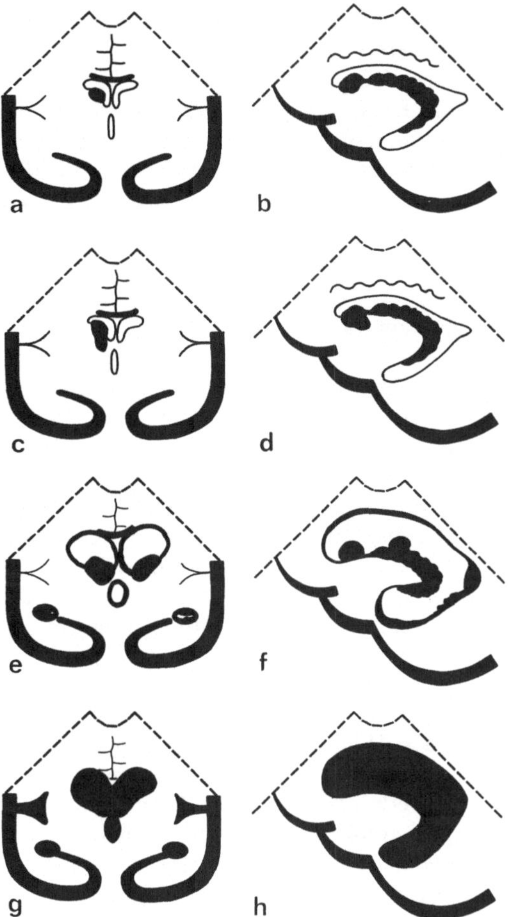

Abb. 5.23 a–h. Schematische Darstellung typischer Frühgeborenenhirnblutungen. *a* Kleine subependymale Blutung im Bereich des Keimlagers am Boden des Seitenventrikels rostral des Caput nuclei caudati. Koronares Schnittbild. *b* Kleine subependymale Blutung, parasagittales Schnittbild. *c* Ausgedehntere subependymale Blutung, koronares Schnittbild. *d* Parasagittales Schnittbild. *e* Subependymale Blutung mit Ventrikeleinbruch und konsekutivem Hydrocephalus internus, koronares Schnittbild. *f* Parasagittales Schnittbild. *g* Ventrikelausgußblutung mit Ventrikelerweiterung und konsekutiver älterer Subarachnoidalblutung, koronares Schnittbild. *h* Parasagittales Schnittbild

nen Hemisphäre nach einer ausgedehnten Blutung zeigen.

Schwerste Hirnblutungen bei maschinell beatmeten Säuglingen können einen dissoziierten Hirntod verursachen, wodurch sich u. U. alle

Probleme der Feststellung des Hirntodes ergeben können.

Trotz des deutlich größeren Risikos für einen letalen Verlauf bzw. eine gravierende dauernde Hirnschädigung bei ausgedehnten Blutungen, besonders auch mit Ventrikeleinbruch, muß die Prognose auch bei primär ausgedehntem Befund nicht infaust sein.

5.7 Zusammenfassung

Die zweidimensionale Echtzeitechoenzephalographie durch die vordere Fontanelle erweist sich als klinisch gut anwendbare, schonende und exakte Methode zur Diagnostik einer intrakraniellen Blutung beim Säugling. Ausmaß und Lokalisation der Blutung korrelieren mit dem Lebensalter. Die am häufigsten vorkommende kleine subependymale Blutung ist wahrscheinlich ohne wesentlichen negativen Einfluß auf die Prognose. Blutungen mit Ventrikeleinbruch und ausgedehntere Hirnparenchymblutungen führen oft zu zerebralen Dauerschäden. Häufig ist eine ausgedehntere Hirnblutung mit zusätzlichen Durchblutungsstörungen verbunden. Mehrere Kontrolluntersuchungen erhöhen ebenso die Sicherheit der sonographischen Diagnose wie die Aussage zur Prognose.

Jede Einrichtung zur intensivmedizinischen Betreuung von Säuglingen sollte heute über die Möglichkeit der sonographischen zerebralen Diagnostik verfügen.

Literatur

Allan WC, Roveto CA, Sawyer LR, Courtney SE (1980) Sector scan ultrasound imaging through the anterior fontanelle. Its use in diagnosing neonatal periventricular-intraventricular hemorrhage. Am J Dis Child 134

Bejar R, Curbelo V, Coen RW, Leopold G, James H, Gluck L (1980) Diagnosis and follow-up of intraventricular and intracerebral hemorrhages by ultrasound studies of infants' brain through the fontanelles and sutures. Pediatrics 66: 661–673

Bliesener JA (1982) Die Diagnostik der intrakraniellen Blutung beim Frühgeborenen. Ein Überblick. In: Huch A, Huch R, Duc G, Rooth G (Hrsg) Klinisches Management des „kleinen" Frühgeborenen. Geburtshilfliche und neonatologische Aspek-

te. Internationales Symposium Zürich, 1982. Thieme, Stuttgart New York

Burstein J, Papile L, Burstein R (1977) Subependymal germinal matrix and intraventricular hemorrhage in premature infants: diagnosis by CT. AJR 128: 971–976

Cooke RWI (1981) Factors associated with periventricular haemorrhage in very low birthweight infants. Arch Dis Child 56: 425–431

Couture A, Ferran JL, Veyrac C, Guermoud C, Senac JP, Rodière M, Montoya F (1982) Aspect ultrasonore des hémorragies cérébrales du prématuré. Ann Radiol (Paris) 25: 72–80

Dittrich M, Dinkel E, Peters H (1983) Sonographische Klassifikation und Verlaufsbeobachtung der Hirnblutung bei Risikoneugeborenen. In: Haller U, Wille L (Hrsg) Diagnostik intrakranieller Blutungen beim Neugeborenen. Springer, Berlin Heidelberg New York Tokyo, pp 95–104

Donn SM, Stuck KJ (1981) Brief clinical and laboratory observations. Neonatal germinal matrix hemorrhage: Evidence of a progressive lesion. J Pediatr 99: 459–462

Donn SM, Goldstein GW, Silver TM (1981) Realtime ultrasonography. Its use in the evaluation of neonatal intracranial hemorrhage and posthemorrhagic hydrocephalus. Am J Dis Child 135: 319–321

Dykes FD, Lazzara A, Ahmann P, Blumenstein B, Schwartz J, Brann AW (1980) Intraventricular hemorrhage: A prospective evaluation of etiopathogenesis. Pediatrics 66: 42–49

Enzmann DR, Britt RH, Lyons BW, Buxton JL, Wilson DA (1981) Natural history of experimental intracerebral hemorrhage: Sonography, computed tomography and neuropathology. AJNR 2: 517–526

Fleischer AC, Hutchison AA, Allen JH, Stahlman MT, Meacham WF, James AE (1981) The role of sonography and the radiologist-ultrasonologist in the detection and follow-up of intracranial hemorrhage in the preterm neonate. Radiology 139: 733–736

Gaab M, Gruß P (1979) Epiduralhaematom im Kleinkindesalter. Nervenarzt 50: 79–84

Grant EG, Borts FT, Schellinger D, McCullough DC, Sivasubramanian KN, Smith Y (1981) Realtime ultrasonography of neonatal intraventricular hemorrhage and comparison with computed tomography. Radiology 139: 687–691

Grant EG, Kerner M, Schellinger D et al. (1982) Evaluation of porencephalic cysts from intraparenchymal hemorrhage in neonates: Sonographic evidence. AJR 138: 467–470

Haller U, Wille L (1983) Diagnostik intrakranieller Blutungen beim Neugeborenen. Springer, Berlin Heidelberg New York

Hambleton G, Wigglesworth JS (1976) Origin of intraventricular haemorrhage in the preterm infant. Arch Dis Child 51: 651–659

Harcke HT, Naeye RL, Storch A, Blanc WA (1972) Perinatal cerebral intraventricular hemorrhage. J Pediatr 80: 37–42

Kaplan AM, Ben-Ora A, Hart MC, Meyer HBP (1981) Ultrasonographic evaluation of intraventricular hemorrhage in premature infants. Arch Neurol 38: 118–121

Kim MS, Elyaderani MK (1982) Sonographic diagnosis of cerebroventricular hemorrhage in utero. Radiology 142: 479–480

Kosmetatos N, Dinter C, Williams ML, Lourie H, Berne AS (1980) Intracranial hemorrhage in the premature. Its predictive features and outcome. Am J Dis Child 134: 855–859

Kotlarek F, Hörnchen H, Zeumer H (1980) Zur Frühprognose von Hirnblutungen bei Frühgeborenen unter 1500 g. Eine klinische und computer-tomographische Untersuchung. Klin Pädiat 192: 264–269

Krishnamoorthy KS, Fernandez RA, Momose KJ, De Long GR, Mayland FMB, Todres LD, Shannon DC (1977) Evaluation of neonatal intracranial hemorrhage by computerized tomography. Pediatrics 59: 465–475

Lacey DJ, Terplan K (1982) Intraventricular hemorrhage in fullterm neonates. Dev Med Child Neurol 24: 332–337

Lazzara A, Ahmann P, Dykes F, Brann AW Jr, Schwartz J (1980) Clinical predictability of intraventricular hemorrhage in preterm infants. Pediatrics 65: 30–34

Lemburg P, Bretschneider A, Storm W (1981) Ultraschall zur Diagnostik morphologischer Hirnveränderungen bei Neugeborenen. Diagnostischer Wert der B-Bild-Methode. Monatsschr Kinderheilk 129: 190–199

Levene MI, Wigglesworth JS, Dubowitz V (1981) Cerebral structure and intraventricular haemorrhage in the neonate: A real-time ultrasound study. Arch Dis Child 56: 416–424

Levene MI, Fawer CL, Lamont RF (1982) Risk factors in the development of intraventricular haemorrhage in the preterm neonate. Arch Dis Child 57: 410–417

Mack LA, Wright K, Hirsch JH et al. (1981) Intracranial hemorrhage in premature infants: Accuracy of sonographic evaluation. AJR 137: 245–250

Messina AV, Chernik NL (1975) Computed tomography: The „resolving" intracerebral hemorrhage. Radiology 118: 609–613

Mitchell W, O'Tuama L (1980) Cerebral intraventricular hemorrhages in infants: A widening age spectrum. Pediatrics 65: 35–39

Pape KE, Wigglesworth JS (1979) Haemorrhage, ischaemia, and the perinatal brain. Heinemann, London

Pape KE, Cusick G, Houang MTW, Blackwell RJ, Sherwood A, Thorburn RJ, Reynolds EOR (1979) Ultrasound detection of brain damage in preterm infants. Lancet I: 1261–1264

Papile LA, Burstein J, Burstein R, Koffler H (1978) Incidence and evolution of subependymal and intraventricular hemorrhage: A study of infants with birth weights less than 1500 gm. J Pediatr 92: 529–534

Partridge JC, Babcock DS, Steichen JJ, Han BK (1983) Optimal timing for diagnostic cranial ultrasound in low-birth-weight infants: Detection of intracranial hemorrhage and ventricular dilatation. J Pediatr 102: 281–287

Perlman JM, Nelson JS, McAlister WH, Volpe JJ (1983) Intracerebellar hemorrhage in a premature newborn: Diagnosis by real-time ultrasound and correlation with autopsy findings. Pediatrics 71: 159–162

Reeder JD, Setzer ES, Kaude JV (1982) Ultrasonographic detection of perinatal intracerebral hemorrhage. Pediatrics 70: 385–386

Rumack C, Johnson M, Schröder M, Guggenhelm M (1979) Detection of neonatal intracranial hemorrhage: A comparison of twenty patients with computed tomography and ultrasound. Am Med J 133: 439–440

Sauerbrei EE, Digney M, Harrison PB, Cooperberg PL (1981) Ultrasonic evaluation of neonatal intracranial hemorrhage and its complications. Radiology 139: 677–685

Shankaran S, Slovis TL, Bedard MP, Poland RL (1982) Sonographic classification of intracranial hemorrhage. A prognostic indicator of mortality, morbidity, and shot-term neurologic outcome. J Pediatr 100: 469–475

Silverboard G, Horder MH, Ahmann PA (1979) Reliability of ultrasound in the diagnosis of intracerebral hemorrhage and posthemorrhagic hydrocephalus: Comparison with computed tomographic scan. Ann Neurol 6: 174–175

Silverboard G, Horder MH, Ahmann PA, Lazzara A, Schwartz JF (1980) Reliability of ultrasound in diagnosis of intracerebral hemorrhage and posthemorrhagic hydrocephalus: Comparison with computed tomography. Pediatrics 66: 507–514

Straßburg HM, Bohlayer R, Niederhoff H, Pringsheim W, Künzer W (1982) Zur Diagnostik von Hirnblutungen beim Säugling mit der zweidimensionalen Sektor-Echo-Enzephalographie. Pädiat Pädol 17: 259–270

Tarby TJ, Volpe JJ (1982) Intraventricular hemorrhage in the premature infant. Pediatr Clin North Am 29: 1077–1104

Volpe JJ (1978) Neonatal periventricular hemorrhage: Past, present, and future. J Pediatr 92: 693–696

Volpe JJ (1980) Evaluation of neonatal periventricular-intraventricular hemorrhage. A major advance. Am J Dis Child 134: 1023–1025

Volpe JJ (1981) Current conceptes in neonatal medicine. Neonatal intraventricular hemorrhage. N Engl J Med 304: 886–891

6 Hydrozephalus

Die Diagnose eines Hydrozephalus wurde erstmals nichtinvasiv mittels der Diaphanoskopie gestellt (Strasburger 1910). Die Diagnostik mit Luftinsufflation in die Liquorräume wurde zuerst 1918 durchgeführt (Dandy 1918). Die eindimensionale Ultraschalldiagnostik mit der A-Bildtechnik wurde im Jahre 1955 beschrieben (Leksell 1955). Im Säuglingsalter wird die sonographische Diagnostik heute ausschließlich mit der B-Bildtechnik durchgeführt.

6.1 Definition des Hydrozephalus

Mit dem Begriff Hydrozephalus wird die Erweiterung der Liquorräume auf Kosten des Hirnparenchyms bezeichnet. Im Gegensatz zu der früher üblichen, rein morphologischen Deskription des Hydrozephalus werden heute in der Definition statische und dynamische Beurteilungskriterien berücksichtigt. Die Einteilung der unterschiedlichen Hydrozephalusformen kann nach Schweregrad und nach ätiologischen, pathogenetischen oder pathologisch-anatomischen Aspekten erfolgen, wobei Überschneidungen der einzelnen Gruppen vorkommen.
Vom Hydrocephalus externus, der in der Regel synonym mit dem Begriff der äußeren Hirnatrophie verwendet wird, muß der Subduralerguß abgegrenzt werden. Eine Einteilung der unterschiedlichen Hydrozephalusformen zeigt die Tabelle 6.1.

6.2 Klinische Symptomatik

Art und Ausmaß der klinischen Symptomatik beim Hydrozephalus sind altersabhängig. Der Säuglingsschädel weist aufgrund der noch nicht geschlossenen Schädelnähte und der offenen Fontanellen bessere Kompensationsmöglichkeiten auf, deshalb können die klassischen klinischen Zeichen des späteren Lebensalters, besonders die Drucksymptomatik, län-

Tabelle 6.1. Einteilung der Hydrocephalusformen

1. Lokalisation:	Hydrocephalus internus
	Hydrocephalus externus
2. Ätiologie:	
– Kongenital	x-chromosomal (Aquäduktstenose)
	Chromosomenaberration
	Dysrhaphie
– Konnatal	Dandy-Walker-Syndrom
	Arnold-Chiari-Syndrom
	etc.
– Erworben	posthämorrhagisch
	postinfektiös
	posttraumatisch
	bei Tumoren
– Idiopathisch	

3. Pathogenese:
 – Aktiver Hydrozephalus (erhöhter Liquordruck)
 Obstruktion des Foramen Monroi
 Aquädukts
 IV. Ventrikels
 – Kommunizierend: Hydrocephalus aresorptivus
 Hydrozephalus
 hypersecretorius
 – „Normal pressure hydrocephalus" (möglicherweise intermittierende Druckerhöhung)
 – Passiver Hydrozephalus (e vacuo)
 Porenzephalie
 Hirnatrophie, innere und äußere
 – Subduralerguß: serös, blutig, organisiert

4. Schweregrad: leicht – mittel – hochgradig

5. Sonderformen: Hydranenzephalie
 Slit-ventricle-Syndrom

gere Zeit fehlen. Der Makrozephalus sollte nicht mehr das Leitsymptom des Hydrozephalus sein. Auch wenn in der Regel beim konnatalen Hydrozephalus ein abnorm großer Schädel vorliegt, kann auch bei normalen Schädelaußenmaßen, sogar beim Mikrozephalus, ein Hydrozephalus vorliegen.
Bisher war v. a. die individuelle Verlaufsbeurteilung anhand der Kopfumfangkurve mit ihrem über der Norm liegenden Schädelwachstum das wichtigste diagnostische Kriterium. Weitere klinische Zeichen sind abhängig vom

zeitlichen Verlauf und der Dynamik der Größenzunahme des Ventrikelsystems. Eine langsam progrediente Zunahme der Ventrikelgröße kann relativ symptomarm oder sogar symptomlos verlaufen. In der Regel nimmt die Ventrikelgröße beim Hydrocephalus occlusus rascher zu als beim Hydrocephalus communicans.

Differentialdiagnostisch muß man bedenken, daß weite Fontanellen und klaffende Schädelnähte bei normalem Kopfumfang selten Zeichen für einen Hydrozephalus sind. Auch kann das Symptom einer vorgewölbten Fontanelle vorübergehend bei viralen Infekten auftreten. Ein Makrozephalus ohne Hydrozephalus imponiert bei verschiedenen, meist komplexen Erkrankungen (EMG-Syndrom/Exomphalo-Makroglosso-Gigantismus, Skelettdysplasien, wie Achondroplasie, Sotos-Syndrom = zerebraler Gigantismus, neurodegenerative Erkrankungen).

Zwischen dem Ausmaß der Ventrikelerweiterung und der psychomotorischen Entwicklung besteht keine direkte Beziehung. So kann ein ausgeprägter Hydrozephalus ohne assoziierte Fehlbildungen nach rechtzeitiger und regelrechter Therapie mit einer normalen psychomotorischen Entwicklung des Säuglings einhergehen.

Klinische Kriterien beim Hydrozephalus im Säuglingsalter

- Abnorme Zunahme des Kopfumfangs
- Weite, pulsierende, vorgewölbte vordere Fontanelle
- Klaffende Schädelnähte
- Verstärkte Zeichnung der Schädelvenen
- Mißverhältnis von Gesichts- zu Gehirnschädel
- Sonnenuntergangsphänomen
- Neurologische Zeichen: Hyperexcitabilität, Krampfanfälle, schrilles Schreien, Erbrechen, Somnolenz, verzögerte statomotorische Entwicklung
- Zentralisation des Kreislaufs, Bradykardie
- Stauungspapillen (nur bei älteren Säuglingen)

6.3 Sonographische Kriterien des Hydrozephalus

Nachweis oder Ausschluß eines Hydrozephalus sind häufig die Indikation zur zerebralen Sonographie. Die vordere Fontanelle bei hydrozephal konfiguriertem Schädel bietet günstige Untersuchungsvoraussetzungen für eine sichere Beurteilung der Ventrikelgröße.

Die sonographische Diagnostik des Hydrozephalus umfaßt die Primärdiagnostik und die Verlaufsuntersuchung aufgrund morphologischer und morphometrischer Kriterien (Untersuchungsgang s. Kap. 3 und Anhang A).

Sonographische Beurteilungskriterien in der Hydrozephalusdiagnostik

- Ventrikel: Größe, Symmetrie, Randkontur
- Reflexmuster des periventrikulären Parenchyms
- Obstruktion der Liquorräume (Lokalisation: Foramina Monroi, Aquädukt)
- Zisternen: Ausdehnung, Form, Asymmetrie
- Hirnparenchymdefekte
- Intrakranielle Fehlbildungen
- Morphometrische Parameter: Indizes, Winkelbestimmungen, Fläche, Volumen
- Verlaufsbeurteilung

Erstes Zeichen einer beginnenden Erweiterung des Ventrikelsystems ist eine Abrundung der lateralen Ventrikelwand. Aufgrund des verminderten Dehnungswiderstandes des periventrikulären Gewebes werden in der Regel zuerst die Hinterhörner der Seitenventrikel aufgeweitet. Dieser Initialbefund kann bei Untersuchung in nur einer Schnittebene dem Nachweis entgehen. Daher sollte die morphologische Beurteilung des Ventrikelsystems immer in mehreren Schnittebenen, zumindest koronar und sagittal, erfolgen (Abb. 6.1). Die Form der Seitenventrikel läßt sich am günstigsten in der koronaren Schnittebene in Höhe der Cella media beurteilen. In der mittleren koronaren Schnittebene gelingt gleichzeitig die Abbildung des III. Ventrikels, der Temporalhörner und des möglicherweise beidseits erweiterten Foramen interventriculare (Abb. 6.2e). Die Längsausdehnung des III. Ventrikels läßt sich in der median-sagittalen Schnittebene präzise erfassen

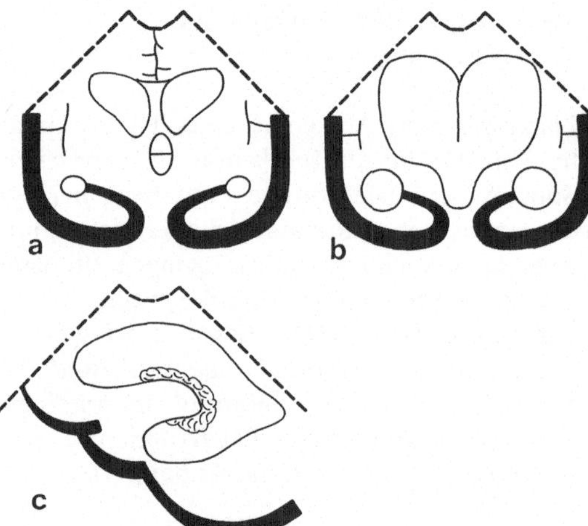

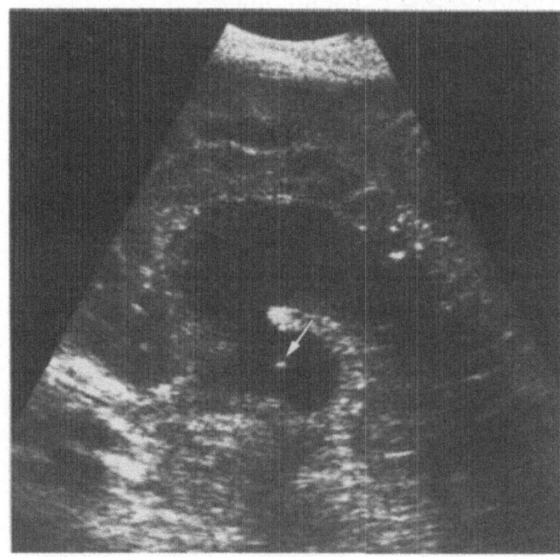

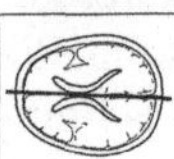

Abb. 6.1 a–c. Schematische Darstellung des sonographischen Befundes bei Hydrocephalus internus. *a* Mäßig ausgeprägter Hydrozephalus (koronar); *b* exzessiver Hydrozephalus (koronar); *c* korrespondierender Befund zu *a* in der parasagittalen Schnittebene

Abb. 6.2 s.S.89

Abb. 6.3. 3 Monate alter Säugling mit postmeningitischem Hydrocephalus internus. Prominente Massa intermedia (→). Gut abgrenzbarer III. Ventrikel und weit offenes Foramen interventriculare. Der Abgang des Aquädukts läßt sich nicht erkennen

(Abb. 6.3). Gleichfalls wird hier der Nachweis evtl. erweiterter Zisternen (Cisterna cerebellomedullaris, ambiens, chiasmatica) möglich. Tomogramme in der halbaxialen und parasagittalen Schnittführung erlauben, die Seitenventrikel mit den Hinterhörnern in ihrer größten Ausdehnung abzubilden (Abb. 6.4). Bei Früh- und Neugeborenen gelingt es zudem, von der hinteren Fontanelle über die transversale Schnittebene die laterale Ausdehnung der Seitenventrikel im Bereich der Hinterhörner zu erfassen. Zur Beurteilung des Hydrozephalus aufgrund sonographisch bestimmter Meßwerte müssen die physiologischen Varianten der Ventrikelform sorgfältig berücksichtigt werden.

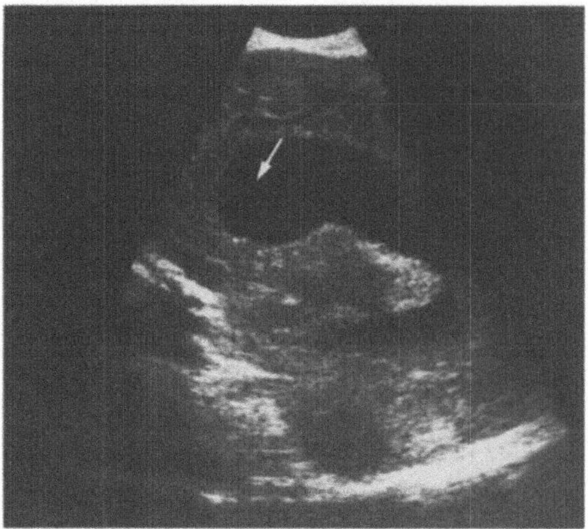

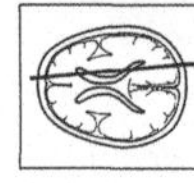

Abb. 6.4. Reifes Neugeborenes. Angeborener Hydrocephalus internus mit besonderer Aufweitung der Frontalhörner (→)

Abb. 6.2 a–f. 3 Wochen alter, weiblicher Säugling mit ▷ posthämorrhagischem Hydrocephalus internus und bereits erheblicher Aufweitung aller Ventrikelanteile. Deutliche Erweiterung des III. Ventrikels. Kontinuierliche Dokumentation in der koronaren Schnittebene von frontal nach okzipital. In der hinteren koronaren, nach okzipital gekippten Schnittführung läßt sich besonders gut die erhebliche Aufweitung der Hinterhörner erkennen (↬). Foramen interventriculare (▶); Plexus chorioideus (→)

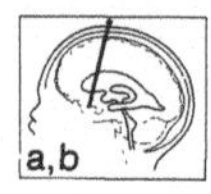

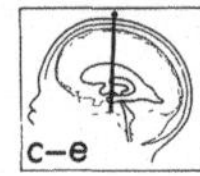

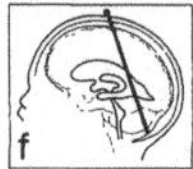

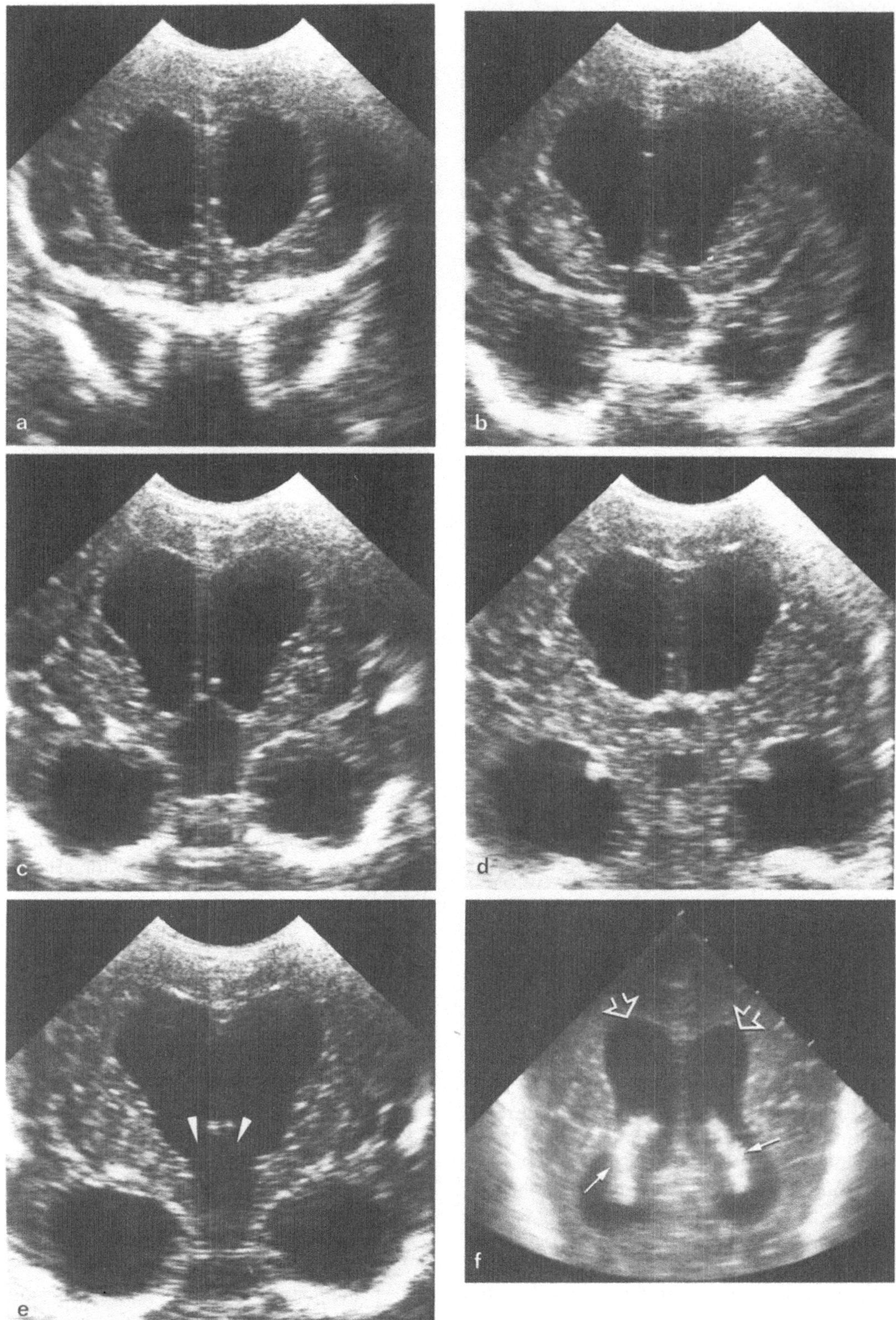

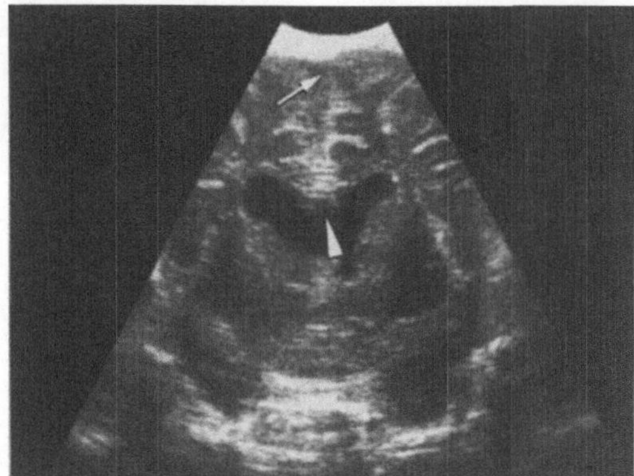

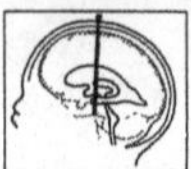

Abb. 6.5. 2 Monate alter Säugling. Zustand nach Schädelfraktur, „battered child". Verplumpung und mäßige Aufweitung des Ventrikelsystems der Seitenventrikel und angedeutete Ausbildung von Hygromen (→). Innere und äußere Hirnatrophie Cavum septi pellucidi (▶)

Frühgeborene haben physiologischerweise ein relativ weites Hinterhorn der Seitenventrikel sowie einen weiten Subarachnoidalraum. Beim Dolichozephalus oder Brachyzephalus können sich bei absolut gleicher Ventrikelgröße gänzlich unterschiedliche Ventrikel-Parenchym-Relationen in bestimmten Schnittebenen ergeben.

Beim Hydrocephalus internus stellt sich in der Regel die Ventrikelwand als glatte Kontur mit nur geringen Reflexionen dar. Das Septum interventriculare (Septum pellucidum) kann straff oder flottierend nachweisbar sein (Abb. 6.5); straff bei erhöhtem intraventrikulärem Druck, flottierend bei erniedrigtem Druck oder Abriß, beispielsweise nach Shuntimplantation. Gelegentlich läßt sich der Einriß im Septum pellucidum sonographisch direkt objektivieren. Im Querschnitt des Septum pellucidum findet sich dann eine Konturunterbrechung, während im Längsschnitt durch das Septum pellucidum der Einriß als ein völlig echofreies, oft unregelmäßig begrenztes, bisweilen rundliches Areal imponiert.

Die sonographische Lokalisation der Obstruktion (beispielsweise Foramen Monroi, Aquädukt, IV. Ventrikel) ist schwierig. Indirekt kann eine einseitige Erweiterung des Seitenventrikels, eine Dilatation der Seitenventrikel und des III. Ventrikels oder die Dilatation aller

4 Ventrikel einen Hinweis auf die Lokalisation der Obstruktion geben. Die klinisch bedeutende Frage einer Rekanalisation, beispielsweise bei Verschluß des Aquaeductus Sylvii nach einer Ventrikeleinbruchblutung, ist sonographisch schwierig und ebenfalls allenfalls indirekt zu beantworten.

Nach Lumbalpunktion mit Ablassen einer größeren Liquormenge, d. h. mehr als 10 ml, kann die meßbare Größenabnahme der Seitenventrikel als zusätzliches Indiz für einen Hydrocephalus communicans gewertet werden.

Das Erkennen der Progredienz bei kurzfristigen Verlaufsuntersuchungen ist eine wichtige Aufgabe der Hydrozephalusdiagnostik.

Kriterien der Druckerhöhung beim Hydrocephalus internus

- Zunahme der Ventrikelgröße
- Abgerundete Ventrikelform (Hinterhörner > Vorderhörner, glatte Kontur der Wand)
- Septum interventriculare: straff, flottierend nach Einriß
- Kompression der Zisternen
- Kompression der hinteren Schädelgrube
- Ausziehung des Balkens bis zum Zerreißen („split brain")
- Verstrichenes Oberflächenwindungsrelief

Der klinische und sonographische Verdacht auf eine intrakranielle Drucksteigerung kann über eine Druckmessung an der großen Fontanelle mittels einer Applanationssonde erhärtet werden.

6.4 Sonographische Morphometrie

Verschiedene Meßmethoden haben sich in der zerebralen Morphometrie bewährt:

- Distanzmessungen durch Angaben von Indizes einzelner Meßparameter,
- planimetrische Umfangs- und Flächenbestimmungen,
- Winkelbestimmung der Seitenventrikel zueinander, wobei das Dach des III. Ventrikels als Bezugspunkt gewählt wird,
- Volumenbestimmung des Ventrikelsystems.

Neben der morphologischen Beurteilung haben sich morphometrische Untersuchungen zur Erfassung der Dynamik der Hydrozephalusentwicklung bewährt. Aufgrund der leichteren Standardisierbarkeit lassen sich morphometrische Messungen am günstigsten in der mittleren koronaren Schnittebene vornehmen.

Der sonographische Nachweis eines Hydrozephalus gründet sich auf morphometrische Normwerte der Ventrikelgröße in Beziehung zu somatischen Entwicklungsparametern. Von mehreren Autoren liegen Normwerte für Früh- und Neugeborene vor. Die Normwertdiagramme sind im Anhang dargestellt.

Die physiologischen Normvarianten der Ventrikelkonfiguration und die Formvarianten beim Hydrocephalus internus müssen in der Beurteilung der morphometrischen Kriterien ebenso wie Erweiterungen nur umschriebener Ventrikelabschnitte berücksichtigt werden.

Insgesamt ist der intraindividuelle Vergleich im Rahmen von Verlaufsuntersuchungen aussagekräftiger als der interindividuelle Vergleich. Neben den morphometrischen Bestimmungen ist die bildliche Befunddokumentation in standardisierten Ebenen, z. B. koronar in Höhe der Foramina Monroi, für die Verlaufsbeurteilung des Hydrozephalus von großer Bedeutung.

6.5 Hirnatrophie

Bei der Hirnatrophie können 2 Formen unterschieden werden. Die innere Atrophie (Hydrocephalus e vacuo) läßt sich von der äußeren Atrophie abgrenzen. Der Begriff des Hydrocephalus externus wird in der Regel synonym für die äußere Hirnatrophie verwendet (Abb. 6.6). Eine Sonderform stellt die Porenzephalie dar, bei der umschriebene Atrophie bzw. Defektheilungen des Parenchyms vorliegen (s. Porenzephalie).

Die Hirnatrophie kann unterschiedliche Ursachen haben, beispielsweise Hypoxie, Infektionen, intrazerebrale Blutung, Stoffwechselerkrankungen, neurodegenerative Erkrankungen, Chromosomendefekte oder im Rahmen von Dysplasie-Syndromen. Bei der sonographischen Diagnostik der äußeren Hirnatrophie liegt der subarachnoidale Raum über den Großhirnhemisphären für viele Ultraschallgeräte in einem Bereich mit schlechter Abbildungsqualität, dem Nahfeld des Schallapplika-

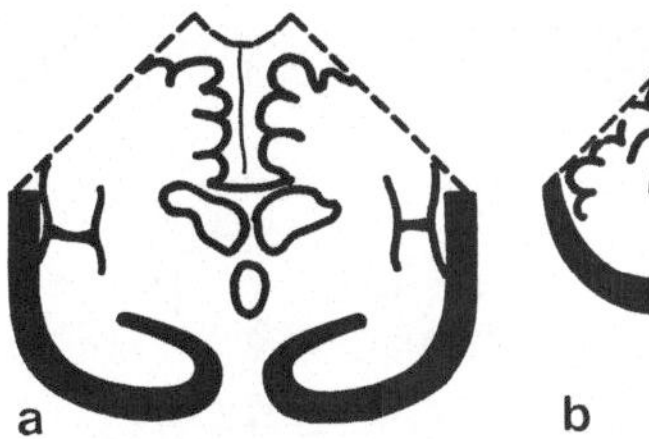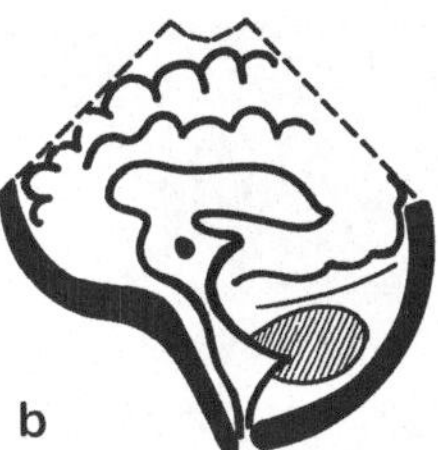

Abb. 6.6a, b. Schematische Darstellung des sonographischen Befundes bei innerer und äußerer Hirnatrophie. *a* Koronare, *b* mittlere sagittale Schnittebene

tors. Abhilfe können Geräte mit der Möglichkeit einer Fokussierung im Nahbereich oder die Verwendung einer Wasservorlaufstrecke schaffen, beides Verfahren, die es erlauben, den Raum zwischen Hirnparenchym und Schädelkalotte bei koronarer und sagittaler Schnittführung besser zu beurteilen (Abb. 6.5).

Günstig für die Diagnostik wirkt sich weiterhin eine ausreichende Fontanellengröße sowie ein Kippen des Schallkopfes aus, um mit einer annähernd tangentialen Schnittführung unter der Kalotte eine möglichst breite Zone zwischen Kalotte und Hirnparenchym zu erfassen. Eine nur mäßig ausgeprägte Erweiterung der äußeren Liquorräume ($<$ 0,5 cm hochparietal) entzieht sich häufig dem sonographischen Nachweis. Mit Sektorscannern können jedoch die lateralen Anteile des intrakraniellen Raumes recht gut erfaßt werden, so daß äußere Liquorräume mit einer Weite von mehr als 0,5 cm diagnostizierbar sind. Die vermehrte Flüssigkeitsansammlung zwischen Schädelkalotte und Hirnparenchym imponiert als eine echofreie Zone, die bei Frühgeborenen zunächst in der transversalen, später in der koronaren Schnittführung dargestellt werden kann (Abb. 6.7).

Differentialdiagnostisch muß vom Hydrocephalus externus, d. h. der äußeren Hirnatrophie, der Subduralerguß abgegrenzt werden (s. Kap. 7).

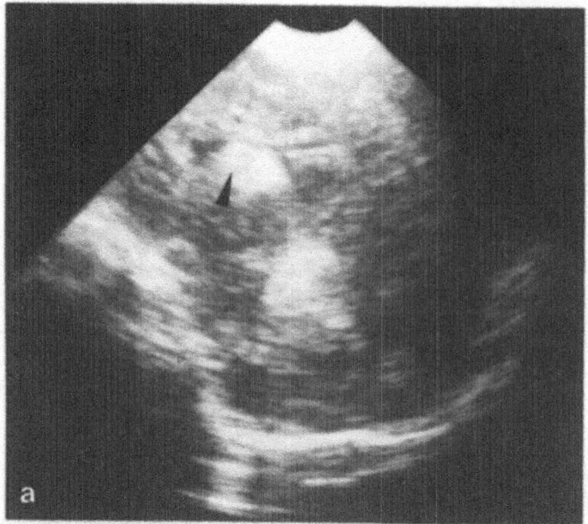

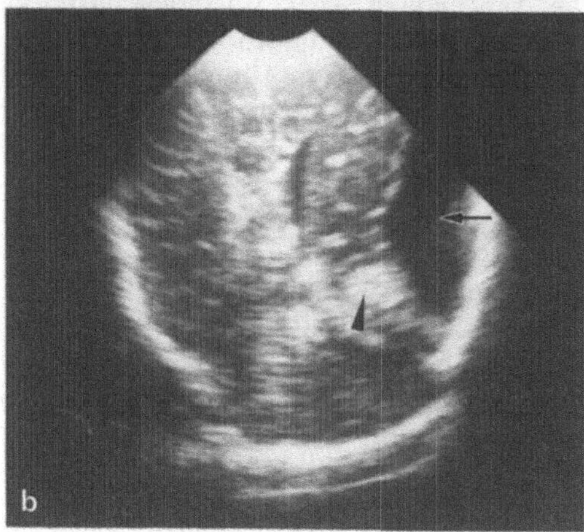

Abb.6.7a, b. 6 Wochen alter Säugling mit Subduralerguß (→). Zustand nach Ventilimplantationen und Einblutung nach Shuntanlage (▶). Erhebliche Distanzierung des Hirngewebes von der Schädelkalotte durch den besonders linksseitig ausgeprägten Subduralerguß

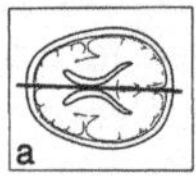 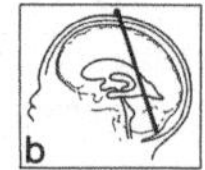

Sonographische Kennzeichen der inneren Hirnatrophie (Abb.6.6)

- Unregelmäßige Randkontur der Ventrikel
- Vermehrte Ependym-Reflexionen
- Erweiterung der Seitenventrikel mit Betonung der Vorderhörner
- Kombination mit äußerer Hirnatrophie bzw. Porenzephalie
- Flottierende Mittellinien-Strukturen

- Großer Plexus chorioideus
- Großes, nach dorsal ausgezogenes Cavum Vergae

Sonographische Kriterien der äußeren Hirnatrophie (Abb.6.6)

- Betontes Oberflächenwindungsrelief, d.h. insbesondere vermehrte Reflexionen der verbreiterten Sulci
- Insgesamt erweiterter Interhemisphärenspalt, von der Basis bis zur Mantelkante parallel verlaufend
- Erweiterter Subarachnoidalraum

6.6 Verlaufsuntersuchungen

Finden sich bei der sonographischen Untersuchung die Kriterien eines Hydrozephalus, so ist in einigen Fällen erst durch längerfristige Verlaufsbeobachtungen zu entscheiden, ob eine Shuntimplantation erforderlich ist. Bei Verdacht auf einen Hydrocephalus occlusus (postmeningitisch oder posthämorrhagisch) sollte initial eine tägliche Kontrolle durchgeführt werden. Kann aufgrund der sonographischen Befunde und der klinischen Parameter (Kopfumfangkurve) der weitere Verlauf abgeschätzt werden, so lassen sich die Abstände der sonographischen Kontrollen vergrößern.

Zur morphometrischen Verlaufsbeurteilung der Ventrikelweite sind die Streckenmessungen im Koronarschnitt für die Routinebeurteilung ausreichend. Empfindlicher sind planimetrische Umfangs- und Flächenbestimmungen der Ventrikel in der koronaren Schnittebene. Auch über Vergleiche bildlich dokumentierter Befunde läßt sich die Progredienz der Ventrikelweite abschätzen. Diese Fotodokumentation sollte in den gleichen definierten Schnittebenen erfolgen, beispielsweise in koronarer Schnittführung durch den III. Ventrikel in Höhe der Foramina Monroi.

6.7 Hydrozephalus und Ventilimplantation

Die beschriebenen Verlaufskontrollen beim Hydrozephalus bzw. bei hydrozephalusgefährdeten Früh- und Neugeborenen erlauben es,

die Progredienz der Ventrikelerweiterung frühzeitig zu erfassen und somit die Indikation zur
neurochirurgischen Intervention rechtzeitig zu
stellen. Dabei darf die Indikation zur Shuntimplantation nicht allein aufgrund einer einmaligen sonographischen Untersuchung gestellt
werden. Grundkrankheit, klinische Symptomatik, insbesondere die Entwicklung intrakranieller Druckzeichen, und die sonographisch objektivierbare Dynamik der Ventrikelerweiterung sind die wesentlichen Entscheidungskriterien. Die mögliche Beeinträchtigung der Funktionsfähigkeit eines implantierten Ventils sollte
gleichfalls mitberücksichtigt werden: Bei erheblich erhöhtem Liquoreiweiß muß mit einer
Obstruktion des zentralen Katheterschenkels
gerechnet werden, die floride eitrige Meningoenzephalitis und Ventrikulitis ist ebenfalls eine
Kontraindikation zur Shuntimplantation. Selten ist hierbei eine vorübergehende externe Liquorableitung indiziert. Bei unkomplizierter
diagnostischer Situation (z. B. Meningozele mit
Hydrocephalus internus) kann präoperativ u. a.
auf eine computertomographische Untersuchung verzichtet werden.

In jedem Fall sollte die Indikation zur Ventilimplantation sehr kritisch gestellt werden. Beispielsweise kann trotz hydrozephaler Ventrikelkonfiguration die kurzfristige Verlaufsbeobachtung das Ausbleiben einer Progredienz
zeigen und somit den Verzicht auf eine Ventrikeldrainage ermöglichen. Die Shuntoperation
bei Frühgeborenen hat eine erhöhte Komplikationsrate. Dies betrifft sowohl die perioperative
Letalität als auch unmittelbare Ventilkomplikationen, wie Infektionen oder eine Obstruktion
des Ventilkatheters.

Die intraoperative Anwendung der Sonographie ist bislang noch nicht Routine, kann aber
möglicherweise auch zur besseren Plazierung
des zentralen Shuntkatheters geeignet sein. Mit
dieser Technik läßt sich – wie auch bei der Ventrikelpunktion (s. dort) – der optimale Punktionsweg finden und die exakte intraventrikuläre Lage der Katheterspitze überprüfen.

Nach der Shuntkatheterimplantation kann sonographisch direkt die Lage des zentralen Katheterschenkels und indirekt die Drainagefunktion überprüft werden (Abb. 6.8). Der implantierte Katheter stellt sich sonographisch als
ein kräftiges Echoreflexband dar. Insbesondere
innerhalb des Ventrikels läßt sich dieser ein-

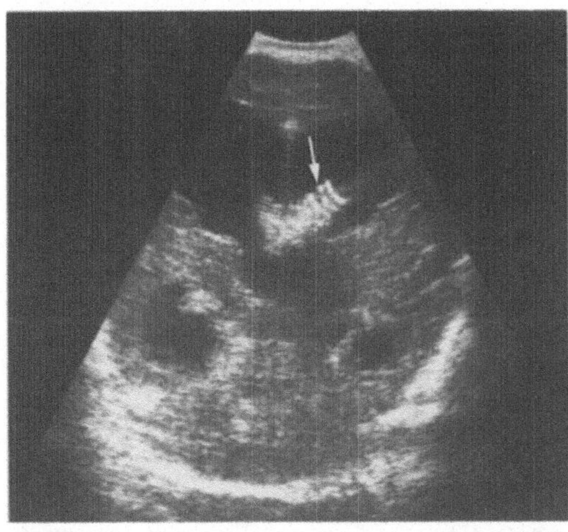

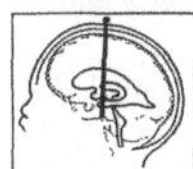

Abb. 6.8. 6 Wochen alter Säugling. Zustand nach bakterieller Meningitis und
nachfolgendem Hydrocephalus internus. Lage des Lamellenventils (→) am
Übergang zwischen linkem Seitenventrikel und III. Ventrikel

deutig abgrenzen und somit auch die Lage des
Zentralkatheters und der Katheterspitze überprüfen (Abb. 6.9). Der Katheter verursacht ein
Schallauslöschphänomen, das besonders im
Querschnitt eindeutig nachweisbar ist.

Die sonographischen Kontrollen zeigen auch
Katheterfehllagen, beispielsweise die Lokalisation der Spitze des zentralen Katheters im Parenchym, im Plexus oder auf der Gegenseite
(Abb. 6.10). Bei präoperativ erhöhtem intraventrikulärem Druck führt die Entlastung nach
Shuntimplantation zu einer raschen Abnahme
der Ventrikelweite in den ersten postoperativen
Tagen. Der Rückgang der Ventrikelgröße ist
häufig auf der Seite der Ventilimplantation
ausgeprägter, was nahezu regelmäßig zu einer
Größendifferenz der Seitenventrikel führt
(Abb. 6.11). Bei zu rascher Ableitung des Liquors können die Ventrikel ein- oder beidseitig
kollabieren. Dann lassen sich häufig die Ventrikellumina sonographisch nicht mehr nachweisen, da die Ventrikelwände direkt aneinander
liegen. Die deutlichen Reflexionen der Ependymschichten erlauben dennoch eine Lokalisation der Ventrikel. Durch die Normalisierung
oder zumindest partielle Rückbildung der Ventrikelweite zeigen sich sonographisch postoperativ häufig die vorher nicht augenfälligen Zeichen der zerebralen Atrophie mit der Erweite-

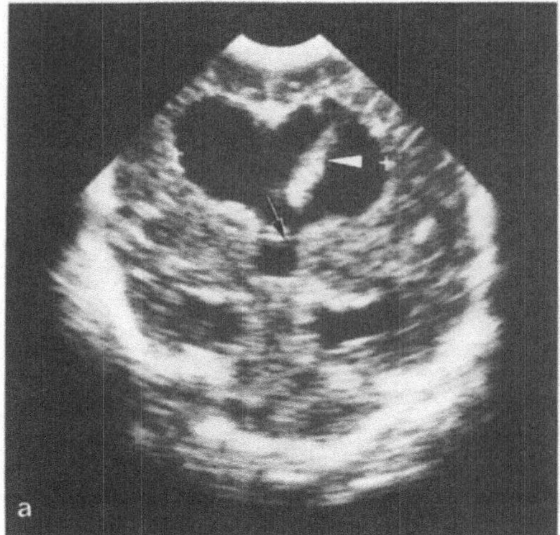

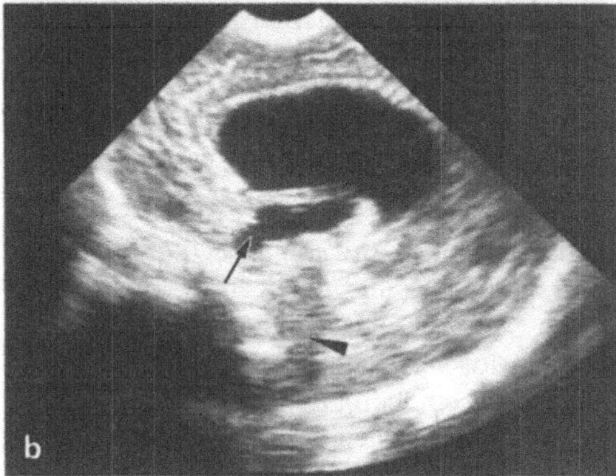

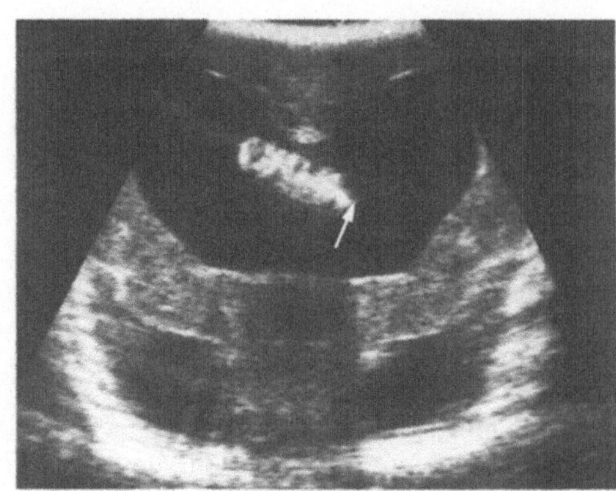

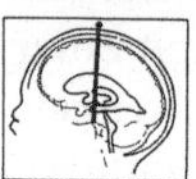 *Abb. 6.10.* Progredienter posthämorrhagischer Hydrocephalus internus. 6 Wochen alter, weiblicher Säugling. Zustand nach Implantation eines Lamellenventils. Perforation des Septum interventriculare mit Lage der Katheterspitze im linken Seitenventrikel (→)

Abb. 6.9. a 2 Monate altes Frühgeborenes der 31. Schwangerschaftswoche. Zustand nach Ventrikeleinbruchblutung und posthämorrhagischem Hydrocephalus internus. Zustand nach Ventilimplantation von der linken Seite. Prominente Massa intermedia (→). Im Ventrikellumen schmale, echoreiche Zone des Ventrikelkatheters (▶). Neben den zentralen Anteilen der Seitenventrikel sind die Temporalhörner ebenfalls bereits erheblich erweitert. *b* Im Sagittalschnitt erweiterter Seitenventrikel und III. Ventrikel (→). IV. Ventrikel ohne Zeichen der Erweiterung (▶)

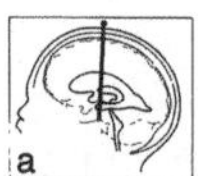 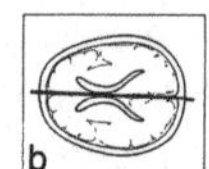

Abb. 6.11a, b. 5 Wochen alter Säugling mit asymmetrischer Ventrikelerweiterung. Normales Lumen des rechten Seitenventrikels und mäßige Aufweitung des linken Seitenventrikels im Bereich des Frontalhorns (→) nach Ventilimplantation rechts

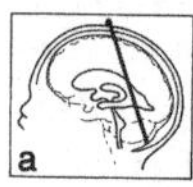 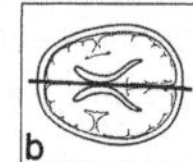

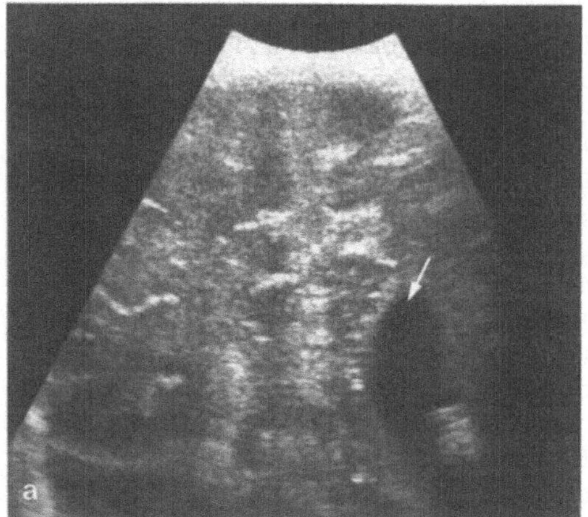

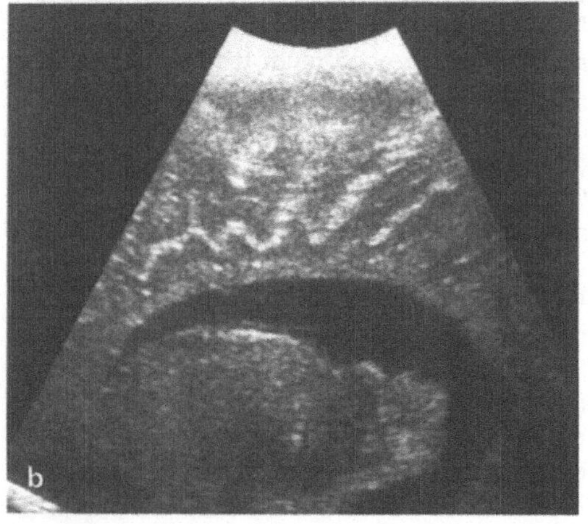

▷

rung der externen Liquorräume. Fast regelmäßig findet sich dann ein erweiterter Interhemisphärenspalt. Differentialdiagnostisch muß bei einem erweiterten Interhemisphärenspalt auch an einen Subduralerguß gedacht werden, der sich inbesondere bei rascher Druckentlastung nach Shuntimplantation ausbilden kann (s. Kap. 7). Eine verzögerte Rückbildung der Ventrikelweite beispielsweise bei einer Shuntunterfunktion kann durch eine Hochlagerung des Kopfes und häufigere Betätigung des Ventils kompensiert werden. Ein zu rascher Rückgang der Ventrikelweite, beispielsweise bei Shuntüberfunktion, läßt sich durch eine richtige Lagerung (beispielsweise rechtzeitige Kopftieflagerung) korrigieren. Dadurch kann die Häufigkeit sekundärer Komplikationen, wie Parenchym- und Brückenvenenblutungen oder ein Subduralerguß, vermindert werden.

Zur sonographischen Beurteilung des postoperativen Verlaufs ist die Kenntnis des präoperativen Ausgangsbefundes wichtig; nur so können Progredienz und Rückbildung der Ventrikelweite richtig interpretiert werden. Die Frequenz der postoperativen Kontrollen wird in Abhängigkeit von Klinik und sonographischem Befund festgelegt.

Der Nachweis einer konstanten oder sich rückbildenden Ventrikelweite, eines flottierenden Septums und eines erweiterten Subarachnoidalraums mit besserer Darstellbarkeit des Oberflächenwindungsreliefs erlaubt den Rückschluß auf eine ausreichende Ventilfunktion. Bei klinischer Verschlechterung können sonographisch Komplikationen, wie Shuntinsuffizienz, Blutungen, Ventrikelkollaps (bei generalisierten Virusinfektionen, Shuntüberfunktion) oder Hinweise auf intrakranielle Infektionen gefunden werden. Gelegentlich zeigen sich echogene Strukturen um die Spitze des zentralen Shuntkatheters. Dabei kann es sich um Eiweißkoagel als Entzündungs- oder Blutungsfolge handeln (Abb. 6.12).

Bei der ventrikuloatrialen Ableitung ist die sonographische Darstellung des distalen Katheterschenkels im rechten Vorhof bzw. der großen Hohlvene möglich. Bei der ventrikuloperitonealen Ableitung zeigt die abdominelle sonographische Untersuchung im Bereich des Katheterendes bisweilen eine Flüssigkeitsansammlung, die sich als echofreies Areal im Ab-

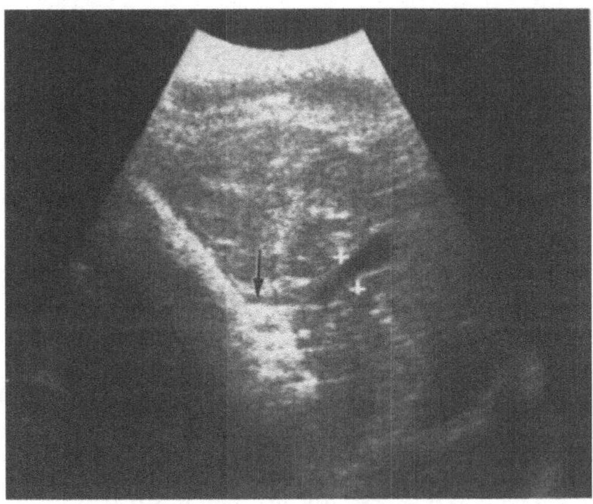

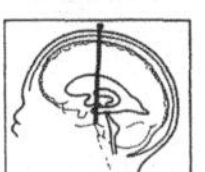

Abb. 6.12. 2 Monate alter Säugling mit Meningomyelozele und Hydrocephalus internus. Zustand nach Ventilimplantation von der rechten Seite. Gut abgrenzbares, in den lateralen Anteilen verplumptes Ventrikelsystem der linken Seite. Rechtsseitig kein Ventrikellumen abgrenzbar. Echoreiche, schmale Zone mit kolbenförmiger Verdickung im Bereich der Mittellinie als Hinweis für die implantierte Drainage mit einem Lamellenventil (→)

domen darstellt. Häufig sieht man bei regulärer Ventilfunktion eine umschriebene Flüssigkeitsansammlung im Peritoneum. Nicht selten finden sich größere Flüssigkeitsmengen intraperitoneal, die sonographisch das Bild eines Aszites bieten; wenige Tage später kann ein Normalbefund erhoben werden. Dies wird am ehesten durch eine wechselnde Dynamik der peritonealen Liquorresorption erklärt, die beispielsweise bei einer Enteritis verzögert sein kann.

Bei entsprechender klinischer Symptomatik mit Entzündungszeichen und umschriebenem abdominellem Druckschmerz kann der Nachweis einer Raumforderung im Bereich der Spitze oder im Verlauf des Peritonealkatheters Hinweis für die Ausbildung einer Pseudozyste oder eines Abszesses sein. Dabei finden sich in der Regel die für einen Abszeß relativ typischen feindispersen Echos im Abszeßlumen. Der Abszeß zeigt zusätzlich in der Mehrzahl der Fälle eine mäßiggradige dorsale Schallverstärkung.

6.8 Ätiologisch bedingte Besonderheiten des Hydrozephalus

6.8.1 Hydrozephalus bei Fehlbildungen

Bei einer Reihe von Fehlbildungssyndromen und chromosomalen Aberrationen finden sich hydrozephal konfigurierte Ventrikel (vgl. Kap. 4). Nicht immer sind diese hydrozephalen Veränderungen im Rahmen von Fehlbildungssyndromen shuntpflichtig. Gerade in diesen Fällen sind kurzfristige morphometrische Untersuchungen der Ventrikelweite erforderlich, um eine kritische Indikation zur Shuntimplantation zu stellen. Die häufigsten Fehlbildungen mit assoziiertem Hydrozephalus stellen die Dysrhaphien dar. Mehr als die Hälfte aller Neugeborenen mit einer Meningomyelozele hat bereits bei der Geburt einen ausgeprägten Hydrocephalus internus. Nach dem Zelenverschluß muß bei etwa 80% all dieser Patienten mit einem progressiven Hydrocephalus internus gerechnet werden.

6.8.2 Posthämorrhagischer Hydrozephalus

Kleine Hirnblutungen mit Einbruch in das Ventrikelsystem oder subarachnoidale Blutungen führen relativ selten zu einer Obstruktion der abführenden Liquorwege, bedingen jedoch häufig eine sekundäre Resorptionsstörung durch Verklebung und Obliteration der Resorptionsfläche.

Vor allem bei unreifen Frühgeborenen kann nach größeren Blutungen eine rasche Progredienz auftreten, so daß bereits innerhalb einer Woche mit einem hochgradigen Hydrocephalus internus gerechnet werden muß (Abb. 6.13, 6.14). Dies ist durch den geringen Dehnungswiderstand des unreifen Gehirns bedingt. Bisweilen verhindert bei einem eindeutig progredienten Hydrocephalus internus das hohe Liquoreiweiß, der schlechte Allgemeinzustand oder das niedrige Gewicht des Frühgeborenen eine frühzeitige Ventilimplantation, so daß eine vorübergehende externe Liquorablaufdrainage angelegt wird. Nicht selten zeigen die Verlaufskontrollen ein Sistieren der Ventrikelvergrößerung bzw. sogar eine spontane Rückbildung des Hydrozephalus, v.a. beim sog. „normal pressure hydrocephalus". Ob es sich hierbei

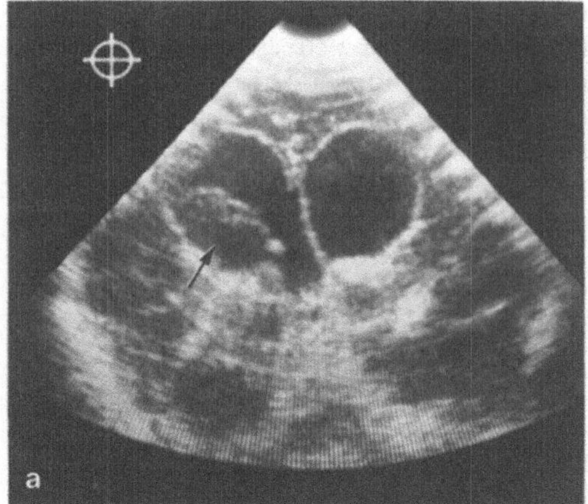

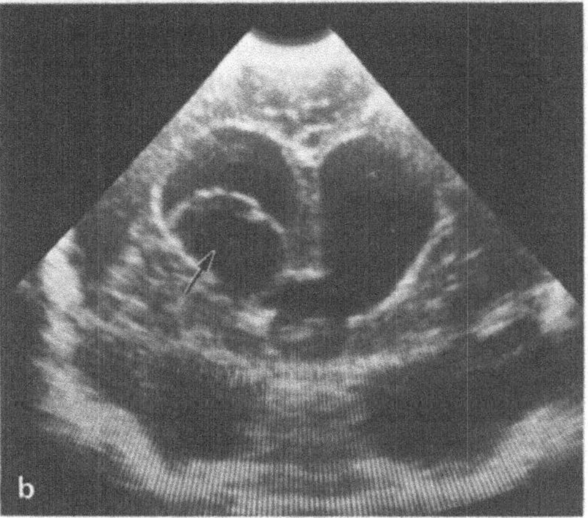

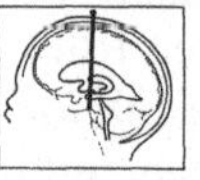

Abb. 6.13 a, b. Frühgeborenes der 34. Schwangerschaftswoche. Zustand nach Einblutung in den rechten Seitenventrikel und Ausbildung eines progredienten Hydrocephalus internus (*a* 8. Lebenstag, *b* 10. Lebenstag). Die koronaren Schnittebenen zeigen neben den erheblich erweiterten Seitenventrikeln den Restzustand nach Einblutung am Boden des rechten Seitenventrikels (→). Die Blutungszone ist weitgehend echofrei

um eine eigenständige Form des Hydrozephalus handelt, ist z. Z. noch umstritten. Diskutiert wird auch die Möglichkeit, daß es sich um eine innere Hirnatrophie (Hydrocephalus e vacuo) oder um eine passagere intraventrikuläre Drucksteigerung handelt.

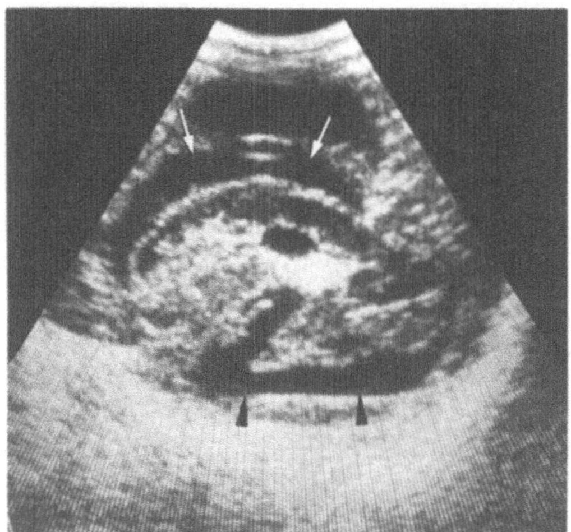

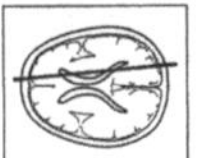

Abb. 6.14. Frühgeborenes der 35. Schwangerschaftswoche, weiblich. Zustand nach Ventrikeleinbruchblutung und parenchymatöser Einblutung im Bereich des rechten Temporallappens. Konsekutive Erweiterung der Seitenventrikel (→) und nach Resorption der Blutung echofreie, von parietal bis temporal reichende Zone (▶)

6.8.3 Postinfektiöser Hydrozephalus

Konnatale zerebrale Infektionen können von einem Hydrozephalus begleitet sein (s. Kap. 9), Eine Differenzierung der verschiedenen Infektionen, die sekundär zum Hydrozephalus führen, gelingt aufgrund der sonographisch-morphologischen Befunde nicht. Entzündungsherde können im weiteren Verlauf mit Nekrosen, später mit intraparenchymatösen Verkalkungen einhergehen. Sehr kräftige, fleckförmige Reflexe finden sich bei Verkalkungen des periventrikulären Parenchyms oder Ependyms und sind nicht selten ein Hinweis auf die entzündliche Genese des Hydrozephalus (z. B. bei Zytomegalie und Toxoplasmose) (Abb. 6.15). Im initialen Ödemstadium ist die Abgrenzung der Ventrikel sonographisch häufig besser als mit der computertomographischen Untersuchung möglich. Bakterielle Meningitiden führen im Neugeborenen- und Säuglingsalter häufig zu Defektheilungen mit Verklebungen oder Membranbildungen, die einen partiellen oder vollständigen Verschluß der abführenden Liquorwege bedingen können. In der Folge entwickelt sich ein Hydrocephalus occlusus und/oder

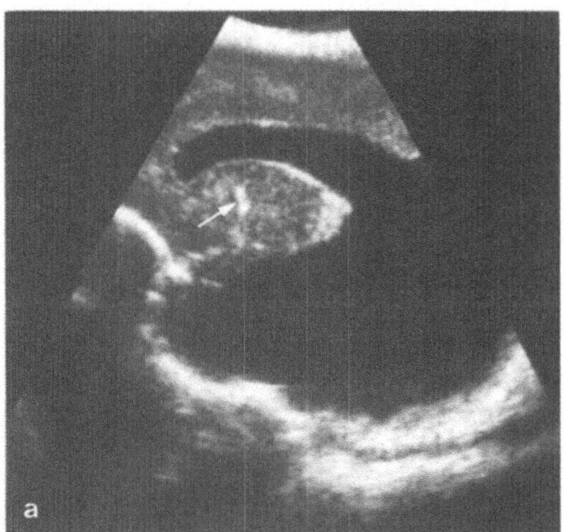

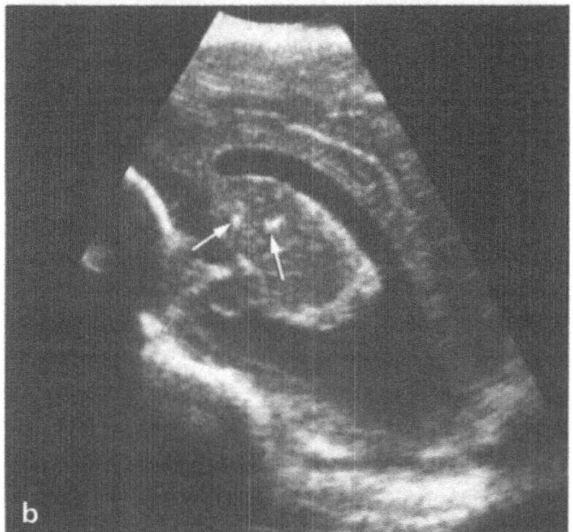

Abb. 6.15a, b. 10 Tage altes Neugeborenes mit asymmetrischem Hydrocephalus internus nach konnataler Toxoplasmose. Differenz der Ventrikelweite besonders im Bereich der Hinterhörner und der Temporalhörner. In den Thalamusstrukturen einzelne echoreiche Anteile als Hinweis für Verkalkungszonen (→)

aresorptivus. Im akuten Entzündungsstadium wird neben der meist nur mäßigen Ventrikelausweitung eine vermehrte periventrikuläre Echogenität beobachtet, die der entzündlichen Infiltration und dem Ödem bei einer Ventrikulitis entspricht. Die Ventrikelerweiterung kann bereits in der ersten Krankheitswoche beginnen und ist häufig vorübergehend.
Neben Veränderungen im Ventrikelsystem kommt es zu einer oft seitendifferenten Zerstörung von Hirnparenchym. Dies kann zum Bild

der Porenzephalie mit Betonung der frontalen Partien der Großhirnhemisphären führen. Die oft begleitende äußere Atrophie zeigt eine deutliche Erweiterung des Subarachnoidalraums und eine gleichzeitige Abflachung der Gyri mit vermehrten Sulcusreflexionen. Eine adhäsive Arachnoiditis mit Verklebung der Leptomeningen kann jedoch auch zu umschriebenen Erweiterungen der externen Liquorräume führen, so daß das Bild einer subarachnoidalen Pseudozyste resultiert. Diese Aufweitungen, kenntlich als scharfbegrenzte, echofreie Areale, werden ab einem Durchmesser von 0,5 cm nachweisbar.

6.8.4 Hydrozephalus bei Hirntumoren

Hirntumoren werden im Neugeborenen- und Säuglingsalter sehr selten beobachtet. Das rasche Tumorwachstum mit Infiltration oder Destruktion der Parenchymstrukturen kann zu ausgeprägten Massenverlagerungen und zum Verlust der regulären anatomischen Strukturen führen. Dann lassen sich die Liquorräume nur unvollständig abgrenzen (vgl. Abb. 6.16). Entsprechend ihrer Lokalisation können auch relativ kleine Tumoren, insbesondere im Bereich des III. und IV. Ventrikels und des Aquaeductus Sylvii, frühzeitig zum Bild eines sekundären Hydrocephalus internus führen. Gelegentlich finden sich im Säuglingsalter Plexustumoren, wie beispielsweise die sehr echoreichen Plexuspapillome, die sich im echofreien Liquor der Ventrikel sehr gut abgrenzen lassen und zu einem Hydrocephalus hypersecretorius führen.

6.8.5 Porenzephaler Defekt

Ein porenzephaler Defekt ist ein mit Liquor cerebrospinalis gefüllter Hohlraum im Hirnparenchym, der häufig mit dem Ventrikelsystem, seltener mit dem Subarachnoidalraum kommuniziert. Bei multiplen porenzephalen Defekten spricht man von einer Porenzephalie. Sonographisch läßt sich ein porenzephaler Defekt gut nachweisen; er entspricht einem scharf vom Hirnparenchym abgegrenzten echofreien Areal; nicht selten liegt gleichzeitig ein dilatiertes Ventrikelsystem vor.

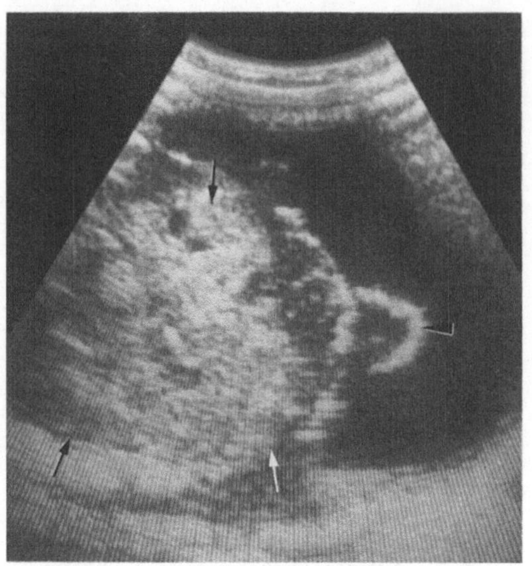

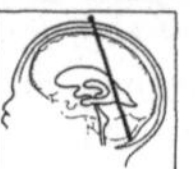

Abb. 6.16. Reifes Neugeborenes mit angeborenem Hirntumor (Rhabdomyosarkom) (→). Exzessiver Hydrocephalus internus mit Verschiebung der Mittellinienstrukturen durch den Tumor und Verlegung der abführenden Liquorwege. Im linken Seitenventrikel bogenförmig verlaufende, echoreiche Zone des Plexus chorioideus (▶)

Porenzephale Hohlräume ersetzen untergegangenes Hirnparenchym meist infolge von Erkrankungen der Fetal- und frühen Säuglingszeit. Die häufigste Ursache hierfür sind peripartale Hypoxie, intraparenchymatöse Blutungen, Infarkte, abszedierende Entzündungen oder ein Trauma. Aufgrund der Morphologie der porenzephalen Defekte ist ein Rückschluß auf die Genese meist nicht mehr möglich. Ein Defekt, der sich bis zum Subarachnoidalraum ausdehnt, läßt an eine Infarktgenese denken. Differentialdiagnostisch muß die autosomal rezessiv vererbte spongiöse Leukodystrophie (Morbus Canavan) abgegrenzt werden (s. Abb. 6.17); charakteristisch ist für diese klinisch mit einer Makrozephalie und einer Optikusatrophie einhergehende Erkrankung, daß eine Kommunikation der Hohlräume im Bereich der weißen Substanz mit dem Ventrikelsystem fehlt. Die weitere Differentialdiagnose umfaßt die Abgrenzung von

- oberflächlich gelegenen, dilatierten Bezirken des Subarachnoidalraums,

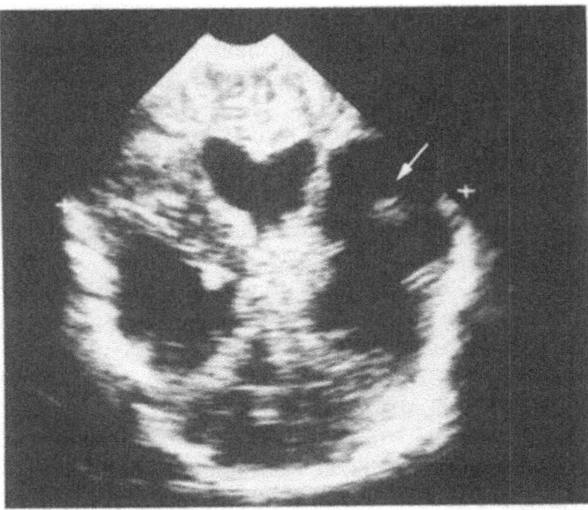

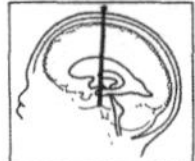

Abb. 6.17. Spongiöse Leukodystrophie (Morbus Canavan). Frühgeborenes der 36. Schwangerschaftswoche. In beiden Großhirnhemisphären finden sich große, bis zur Schädelkalotte reichende, unregelmäßig begrenzte, echofreie Hohlräume (→). Keine Kommunikation dieser Hohlräume mit dem mäßig dilatierten Ventrikelsystem. Das Tentorium ist V-förmig abgrenzbar

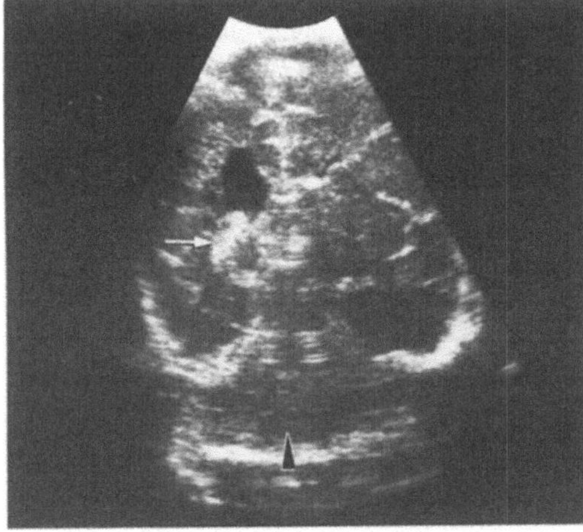

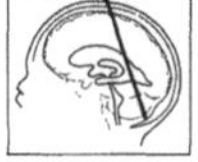

Abb. 6.18. Isolierte Dilatation des rechten Seitenventrikels. Reifgeborenes, 3. Lebenswoche. Asymmetrie im Koronarschnitt mit dilatiertem rechtem Seitenventrikel und schlitzförmigem linkem Seitenventrikel. Am Boden des dilatierten rechten Ventrikels der echoreiche Plexus chorioideus, der nach okzipital zieht (→). Gut abgrenzbar die Fissura Sylvii links. Kleinhirn (▶)

- einem dilatierten Ventrikel nach zerebraler Atrophie,
- einem großen, hydrozephal konfigurierten Ventrikel mit intraventrikulären Septen und Kammerungen, wie sie nach einer Ventrikulitis oder einer Ventrikeleinbruchblutung auftreten können.

6.8.6 Isoliert erweiterter Hirnventrikel

Eine isolierte Erweiterung eines Seitenventrikels (Abb. 6.18) findet sich bei einseitiger Einengung oder beim Verschluß eines Foramen Monroi. Die Ursache ist selten eine angeborene Stenose, häufiger ist der Verschluß sekundär nach einer Infektion, einer intraventrikulären Blutung oder durch eine Kompression bei intrakranieller Raumforderung. Die unverändert anhaltende Liquorproduktion führt bei fehlendem Abfluß zu einer Dilatation des betroffenen Seitenventrikels. Bisweilen beschränkt sich die Erweiterung des Seitenventrikels auf das Okzipitalhorn oder Temporalhorn. Differentialdiagnostisch muß eine sekundäre Ventrikelerweiterung infolge Atrophie des umgebenden Hirngewebes abgegrenzt werden.

6.9 Zusammenfassung

Die exakte Bestimmung der Ventrikelgröße ist ein wesentlicher Einsatzbereich der zweidimensionalen Schädelsonographie. Solange die Durchschallung der Kalotte möglich ist, kann rasch und zuverlässig eine sichere Beurteilung erfolgen, wobei Normvarianten und die strukturellen Besonderheiten der spezifischen Hydrozephalusformen berücksichtigt werden müssen.

Neben der Primärdiagnostik ist die unproblematische Durchführung von Kontrolluntersuchungen zur Beurteilung der Progredienz bzw. des Therapieerfolges nach Shuntimplantation von wesentlicher Bedeutung. Die Diagnostik des Hydrozephalus mittels der zweidimensionalen Sonographie ist der computertomographischen Untersuchung ebenbürtig. Bei Entzündungsprozessen im Hirnparenchym ist die sonographische Bestimmung der Ventrikelgröße der Computertomographie sogar überlegen. Zur Zeit sollte vor neurochirurgischen Eingriffen wenigstens eine kraniale Computertomographie erfolgen, da sich beide Methoden in einigen Bereichen ergänzen.

Literatur

Bejar R, Curbelo V, Coen RW, Leopold G, James H, Gluck L (1980) Diagnosis and follow-up of intraventricular and intracerebral hemorrhages by ultrasound studies of infants' brain through the fontanelles and sutures. Pediatrics 66: 661–673

Chaplin ER, Goldstein GW, Myerberg DZ, Hunt JV, Tooley WH (1980) Posthemorrhagic hydrocephalus in the preterm infant. Pediatrics 65: 901–909

Dandy WE (1918) Ventriculography following the injection of air into the cerebral ventricles. Ann Surg 68: 5

Donn SM, Goldstein GW, Silver TM (1981) Realtime ultrasonography. Its use in the evaluation of neonatal intracranial hemorrhage and posthemorrhagic hydrocephalus. Am J Dis Child 135: 319–321

Fiske CE, Filly RA, Callen PW (1981) Sonographic measurement of lateral ventricular width in early ventricular dilation. J Clin Ultrasound 9: 303–307

Graziani L, Dave R, Desai H, Branca P, Waldroup L, Goldberg B (1980) Ultrasound studies in preterm infants with hydrocephalus. J Pediatr 97: 624–630

Groneck P, Bliesener JA (1982) Posthämorrhagischer Hydrozephalus und periventrikuläre zerebrale Atrophie bei Frühgeborenen mit einem Geburtsgewicht von 1500 g und weniger. Bestimmung der Inzidenz durch die Schädelsonographie. Monatsschr Kinderheilkd 130: 825–829

Horbar JD, Walters CL, Philip AGS, Lucey JF (1980) Ultrasound detection of changing ventricular size in posthemorrhagic hydrocephalus. Pediatrics 66: 674–678

Horbar JD, Leahy KA, Lucey JF (1982) Real-time ultrasonography. Its use in diagnosis and management of neonatal hydrocephalus. Am J Dis Child 136: 693–696

Horbar JD, Leahy KA, Lucey JF (1983) Ultrasound identification of lateral ventricular asymmetry in the human neonate. J Clin Ultrasound 11: 67–69

Leksell L (1955) Echo-encephalography. Acta Chir Scand 110: 301

Mack LA, Rumack CM, Johnson ML (1980) Ultrasound evaluation of cystic intracranial lesions in the neonate. Radiology 137: 451–455

Morgan CL, Trought WS, Rothman SJ, Jimenez JP (1979) Comparison of Gray-scale ultrasonography and computed tomography in the evaluation of macrocrania in infants. Radiology 132: 119–123

Murtagh FR, Quencer RM, Poole CA (1979) Cerebrospinal fluid shunt function and hydrocephalus in the pediatric age group. Radiology 132: 385–388

Sauerbrei EE, Digney M, Harrison PB, Cooperberg PL (1981) Ultrasonic evaluation of neonatal intracranial hemorrhage and its complications. Radiology 139: 677–685

Skolnick ML, Rosenbaum AE, Matzuk T, Guthkelch AN, Heinz ER (1979) Detection of dilated cerebral ventricles in infants: A correlative study between ultrasound and computed tomography. Radiology 131: 447–451

Smith JRL, Haber K, Reynolds AF, Weinstein PR (1982) Ultrasonic evaluation of postventricular shunt dynamics in infants and young children. Radiology 145: 133–138

Strasburger J (1910) Transparenz des Kopfes bei Hydrocephalus. Dtsch Med Wochenschr 1: 294

Straßburg HM, Weber S, Sauer M (1981) Ultrasound sector sonography as a diagnostic tool in infants with hydrocephalus. Z Kinderchir 34: 149–150

Volpe JJ, Pasternak JF, Allan WC (1977) Ventricular dilation preceding rapid head growth following neonatal intracranial hemorrhage. Am J Dis Child 131: 1212–1215

7 Subduralerguß

7.1 Definition des Subduralergusses

Unter diesem Begriff werden raumfordernde subdural gelegene Flüssigkeitsansammlungen verstanden, wobei das *akute Subduralhämatom* vom *chronischen Subduralerguß* unterschieden wird. Letzterer wird als Oberbegriff für eine Vielzahl von Bezeichnungen, wie Pachymeningiosis haemorrhagica interna, Hygrom der Dura u. ä., verstanden. Seine Häufigkeit wird mit ungefähr 1,5 auf 1000 Säulinge angegeben, das Häufigkeitsmaximum liegt im 2. und 3. Trimenon. Ätiologisch finden sich unterschiedliche Grundkrankheiten, wie Schädeltraumen verschiedener Intensität, v. a. auch im Rahmen der *Kindesmißhandlung,* bakterielle Meningitiden, meist infolge einer Haemophilus-influenzae-Meningitis, hypertone Dehydratationen und intrakranielle Unterdrucksituationen, z. B. nach Anlage eines liquorableitenden Shuntsystems. Pathogenetisch kommt es infolge von Blutungen (z. B. der Brückenvenen), der Entzündungsreaktion oder des Unterdrucks zur Flüssigkeitsansammlung mit erhöhtem Eiweißgehalt im Subduralraum. Sogenannte Neomembranen mit erhöhter Gefäßpermeabilität und Neigung zu Rhexisblutungen begünstigen die Größenzunahme.

Die klinischen Symptome können sehr vielgestaltig sein, hierzu gehören allgemeine Zeichen, wie Blässe, Erbrechen, schrilles Schreien, neurologische Symptome, wie zerebrale Krampfanfälle, Apathie bis Hyperexzitabilität, Hemiparese, Hyperreflexie und Entwicklungsstillstand, sowie ein abnormer Kopfumfang mit parietaler Betonung und eine vorgewölbte gespannte Fontanelle bei vermehrter Venenzeichnung. In 10% der Fälle findet sich röntgenologisch eine Schädelfraktur, am Augenhintergrund sind typischerweise Retinablutungen und eine Stauungspapille zu sehen, das EEG kann eine ein- oder beidseitige Potentialabflachung, Herdbefunde oder generalisierte hypersynchrone Aktivität im Sinne einer Hypsarrhythmie aufweisen. Bisher wurden in der Diagnostik zusätzlich die Diaphanoskopie, die Computertomographie und die Fontanellenpunktion eingesetzt.

7.2 Sonographische Kriterien

Auch die zweidimensionale Schädelsonographie erlaubt nicht in jedem Fall die eindeutige Diagnose eines Subduralergusses, sie muß immer im Zusammenhang mit den klinischen Befunden bewertet werden.

Charakteristischerweise findet sich ein echoarmer bis echofreier Raum sichelförmig zwischen Kortex und Kalotte, in den meisten Fällen frontal und parietal beidseits betont. Das Hirnwindungsrelief wirkt abgeflacht, die Gyrireflexionen weniger prominent, der Interhemisphärenspalt ist im koronaren Schnitt in seinem rostralen Anteil keilförmig mit der Spitze nach basal verbreitert, das Großhirn nach kaudal verdrängt. Die Ventrikel sind meist normal weit, im Spätstadium findet sich ein Hydrocephalus internus durch sekundäre Aquäduktstenose oder verminderte Liquorresorptionsflächen. Nach zu rascher Drainage eines ausgeprägten Hydrocephalus internus kann es zu atypischen Subduralergüssen überwiegend temporoparietal bis okzipital kommen, die das Großhirn tief einbuchten und nicht selten zu einer Massenverlagerung führen. Im sagittalen Schnitt läßt sich bei ausgedehntem Subduralerguß das gesamte frontale Hirnwindungsrelief des Kortex darstellen.

Besonders bei kleiner Fontanelle kann die Erkennung eines kleineren hochparietalen Ergusses durch die kulissenartige seitliche Begrenzung des Sektorbildes Schwierigkeiten bereiten. Hierbei gelingt durch Kippung des Transducers in der Koronarebene eine bessere Darstellung des Subduralergusses.

Von besonderer Bedeutung ist eine möglichst exakte Nahfelddarstellung. Hier hat sich sowohl die Verwendung einer Wasservorlaufstrecke als auch die Nahfokussierung des

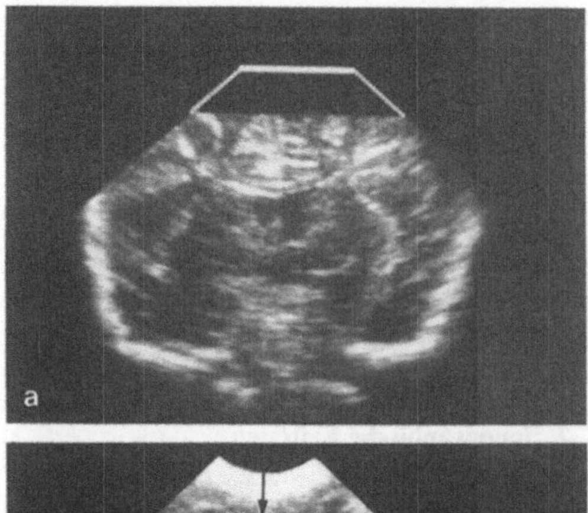

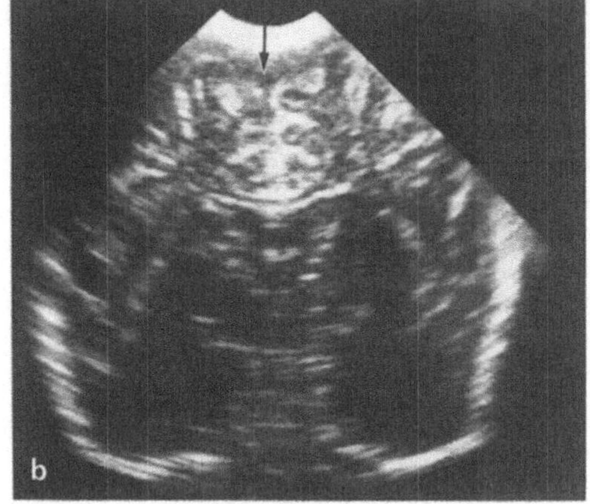

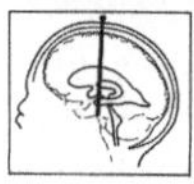

Abb. 7.1 a, b. Schmaler Subduralerguß (SDE) hochparietal beidseits (→). *a* Mit mittelfokussiertem Schallkopf ist der SDE nicht zu erkennen; *b* mit nahfokussiertem Schallkopf

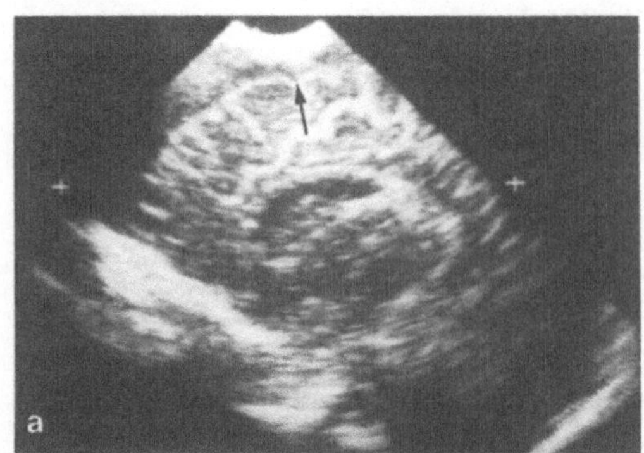

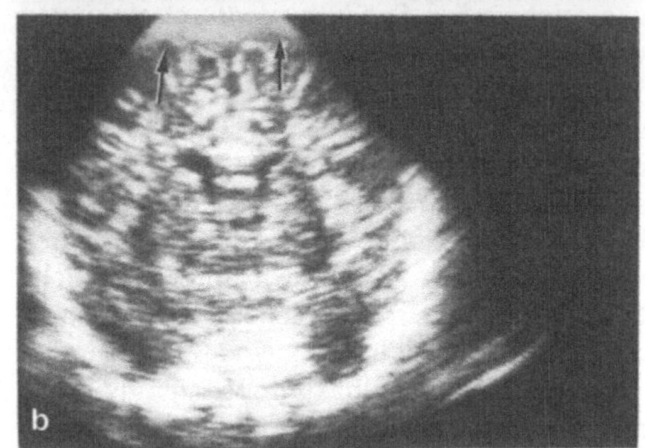

Abb. 7.2 a, b. Posttraumatischer Subduralerguß über beiden Hemisphären (→), 4. Lebensmonat

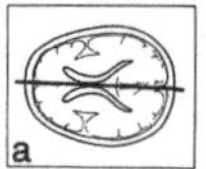

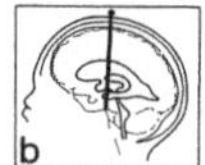

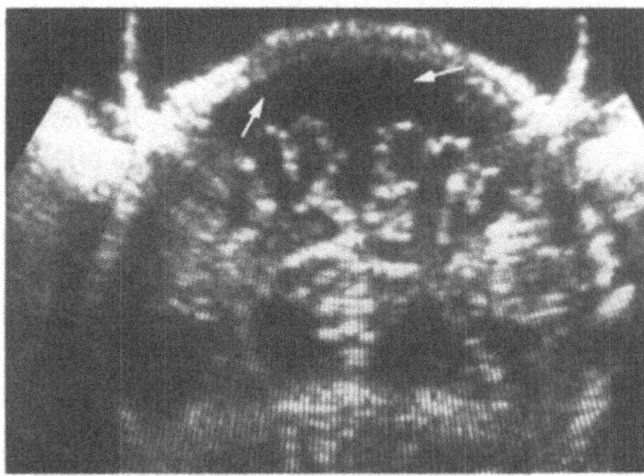

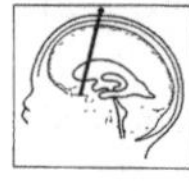

Abb. 7.3. Älterer Subduralerguß mit sekundärer innerer Hirnatrophie (→), 5 Monate alter Säugling

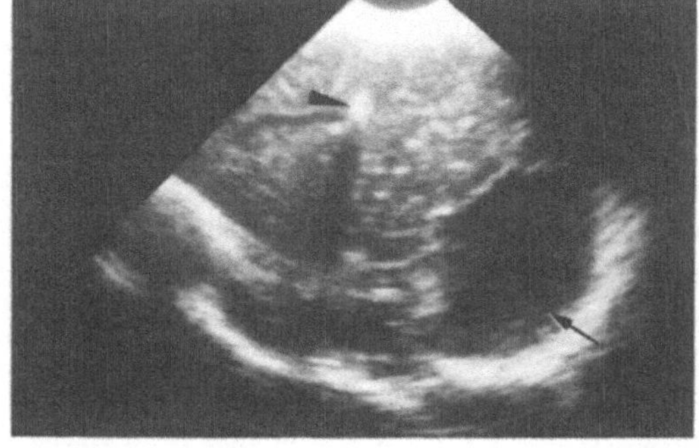

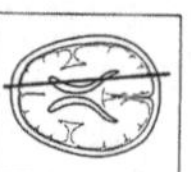

Abb. 7.4. Temporobasal bis okzipital gelegener Subduralerguß (→). Konnataler Hydrozephalus nach Shuntanlage (▶)

Schallkopfes in einem Bereich von 1–4 cm bewährt. Schallfrequenzen zwischen 5–7,5 MHz verbessern ebenfalls die Darstellung des Subduralergusses, der bei günstigen Bedingungen ab einer Dicke von 0,5 cm sicher sonographisch diagnostiziert werden kann (Abb. 7.1–7.5).

Neben dem serösen Subduralerguß, der mit zunehmendem Eiweißgehalt vermehrt echogen wird, läßt sich sonographisch recht gut die Ausbildung von Membranen bzw. eine Kammerung des Ergusses nachweisen. Größere Blutungen oder eine bindegewebige Organisation zeigen das Echomuster solider Strukturen.

7.3 Differentialdiagnose

Wichtigste Differentialdiagnose des chronischen Subduralergusses ist, ähnlich wie bei der kranialen Computertomographie, die äußere Hirnatrophie, d.h. die Erweiterung des liquorhaltigen Subarachnoidalraums (Tabelle 7.1). Hierbei zeigt das Hirnwindungsrelief meist deutlich verstärkte Reflexionen, besonders im Bereich der Sulci; der Interhemisphärenspalt ist in seiner gesamten Ausdehnung parallel erweitert und die inneren Hirnkammern zeigen meist eine mäßige, frontal betonte Erweiterung mit unregelmäßigen Konturen. Gelegentlich kommt es im Verlauf einer schweren bakteriellen Meningitis oder einer generalisierten Virusinfektion (z.B. Dreitagefieber) vorübergehend zu einer vermehrten Flüssigkeitsansammlung über den Hemisphären, besonders bei Frühgeborenen. Akute subdurale Blutungen können aufgrund der typischen Echoreflexionen, besonders nach Koagelbildung, sonographisch erkannt werden. Hierbei hat die Sonographie gegenüber der Computertomographie Vorteile, da das diagnostische Problem der „isodensen Phase" entfällt.

Sollte auch bei kurzfristigen Kontrollen keine sichere Differenzierung zwischen äußerer Hirnatrophie und Subduralerguß möglich sein, hat sich als nichtinvasive Methode die kontinuierliche Hirndruckmessung über der vorderen Fontanelle mit Hilfe der Applanationstonometrie bewährt. Ein erhöhter Basaldruck über 15 cm H_2O bzw. pathologische Druckwellen sprechen für das Vorliegen eines Subduralergusses.

Diagnostisch beweisend ist schließlich die po-

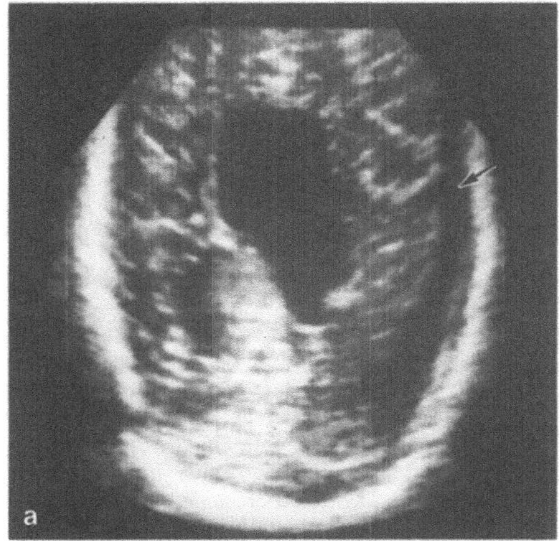

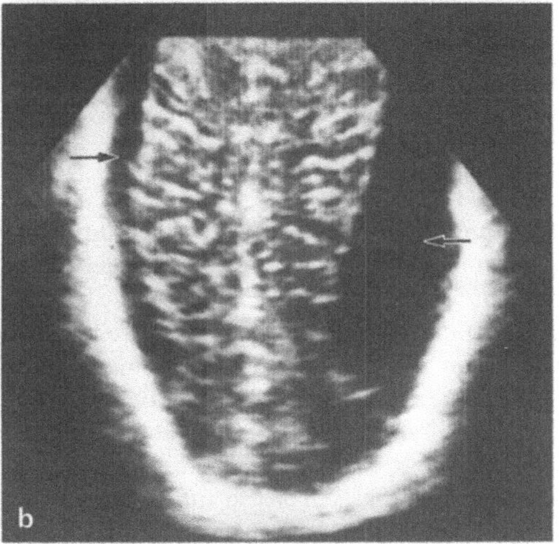

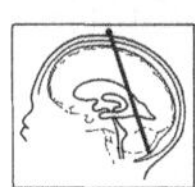

Abb. 7.5 a, b. Ausgedehnter Subduralerguß nach Shuntanlage mit Überdrainage (→). *a* 2 Tage postoperativ, *b* 6 Tage postoperativ

sitive Fontanellenpunktion, die unter sonographischer Kontrolle durchgeführt werden kann.

7.4 Verlaufsuntersuchung

Bei atypisch gelegenen Subduralergüssen, z.B. nach Shuntanlage, kann ein seröser Erguß unter sonographischer Beobachtung punktiert werden, wobei Membranen bzw. eine Organisation des Ergusses berücksichtigt werden müssen.

Tabelle 7.1. Differenzierung zwischen chronischem Subduralerguß und äußerer Hirnatrophie

	Chronischer Subduralerguß	Äußere Hirnatrophie
Klinik	– Vorgewölbte, große vordere Fontanelle – Progredienter Kopfumfang – Hirndrucksymptome – Bei Fontanellenpunktion xanthochrome Flüssigkeit mit > 30 mg/dl Eiweiß	– Kleine, eher eingesunkene vordere Fontanelle – Stillstand im Kopfwachstum – Statomotorische Retardierung, Krampfleiden – Bei Fontanellenpunktion klarer Liquor
Sonographie	– Abdrängung der Großhirnhemisphären durch subdurale Flüssigkeit von rostral nach kaudal – Keilförmige Erweiterung des Interhemisphärenspaltes im rostralen Drittel – Abgeflachte Hirnwindungen – Nur mäßige Reflexionsvermehrung der Kortexoberfläche – Echogene Strukturen im Ergußspalt – Primär unauffälliges Ventrikelsystem und Hirnparenchym	– Schrumpfung des Großhirnparenchyms mit subarachnoidaler Liquoransammlung – Parallele Erweiterung des gesamten Interhemisphärenspaltes – Verstärkte und verbreiterte Sulcusreflexionen – Unregelmäßig konturierte, frontal betont vergrößerte Seitenventrikel, vergrößerter III. und IV. Ventrikel, vergrößerte Zisternen – Zusätzliche ältere Hirnparenchymdefekte

Ist durch mehrere beidseitige Fontanellenpunktionen kein Rückgang eines ausgeprägten Subduralergusses festzustellen, ist die Anlage eines subduralen Shuntsystems indiziert. Auch hier kann der weitere Verlauf sonographisch verfolgt werden, insbesondere ist der Verdacht auf eine Shuntinsuffizienz rechtzeitig zu erheben. Bei progredienter Organisation des Ergusses, sonographisch in Form inhomogen echoreicher Areale erkennbar, muß die Indikation zur operativen Membranresektion gestellt werden.

Die sonographisch nachweisbare rasche Rückbildung eines Subduralergusses ist sicher ein prognostisch günstiges Zeichen. Ansonsten ist die Prognose hauptsächlich von der Grunderkrankung und den daraus resultierenden zerebralen Veränderungen, wie Hirnrindenatrophie, Porenzephalie und Glianarben, abhängig. Hier ist die klinische Beurteilung und das EEG insgesamt aussagekräftiger.

Literatur

Bohlayer R, Straßburg HM (1984) Verbesserte Diagnostik des Subduralergusses beim Säugling – Bedeutung der Sonographie und der nichtinvasiven Messung des intrakraniellen Drucks. Klin Pädiat 196: 342–346

Gburek FK, Jacobi G (1982) Aktueller Wissensstand über den chronischen Subdural-Erguß im Säuglings- und Kindesalter. Monatsschr Kinderheilkd 13: 2–18

8 Formen des Hirnödems

8.1 Definition des Hirnödems

Unter dem Begriff Hirnödem werden hier alle sonographisch erfaßbaren *primären Strukturänderungen des Hirnparenchyms als Folge einer Durchblutungs- und/oder Stoffwechselstörung* besprochen.

Einteilung des „Hirnödems"

1. Fokale Parenchymschädigung (synonym: fokales Hirnödem)
   - ischämisch (Hirninfarkt)
   - hypoxämisch
   - toxisch
   - entzündlich
   - traumatisch
2. Periventrikuläre Leukomalazie, besonders bei Frühgeborenen
3. Generalisiertes Hirnödem
   - Hirnschwellung durch Gefäßdilatation
   - vasogenetisches Hirnödem
   - interstitielles Hirnödem
   - zytotoxisches Hirnödem

Häufigste Ursache ist eine *Gewebehypoxie* infolge einer Hypoxämie und/oder einer Ischämie. 50% der zerebralen Hypoxien in der Perinatalperiode treten vor, 40% während und nur 10% nach der Geburt auf. Die Lokalisation der betroffenen Hirnareale ist v. a. von der arteriellen Gefäßversorgung abhängig. Die zerebrale Gefäßarchitektur ändert sich zwischen der 28. und 40. Schwangerschaftswoche wesentlich. Während anfangs eine relative Minderperfusion des periventrikulären Gewebes besteht, kommt es mit zunehmendem Gestationsalter und der Ausbildung der Großhirnhemisphären zu einer „kritischen Durchblutungssituation", besonders im Bereich der Hirnrinde zwischen den Versorgungszonen der großen Hirnarterien.

Vergleichende Untersuchungen zwischen den klinischen, sonographischen und pathologisch-anatomischen Befunden bei hypoxisch-ischämischen Hirnschädigungen liegen bisher nur in geringer Anzahl vor, so daß die Beurteilung mancher Phänomene noch nicht abgeschlossen ist.

Pathologische Anatomie

Eine lokale Mangelversorgung mit Sauerstoff führt zunächst zu einer Änderung des Tonus der zerebralen Gefäße mit Vasodilatation und Kongestion, bevorzugt im Bereich der Kapillaren. Zusätzlich entsteht eine hydropische Schwellung der Zellen der Astroglia und eine vermehrte Flüssigkeitsansammlung im Interstitium. Im weiteren Verlauf kommt es zu intrazellulären Vakuolenbildungen, zu fettiger Degeneration, zu Mikroblutungen und ggf. zu vermehrter Glianeubildung. Bei ausgeprägter Gewebeschädigung treten sekundäre Parenchymblutungen und disseminierte Nekrosezonen auf, die später teilweise verkalken.

8.2 Sonographische Kriterien

Entgegen den sonographischen Befunden bei Ödemen anderer Organe, z. B. der Leber und der Niere, findet sich am Gehirn in der Regel eine Vermehrung der Echogenität. In Tabelle 8.1 sind die sonographischen Kriterien verschiedener Formen des Hirnödems zusammengestellt. Wahrscheinlich ist die erhöhte Gewebeechogenität Folge einer Summation oft geringer Impedanzänderungen an den zahlreichen Grenzflächen der verschiedenen Strukturen. Sonographisch lassen sich diese mit dem Begriff „Hirnödem" nur unzureichend beschriebenen Veränderungen nach Lokalisation und Ausmaß des Befundes einteilen.

Beim fokalen Hirnödem findet sich im Computertomogramm meist eine umschriebene Hypodensität, die in ihrer Ausdehnung nicht immer der vermehrt echogenen Zone im Sonogramm entspricht. Ein computertomogra-

Tabelle 8.1. Sonographische Darstellbarkeit verschiedener struktureller Veränderungen beim „Hirnödem"

	Echogenität des betroffenen Areals
Vasodilatation	+
Interstitielles Ödem	?
Zelluläres Ödem	(−)
Intrazelluläre Vakuolen	(+)?
Fettige Degeneration	(+)
Nekrose	−
Entzündliche Infiltrate	+
Gliaproliferation	+
Mikroblutungen	+
Makroblutung	+ +
Verkalkung	+ + +

+ vermehrte, − verminderte Reflexion gegenüber dem Parenchym

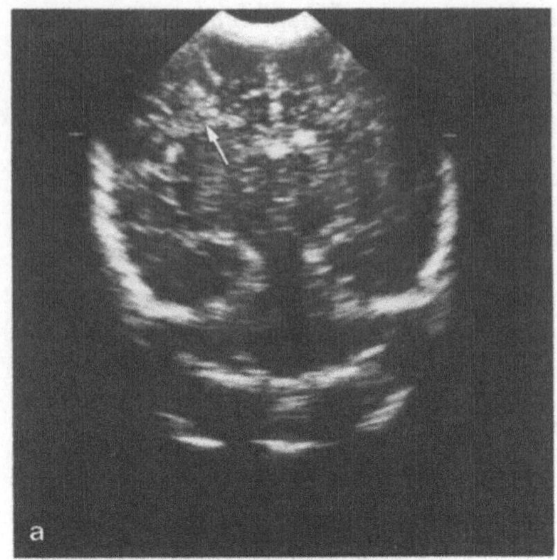

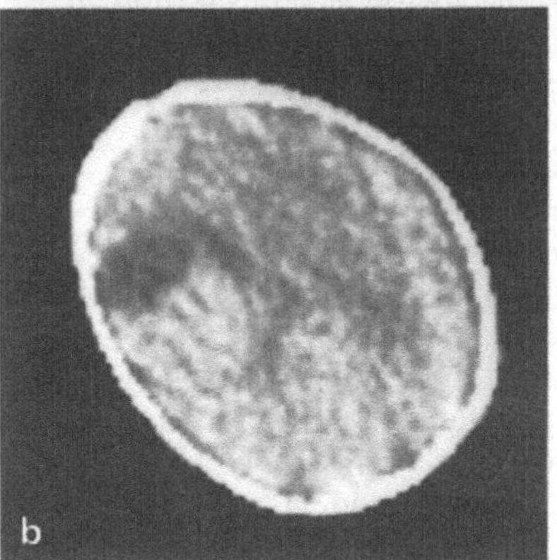

phisch scheinbar generalisiertes Hirnödem kann im Sonogramm jedoch eindeutig fokal begrenzt sein. Gesicherte prognostische Aussagen lassen sich hieraus noch nicht ableiten.

8.3 Ischämischer Hirninfarkt

Der ischämische Hirninfarkt findet sich z. B. beim Neugeborenen mit fokalen Krampfanfällen. Nach einer vorübergehenden oder dauernden Durchblutungsstörung in einer der großen Hirnarterien, v. a. der A. cerebri media im Bereich der Capsula interna, kann es innerhalb von Stunden bis wenigen Tagen zu einer mäßigen, meist streifigen bis wolkigen Echogenitätsvermehrung kommen. Dies ist im koronaren Schnitt zwischen dem Kortex und den Seitenventrikeln bzw. Stammganglien zu erkennen. Gelegentlich lassen sich zusätzlich eine Verminderung der poststenotischen Arterienpulsationen sowie auffallend kräftige Pulsationen der zuführenden Arterien feststellen, genauer läßt sich dies u. U. Doppler-sonographisch nachweisen. Die Seitenventrikel sind beim ischämischen Hirninfarkt meist eng, besonders auf der betroffenen Hemisphäre; bei ausgedehntem Befund kann eine Mittellinienverlagerung zur Gegenseite auftreten. Computertomographisch findet sich in dem betroffenen Gewebe eine Hypodensität (Abb. 8.1–8.3).

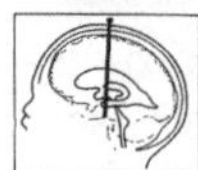

Abb. 8.1. *a* Fokales Hirnödem rechts zwischen Seitenventrikel und Fissura Sylvii (→). Neugeborenes am 3. Lebenstag nach fokalen Krämpfen, im EEG Krampffokus rechts parietal. ***b*** Computertomogramm des gleichen Patienten mit hypodensem Areal frontal rechts

Hypoxisch-ischämische Parenchymläsionen können auch zusammen mit Hirnblutungen auftreten, so daß eine sonographische Differenzierung schwierig wird. Unter Umständen findet sich eine Echogenitätsvermehrung der gesamten, von einer Hirnblutung betroffenen Hemisphäre (Abb. 8.4, 8.5). Der Verdacht auf solche ausgedehnten ischämischen Veränderungen bestätige sich z. B. auch mit der neuen Untersuchungstechnik der Positronenemissionstomographie.

Der Verlauf zeigt entweder eine Rückbildung ad integrum innerhalb weniger Tage oder eine

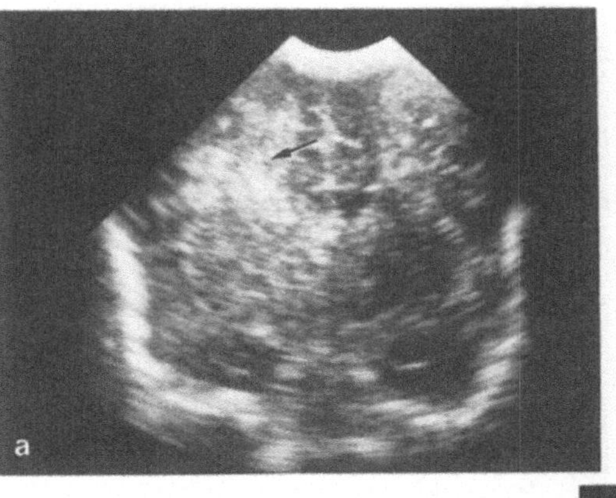

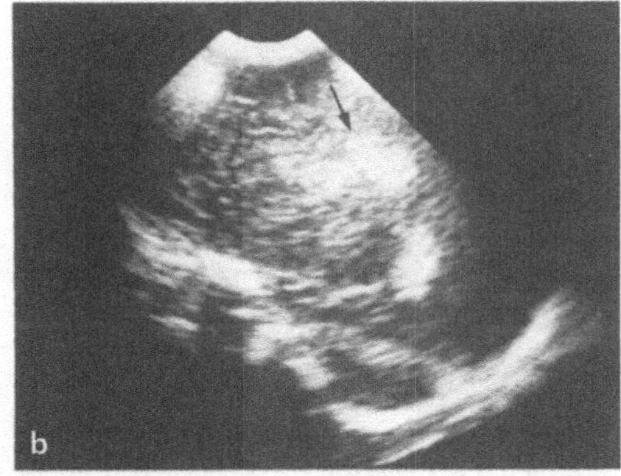

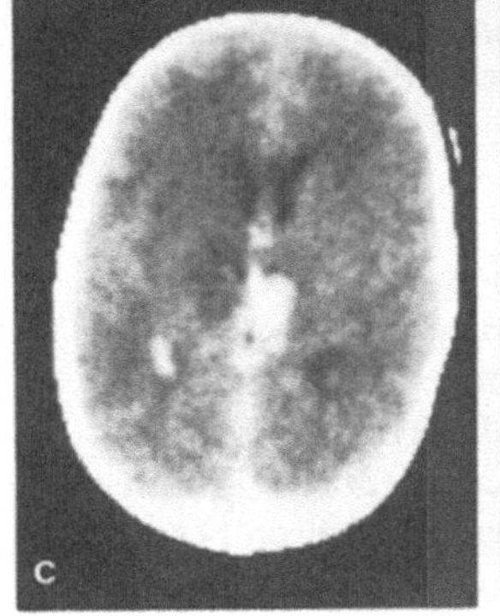

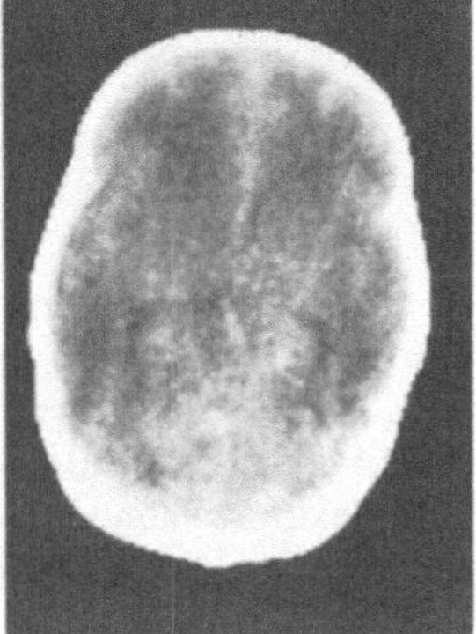

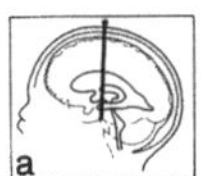
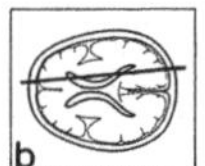

Abb. 8.2. a, b Frischer ischämischer Infarkt im Versorgungsbereich der rechten A. cerebri media (→). Zusätzliche Blutung im Bereich der Vierhügelplatte. 7 Wochen altes ehemaliges Frühgeborenes der 34. Schwangerschaftswoche, hypernatriämische Toxikose. *c* Computertomogramm des gleichen Patienten 6 Tage nach Beginn der Toxikose

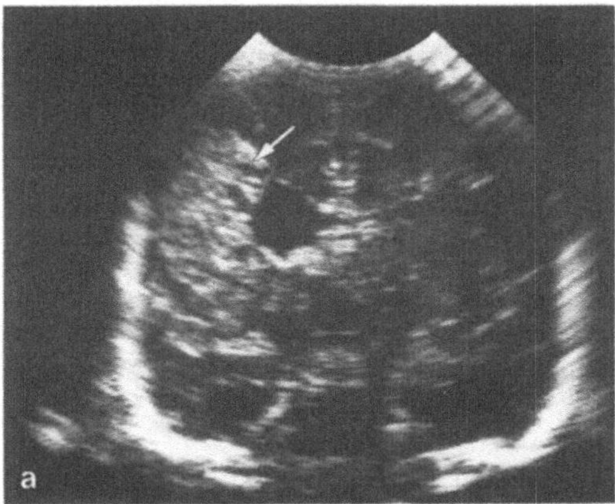

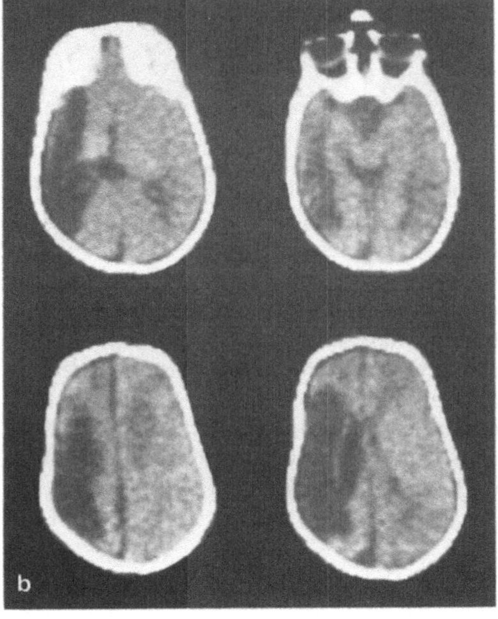

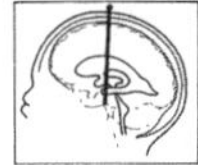

Abb. 8.3. a Ausgedehnter ischämischer Infarkt im Versorgungsbereich der rechten A. cerebri media (→), 2. Lebensmonat. *b* Computertomogramm des gleichen Patienten

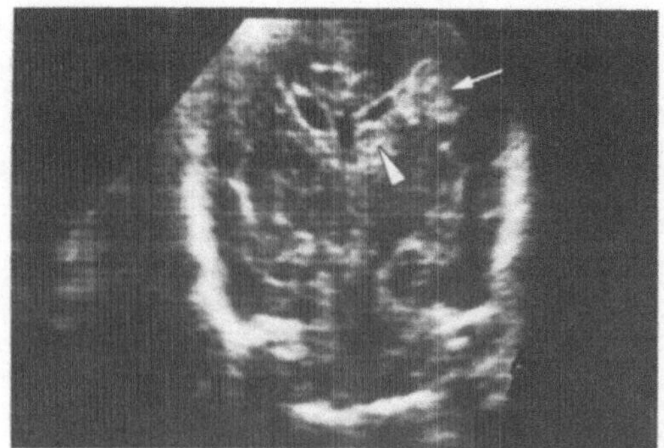

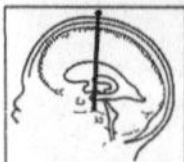

Abb. 8.4. Beginnende periventrikuläre Leukomalazie am lateralen Winkel des linken Seitenventrikels (→). Kleine subependymale Blutung (▶). Frühgeborenes der 29. Schwangerschaftswoche, 20. Lebenstag

vermehrte Gliaproliferation mit Ausbildung echogener Strukturen, evtl. auch mit Verziehungen und einer Asymmetrie der Seitenventrikel bzw. des zugehörenden Hirnwindungsreliefs. Sekundär können ausgedehntere Blutungen auftreten. Schwere Verläufe führen besonders beim jungen Säugling meist zur Entstehung porenzephaler Defekte.

Hirnembolien verursachen entsprechend dem Ödem im arteriellen Versorgungsgebiet eine lokale Reflexionsvermehrung in Form eines Dreiecks mit der Basis an der Kortexoberfläche und der Spitze im Bereich des arteriellen Verschlusses.

8.4 Hypoxämischer Infarkt

Hypoxämien, z. B. bei schweren zyanotischen Vitien, bei arterieller Hypotonie und bei Herz-Kreislauf-Depression, führen je nach Ausmaß zu einer generalisierten Hirnschwellung mit nachfolgender allgemeiner Hirnatrophie, oder, bei milderer Ausprägung, zu multiplen, meist subkortikal gelegenen Zonen erhöhter Echogenität besonders im Bereich der Endstrombahn der großen Hirnarterien („borderline"-Infarkte). Diese sind überwiegend beidseits hochparietal bis parietookzipital gelegen (Abb. 8.6).

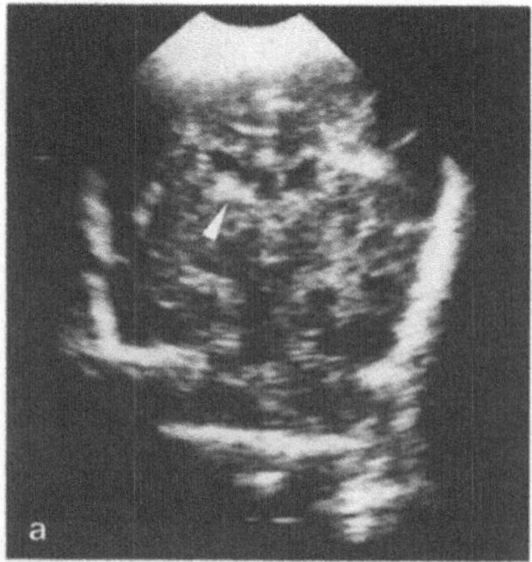

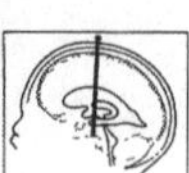

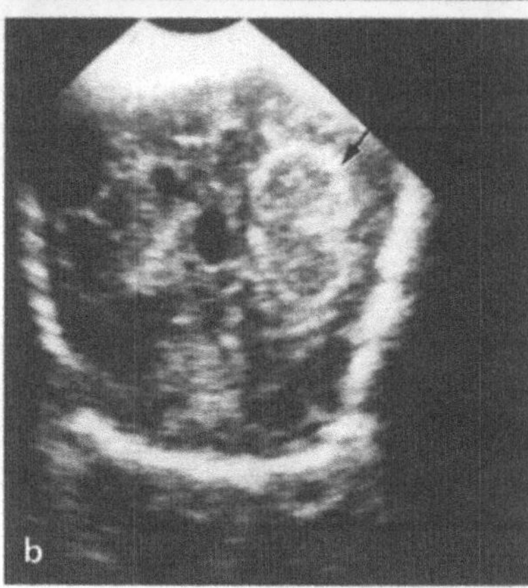

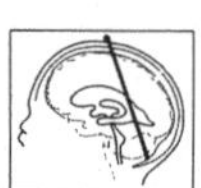

Abb. 8.5 a, b. Ausgedehnte periventrikuläre Leukomalazie neben dem linken Seitenventrikelhinterhorn mit vermehrt echogenem Randsaum wahrscheinlich infolge einer sekundären Einblutung (→). Kleine subependymale Blutung (▶). Frühgeborenes der 32. Schwangerschaftswoche, 18. Lebenstag, perinatale Asphyxie, rezidivierende Apnoen. Im weiteren Verlauf partielle Porenzephalie mit vermehrt reflektierenden Randzonen, deutlich verzögerte statomotorische Entwicklung mit kortikaler Sehstörung

6.5 Fokales Hirnödem entzündlicher Genese

Hirnparenchymschäden treten hierbei disseminiert im gesamten Zentralnervensystem mit Prädilektion im Marklager der Großhirnhemisphären auf. Pathologisch-anatomisch kommt es zusätzlich zu den Gewebeveränderungen aufgrund einer Hypoxie zu reaktiven Zellinfiltraten und häufig frühzeitiger Verkalkung. Sonographisch findet sich ein vielfältiges Bild mit diffus-streifig vermehrter Echogenität, echoar-

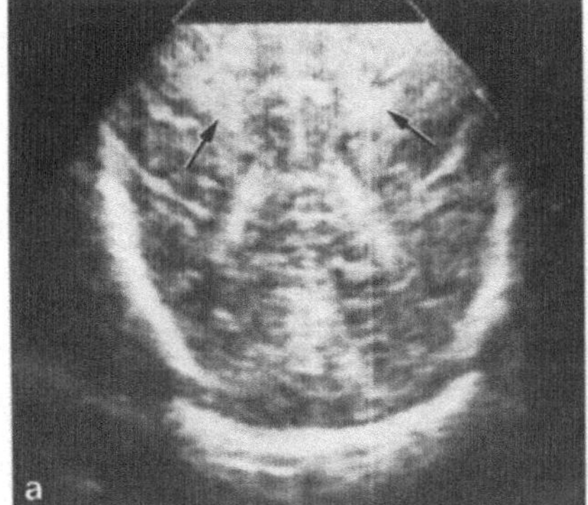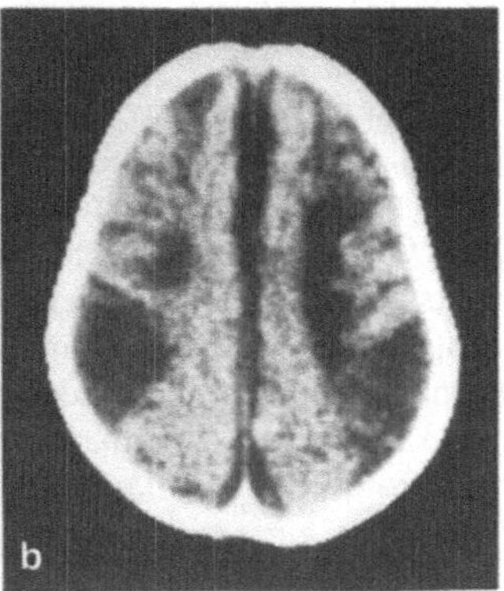

Abb. 8.6. a Bilaterale hypoxämische Enzephalopathie im Grenzgebiet zwischen der A. cerebri anterior und der A. cerebri media (→). Reifer Säugling mit Fallot-Tetralogie und Omphalozele. Zustand nach Reanimation. **b** Computertomogramm des Patienten. Im weiteren Verlauf BNS-Krampfleiden und statomotorische Retardierung

men Nekrosen und sekundärer postnekrotischer Gliaproliferation mit kräftigen Reflexionen. Nachweisbare Schallschatten sprechen für eine Gewebeverkalkung.

Virusenzephalitiden (Enteroviren, Zytomegalievirus) verursachen lokale Parenchymschäden, die denen des ischämischen Infarktes ähneln; die betroffenen Hirnregionen lassen sich der Gefäßversorgung nicht direkt zuordnen. Bei der Zytomegalieenzephalitis finden sich evtl. zusätzlich periventrikuläre, zum Teil perlschnurartige Reflexionsvermehrungen. Die Herpes-simplex-Enzephalitis zeigt sich in Form von inhomogenen Echomustern des Parenchyms. Neben umschriebenen echoreichen Strukturen finden sich echoarme bis echofreie Bezirke, besonders temporal als Hinweis auf die frühzeitige Ausbildung von Nekrosen. Die Toxoplasmoseenzephalitis neigt ebenfalls zu Nekrosen und Verkalkungen mit entsprechenden sonographischen Mustern. Bei ausgeprägtem Verlauf kann das gesamte Hirnparenchym eine homogene Echogenitätsvermehrung zeigen. Auf die Veränderungen bei der bakteriellen Meningitis wird gesondert eingegangen.

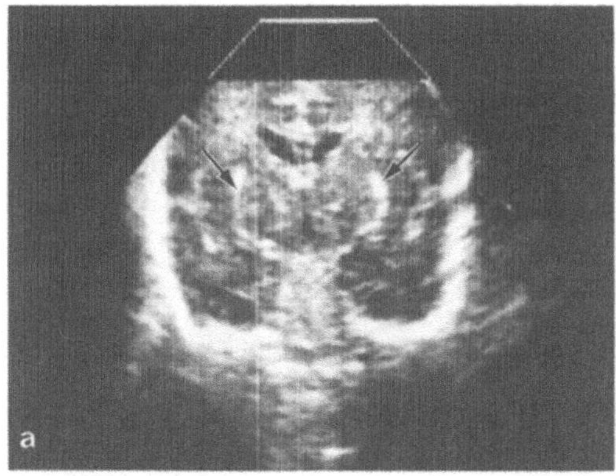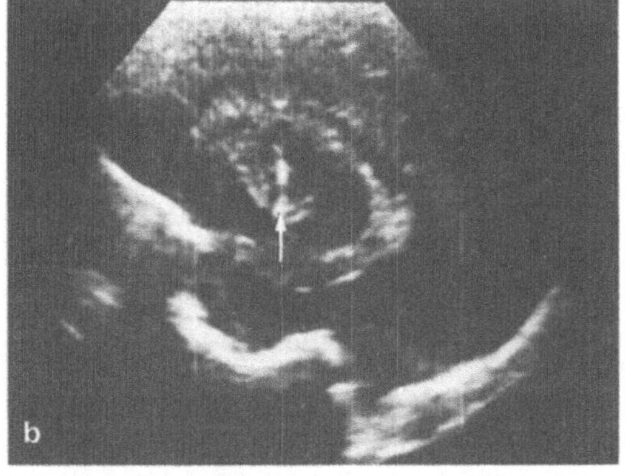

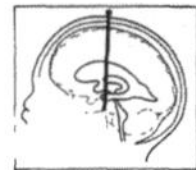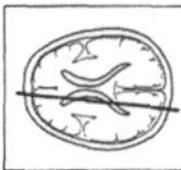

Abb. 8.7a, b. Fokale Echogenitätsvermehrung im Bereich der Stammganglien (→) (lateraler Thalamus). Frühgeborenes der 31. Schwangerschaftswoche, Zustand nach 3 intrauterinen Bluttransfusionen und 2 postpartalen Austauschtransfusionen bei schwerer Rh-Inkompatibilität. Hyperbilirubinämie bis zu 40 mg/dl

8.6 Fokales Hirnödem toxischer Genese

Charakteristische sonographische Veränderungen bei toxischen Gewebeschäden im Frühstadium von neurodegenerativen Erkrankungen oder Organoazidurien sind nicht bekannt. Im Spätstadium einer neurodegenerativen Erkrankung kann außer einer inneren und äußeren Hirnatrophie das Bild einer diffusen kleinfleckigen Echogenitätsvermehrung im Bereich beider Großhirnhemisphären vorliegen. Bei Neugeborenen mit exzessiver Hyperbilirubinämie wurden in den ersten Lebenstagen schalenförmige, unregelmäßig konfigurierte, reversible Echogenitätsvermehrungen im Bereich der Stammganglien zwischen Thalamus und Globus pallidus gesehen (Abb. 8.7). Computertomographisch fand sich hierzu kein Korrelat. Der früher nach Kernikterus häufige Status marmoratus mit multiplen Nekrosen der Stammganglien wird nach Einführung der Phototherapie und Austauschtransfusion nicht mehr beobachtet. Sonographische Untersuchungen bei Neugeborenen mit postnataler Hypoglykämie zeigen außer einem fokalen oder generalisierten Hirnödem keine spezifischen Besonderheiten.

8.7 Periventrikuläre Leukomalazie

Diese häufige Sonderform einer umschriebenen Hirnparenchymschädigung tritt besonders bei Frühgeborenen und bei Neugeborenen nach perinataler Asphyxie auf. Ursache ist eine relative Verminderung der Durchblutung des periventrikulären Marklagers. Hiervon ist v. a. der Bereich der Cella media und der Hinterhörner der Seitenventrikel betroffen. Sonographisch findet sich anfangs eine streifige, z. T. strahlenförmige Echogenitätsvermehrung um die Seitenventrikel (Abb. 8.8). Dies läßt sich am besten koronar und im halbaxialen sagittalen Schnitt nachweisen (Abb. 8.4, 8.5).
Die Abgrenzung von den physiologischen periventrikulären Reflexionsvermehrungen ist besonders bei Frühgeborenen in den ersten Lebenstagen nicht möglich und kann nur durch kurzfristige Verlaufskontrollen innerhalb von 2–4 Wochen unterschieden werden.
Eine periventrikuläre Leukomalazie ist wahrscheinlich, wenn

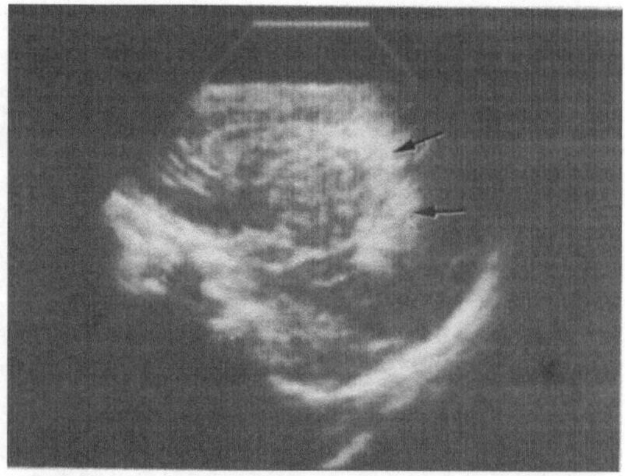

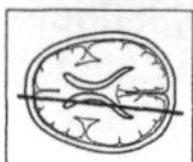

Abb. 8.8. Verstärkte streifige Reflexionsvermehrung um das linke Hinterhorn (→). Frühgeborenes der 34. Schwangerschaftswoche, 1. Lebenstag, schwere Streptokokken-B-Sepsis

- die periventrikuläre Echogenitätserhöhung persistiert,
- im Hirnparenchym, besonders subendymal, kleine Nekrosen auftreten (Abb. 8.9 a–c),
- zusätzlich Hirnparenchymblutungen in Form kräftiger Reflexionen nachweisbar sind.

Die Abgrenzung der als Normvariante bekannten subependymalen Zysten sowie ein Zustand nach subependymaler Blutung kann schwierig sein. Hierbei hat sich besonders der Einsatz hochfrequenter Schallköpfe (5–7,5 MHz) bewährt.
Nach den bisherigen Erfahrungen ist die Prognose eines Säuglings mit periventrikulärer Leukomalazie in bezug auf die Entwicklung neurologischer Defekte ungünstiger als die einer kleinen subependymalen Hirnblutung.

8.8 Generalisiertes Hirnödem

Ein generalisiertes Hirnödem kann im Frühstadium mit der zweidimensionalen Sonographie allein nur verdachtsweise diagnostiziert werden. Hinweise können die in allen Abschnitten kollabierten Ventrikel, eine Echogenitätsverminderung des kortikalen Hirnwindungsreliefs, unscharfe Begrenzungen der Sulcusreflexionen und eine leichte, feinfleckige bis streifige Echogenitätsvermehrung des gesamten

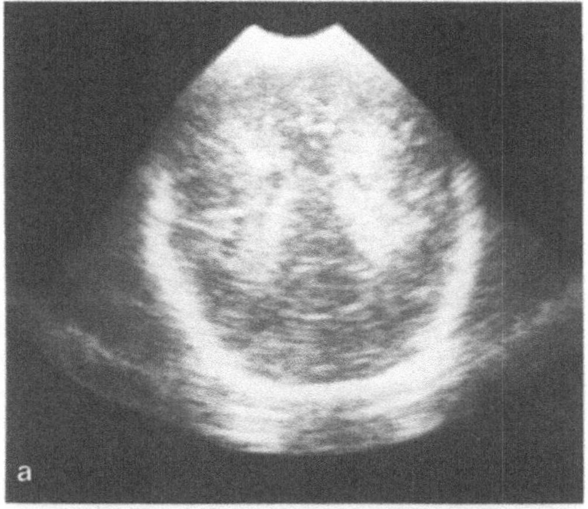

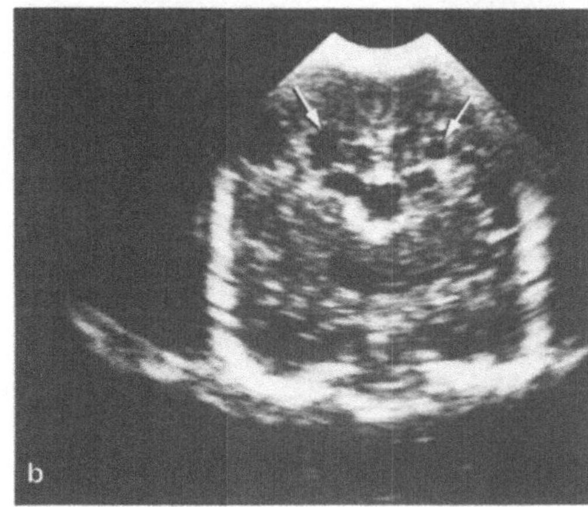

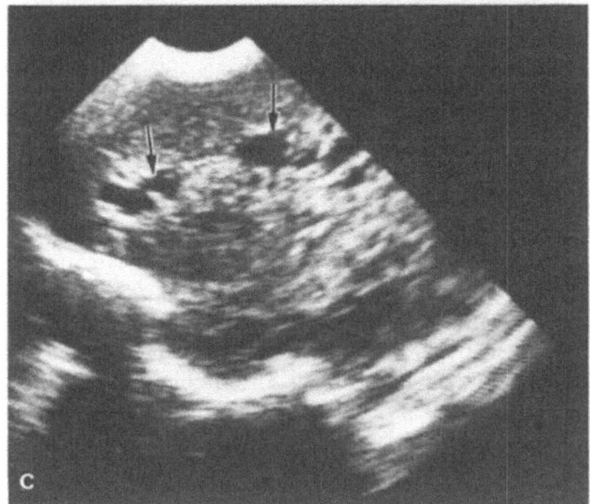

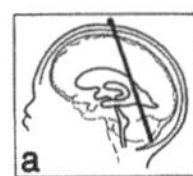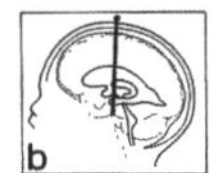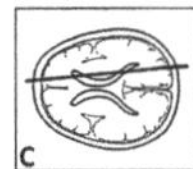

Abb. 8.9 a–c. Entwicklung einer periventrikulären Leukomalazie. Frühgeborenes der 32. Schwangerschaftswoche, Zustand nach peripartaler Asphyxie. *a* 5. Lebenstag. Deutlich vermehrte Echogenität um beide Hinterhörner. *b, c* 6. Lebenswoche. „Mottenfraßähnliche" Nekrose-Höhlen periventrikulär, besonders um die Vorder- und Hinterhörner

Marklagers sein. Die Pulsationen der großen Arterien sind kaum zu erkennen. Mit der Doppler-Sonographie kann zusätzlich die arterielle Durchblutung, z. B. der A. cerebri anterior, beurteilt werden (s. Kap. 13) (Abb. 8.10, 8.11).

Der Verdacht auf ein generalisiertes Hirnödem erfordert kurzfristige Verlaufsbeobachtungen. Die rasche Normalisierung der Ventrikelweite in den ersten Lebenstagen macht die Diagnose eines Hirnödems fragwürdig. Eine äußere und/oder innere Hirnatrophie, die sonographisch besonders im Bereich des Interhemisphärenspaltes und der Vorderhörner zu erkennen ist, kann auf ein vorausgegangenes Hirnödem hinweisen. Erste Zeichen der Hirnatrophie infolge einer peripartalen Asphyxie sind ungefähr nach 10–14 Tagen zu erwarten. Demaskiert sich die Atrophie bereits früher, muß auch an eine länger zurückliegende intrauteri-

ne Hypoxie gedacht werden, besonders dann, wenn die sonographisch dargestellten Kriterien des Hirnödems nicht dem klinischen Bild entsprochen haben.

Eine homogene Echogenitätsvermehrung des gesamten Hirnparenchyms (Abb. 8.12), sekundäre Blutungen, die Ausbildung von echoarmen Zonen, besonders periventrikulär und subkortikal als Hinweis für Nekrosen, sind ein prognostisch ungünstiges Zeichen.

Eine schematische Darstellung der verschiedenen beschriebenen Ödemformen findet sich in Abb. 8.14.

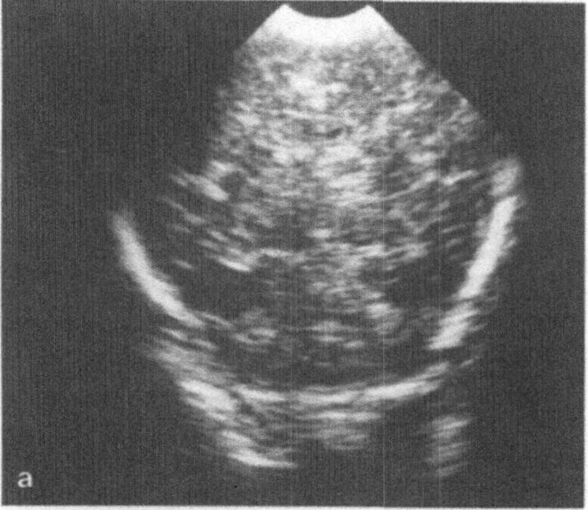

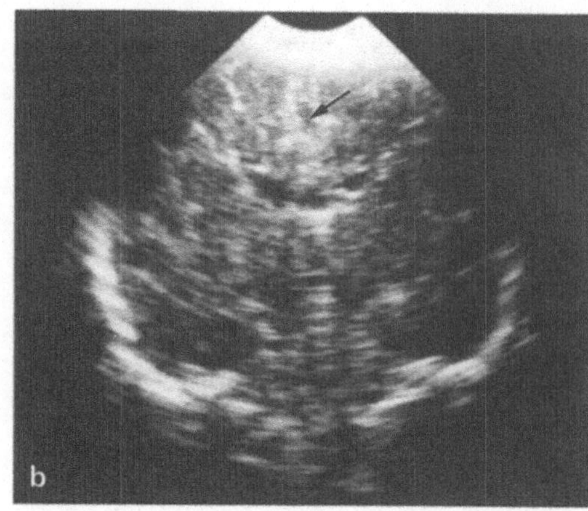

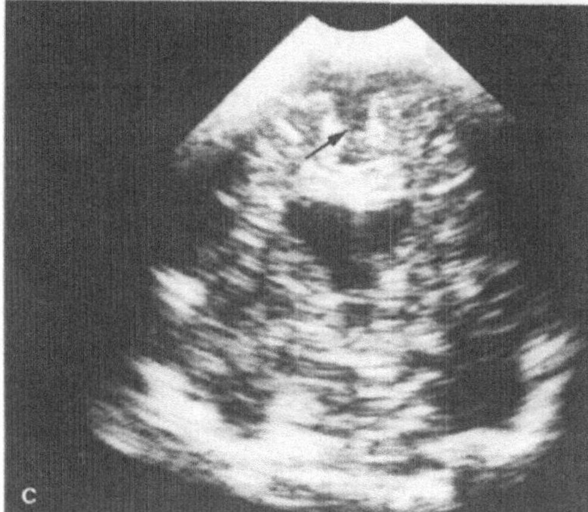

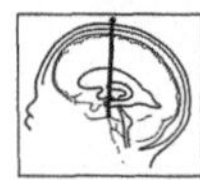

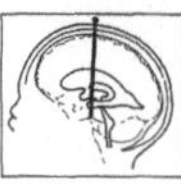

Abb. 8.10. Generalisiertes Hirnödem bei reifem Neugeborenen mit schwerer intrapartaler Asphyxie, Apgar-Wert 1,2 und 6 nach 1,3 und 10 min. *a* 2. Lebenstag. Komprimiertes Ventrikelsystem, diffus vermehrte Reflexionen im Bereich des gesamten Hirnparenchyms, verminderte Gefäßpulsationen. *b* 10. Lebenstag. Normal weite, aber unregelmäßig begrenzte Seitenventrikel, abnorm echogenes Hirnparenchym mit unscharfer Kontur des Interhemisphärenspaltes (→). *c* 10. Lebenswoche. Ausgeprägte mehr äußere als innere Hirnatrophie (→) des gleichen Patienten. Schwere statomotorische Retardierung, BNS-Krampfleiden

Abb. 8.11 s. S. 113

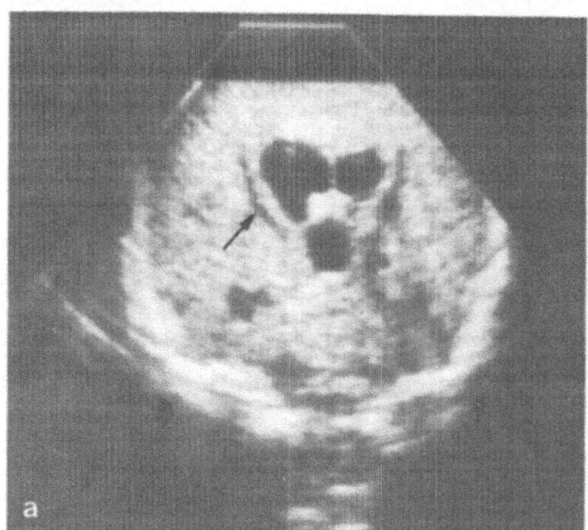

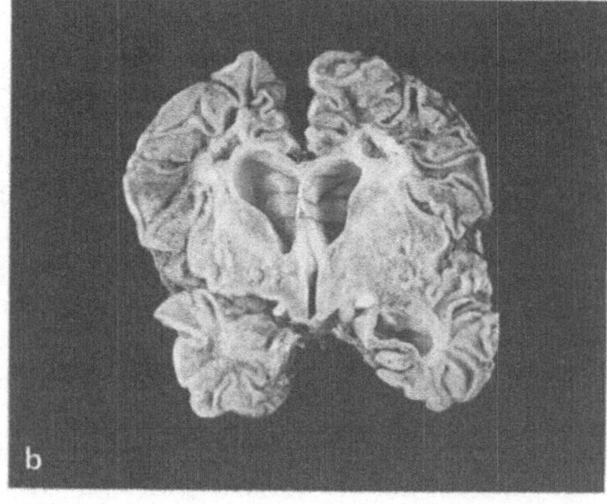

Abb. 8.12. *a* Schwerste hypoxische Enzephalopathie mit völliger Parenchymzerstörung, periventrikulären Nekrosen (→) und deutlicher Ventrikelauswei-tung. *b* Pathologisch-anatomisches Bild des gleichen Patienten

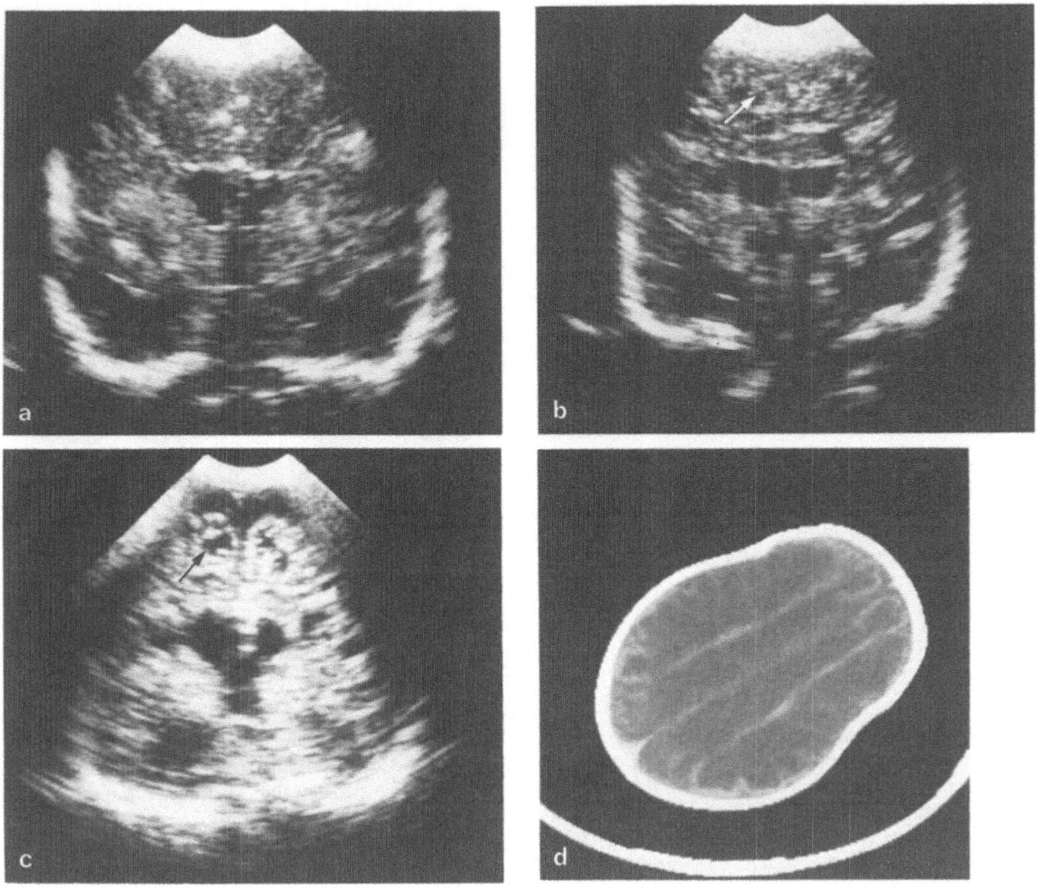

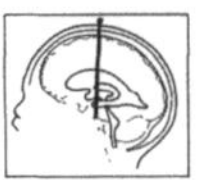

Abb. 8.11. a Schwere hypoxische Enzephalopathie. Dystrophes, übertragenes Neugeborenes, 10. Lebenstag. Diffuse fleckig betonte Reflexionsvermehrung des Hirnparenchyms, verminderte Abgrenzung des Interhemisphärenspaltes, unregelmäßig begrenzte Seitenventrikel. **b** Beginnende Ausbildung porenzephaler Zysten im Bereich beider Großhirnhemisphären (→). 30. Lebenstag. **c** Zunehmende äußere und innere Hirnatrophie mit ausgeprägter Porenzephalie beider Hemisphären (→). 4. Lebensmonat. Schwerste globale Retardierung. **d** Computertomogramm des gleichen Patienten mit ausgedehnten hypodensen Arealen

8.9 Zusammenfassung

Die Diagnose eines fokalen und/oder generalisierten Hirnödems kann bisher bei einer einzelnen sonographischen Untersuchung allenfalls vermutet werden. Kurzfristige Verlaufsuntersuchungen erlauben eine wesentlich bessere Aussage, besonders bei zusätzlicher Anwendung der Doppler-Sonographie. Es ist zu erwarten, daß die in diesem Kapitel besprochenen heterogenen morphologischen Befunde mit neuen Untersuchungsmethoden noch weiter differenziert werden können. Vergleichende Untersuchungen mit der Röntgencomputertomographie, der Kernspincomputertomographie und der Positronenemissionstomographie sowie den Techniken der Neuropathologie lassen eine weitere Aufklärung erwarten. Bereits heute müssen aber die sekundären sonographischen Zeichen einer hypoxischen Hirnschädigung, insbesondere innere und äußere Hirnatrophie, Nekrosen, Porenzephalie und große Blutungen, als prognostisch ungünstige Zeichen angesehen werden.

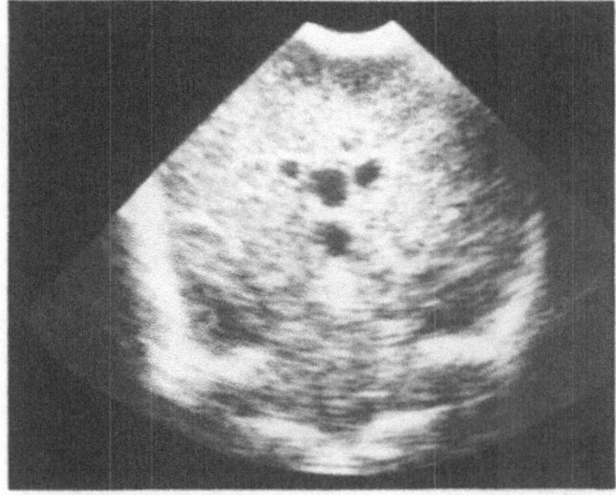

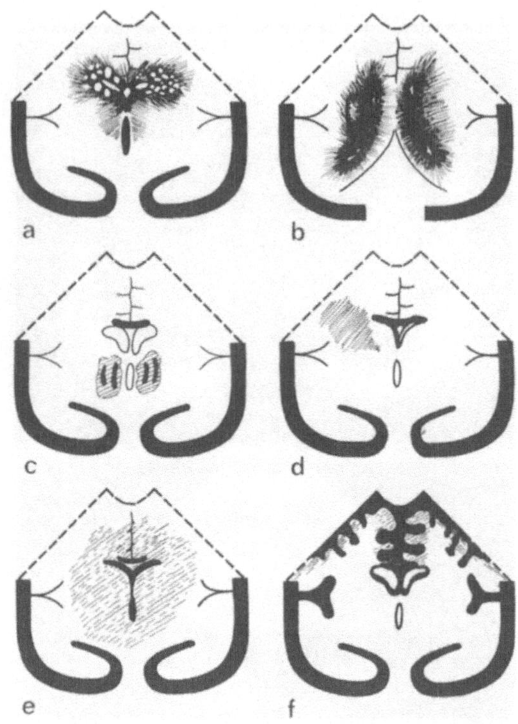

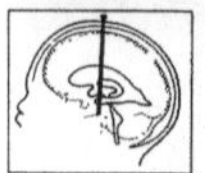

Abb. 8.13. Generalisiertes, schwerstes Hirnödem bei 10 Tage altem, reifem Neugeborenen mit Zustand nach schwerer peripartaler Asphyxie. Sonographisches „bright brain", abgerundetes Ventrikelsystem, großes Cavum septi pellucidi

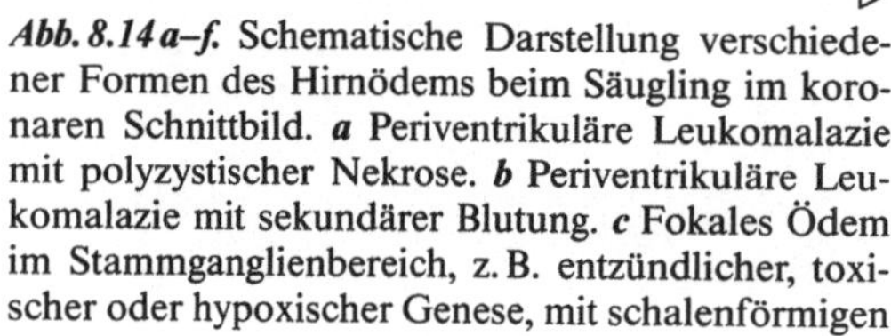

▷

Abb. 8.14 a–f. Schematische Darstellung verschiedener Formen des Hirnödems beim Säugling im koronaren Schnittbild. *a* Periventrikuläre Leukomalazie mit polyzystischer Nekrose. *b* Periventrikuläre Leukomalazie mit sekundärer Blutung. *c* Fokales Ödem im Stammganglienbereich, z. B. entzündlicher, toxischer oder hypoxischer Genese, mit schalenförmigen Verkalkungen. *d* Ischämischer Infarkt im subkortikalen Marklager. *e* Generalisiertes Hirnödem mit komprimierten Ventrikelsystem, vermindert dargestelltem Interhemisphärenspalt und diffuser Reflexionsvermehrung des gesamten Hirnparenchyms. *f* Bakterielle Meningitis mit entzündlich bedingtem kortikalem Ödem

Literatur

Armstrong D, Norman MG (1974) Periventricular leucomalacia in neonates. Complications and sequelae. Arch Dis Child 49: 367–375

Dykes FD, Ahmann PA, Lazzara A (1982) Cranial ultrasound in the detection of intracranial calcifications. J Pediatr 100: 406–408

Fitzhardinge PM, Flodmark O, Fitz CR, Ashby S (1981) The prognostic value of computed tomography as an adjunct to assessment of the term infant with postasphyxial encephalopathy. J Pediatr 99: 777–781

Flodmark O, Becker LE, Harwood-Nash DC, Fitzhardinge PM, Fitz CR, Chuang SH (1980) Correlation between computed tomography and autopsy in premature and full-term neonates that have suffered perinatal asphyxia. Radiology 137: 93–103

Groneck P, Bliesener JA (1982) Posthämorrhagischer Hydrozephalus und periventrikuläre zerebrale Atrophie bei Frühgeborenen mit einem Geburtsgewicht von 1500 g und weniger. Bestimmung der Inzidenz durch die Schädelsonographie. Monatsschr Kinderheilkd 130: 825–829

Hill A, Melson GL, Clark HB, Volpe JJ (1982) Hemorrhagic periventricular leukomalacia: Diagnosis by real-time ultrasound and correlation with autopsy findings. Pediatrics 69: 282–284

Hill A, Martin DJ, Daneman A, Fitz CR (1983) Focal ischemic cerebral injury in the newborn: Diagnosis by ultrasound and correlation with computed tomographic scan. Pediatrics 71: 790–793

Kotlarek F, Sturm KW, Zeumer H, Brüll D (1982) Zur Problematik der hypoxiebedingten periventrikulären Dichteminderung im Computertomogramm von Neonaten. Klin Pädiat 194: 335–342

Levene MI, Wigglesworth JS, Dubowitz V (1983) Haemorrhagic periventricular leukomalacia in the neonate: A real-time ultrasound study. Pediatrics 71: 794–797

Manger MN, Feldman RC, Brown WJ, Mitchell LS, Waffarn F, Shields WD (1984) Intracranial ultrasound diagnosis of neonatal periventricular leukomalacia. J Ultrasound Med 3: 59–63

Martin DJ, Hill A, Fitz CR, Daneman A, Havill DA, Becker LE (1983) Hypoxic/ischaemic cerebral injury in the neonatal brain. Pediatr Radiol 13: 307–312

Pfister-Goedeke L, Boltshauser E (1982) Postnatale Entwicklung einer multilokulären zystischen Enzephalopathie beim Neugeborenen. Ultraschall-Verlaufskontrolle multipler Hirninfarkte. Helv Paediatr Acta 37: 59–65

Straßburg H-M, Pringsheim W, Bohlayer R (1982) Diagnostik generalisierter und fokaler Hirnödeme mittels der Duplex-Scan-Technik beim Neugeborenen. In: Dudenhausen JW, Saling E (Hrsg) Perinatale Medizin, Bd IX. Thieme, Stuttgart New York, S 343–344

9 Intrakranielle Infektionen

9.1 Konnatale Infektionen

Infektionen des Zentralnervensystems in der Fetalperiode können unterschiedliche Defekte verursachen. Insbesondere bei konnataler Toxoplasmose, Zytomegalie, Röteln oder Lues sind morphologisch erkennbare Veränderungen zu erwarten (Abb. 9.1). Neben einer häufig symmetrisch ausgebildeten Ventrikelerweiterung unterschiedlicher Ausdehnung infolge Gewebeuntergang kann eine diffuse oder umschriebene äußere Hirnatrophie mit deutlicher Erweiterung des Interhemisphärenspaltes und einer Abflachung der Gyrierung resultieren. Zusätzlich liegt dann meist eine mikrozephale Kopfkonfiguration vor.

Toxoplasmose- (Abb. 9.2) und Zytomegalieinfektionen während der Gravidität können überdies zu einer Meningoenzephalitis mit Parenchymnekrosen, Gliaproliferationen und Kalzifikationen führen (Abb. 9.1); mitunter zeigen sich auch spangenförmige periventrikuläre Verkalkungen, die perlschnurartig aufgereiht erscheinen können.

Neben homogenen, reflexreichen Zonen werden herdförmige, helle echoreiche Areale mit nachfolgendem Schallschatten beobachtet.

Das sonographische Korrelat nach abgelaufener Ventrikulitis zeichnet sich durch besonders breite echoreiche Ventrikelgrenzen aus (vgl. Abb. 9.3). Neben porenzephalen Defekten finden sich besonders bei der Zytomegalie im Bereich des Nucleus caudatus einzelne Zonen vermehrter Echogenität. Eine sonographische Differenzierung der einzelnen genannten zerebralen intrauterinen Infektionen gelingt jedoch nicht. Je länger die Infektion zurückliegt, um so uncharakteristischer erscheinen die so-

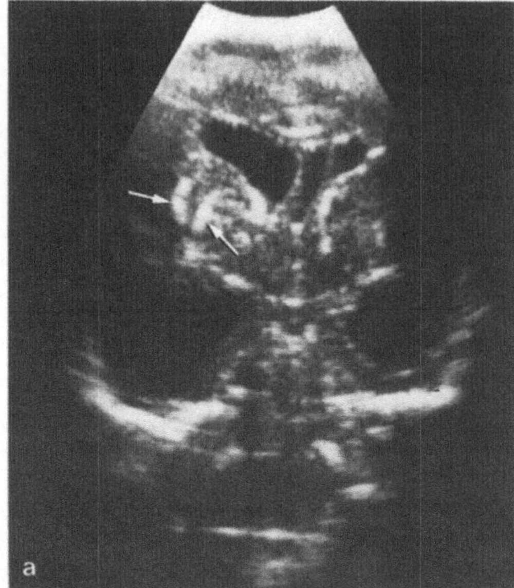
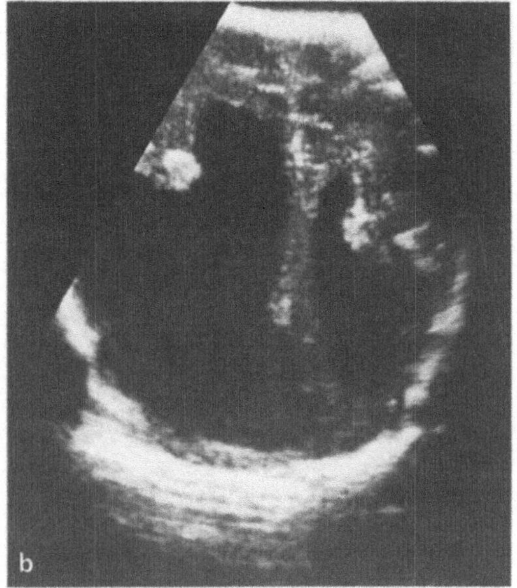

▷

Abb. 9.1 a, b. Männliches Neugeborenes mit konnataler Toxoplasmose. Asymmetrische Ventrikelerweiterung. Im Bereich der Strukturen des Nucleus caudatus zeigen sich einzelne spangenförmige Verkalkungen (→), röntgenologisch nicht nachweisbar

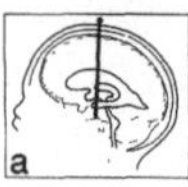
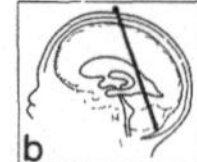

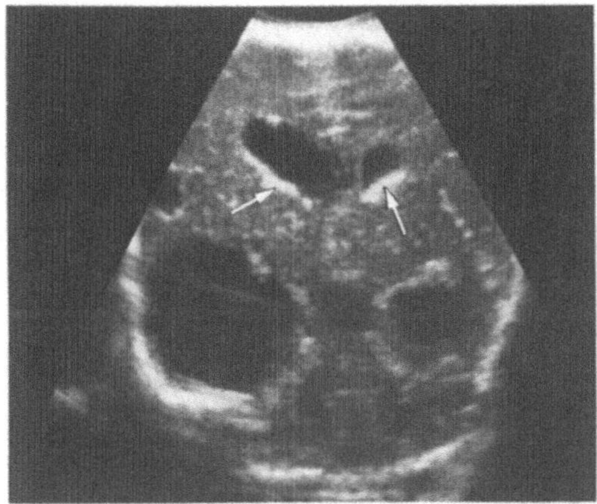

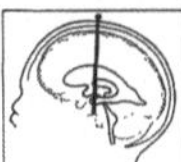

Abb. 9.2. Konnatale Toxoplasmose bei einem Neugeborenen. Asymmetrische Ventrikelerweiterung. Kalzifikationen am Ventrikelboden auf beiden Seiten, gekennzeichnet durch echoreiche, schmale Linien (→)

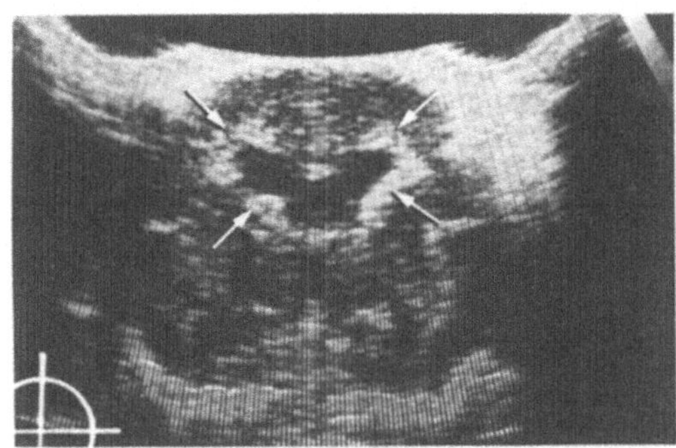

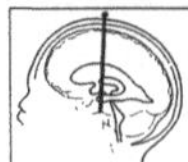

Abb. 9.3. Bakterielle Meningitis und Ventrikulitis eines Frühgeborenen der 36. Schwangerschaftswoche. Bereits erhebliche Ventrikelerweiterung. Besonders echoreiche Randbegrenzung des Ventrikelsystems (→)

nographischen Befunde. Die sonographischen Zeichen der akuten Infektion sind im Kap. 8 näher behandelt.

9.2 Meningitis

Die bakterielle Meningitis ist immer als Meningoenzephalitis aufzufassen, wobei die Entzündung keine regelmäßige Verteilung aufweist. Neben einem überwiegenden Befall der

Hemisphärenhaube kann auch die Basis des Großhirns und besonders das Ventrikelsystem von der Entzündung betroffen sein. Die Häufigkeit einer Meningitis wird für reife Neugeborene mit 2 pro 10000 Fällen und für Frühgeborene mit 20 pro 10000 Fällen angegeben (Overall 1970). Neben der klinischen Diagnostik (charakteristischer Befund der Lumbalpunktion, klinische Zeichen, Fieber, Blutbildveränderungen, EEG) wurde bisher in der bildgebenden Diagnostik die Computertomographie zum Ausschluß eines Abszesses oder eines subduralen Empyems eingesetzt.

Die bakterielle Meningitis in der Neonatalperiode ist meist von einer Ventrikulitis begleitet (Hill et al. 1981). Sie wird für die noch immer schlechte Prognose der Neugeborenenmeningitis verantwortlich gemacht und bereits in der ersten Phase der Meningitis beobachtet. Im Rahmen der Bakteriämie können septische Absiedelungen auftreten, wobei die Bakterien über den Plexus chorioideus in den Ventrikelraum eindringen und sich zusätzlich über den Subarachnoidalraum im Liquorsystem ausbreiten. Die Ventrikel können als therapeutisch schwer zugängliches Reservoir der Bakterien angesehen werden. Der Verdacht auf eine Ventrikulitis konnte bisher nur durch eine Ventrikelpunktion bestätigt werden. Strukturelle Veränderungen der Entzündung und der Ventrikelgrenzen wurden bisher im Computertomo-

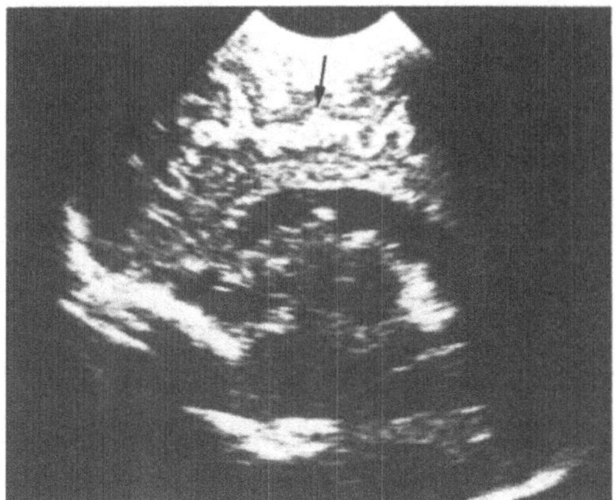

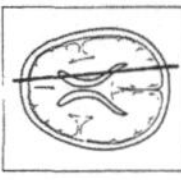

Abb. 9.4. Abakterielle Meningitis eines 5 Monate alten Säuglings. Geringfügige Erweiterung des Ventrikelsystems und besonders ausgeprägte echoreiche Formation des Gyrus cinguli (→)

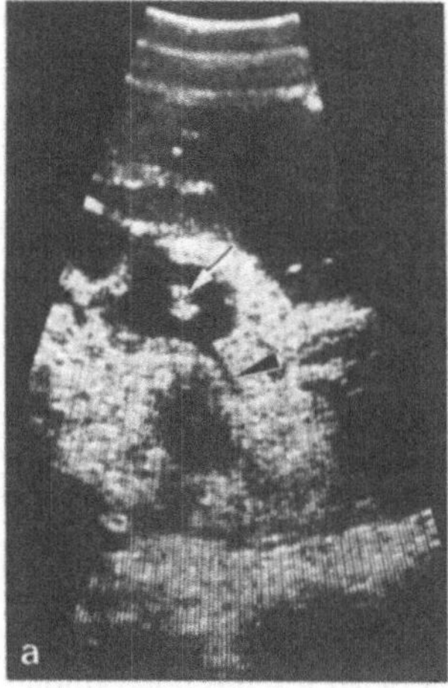 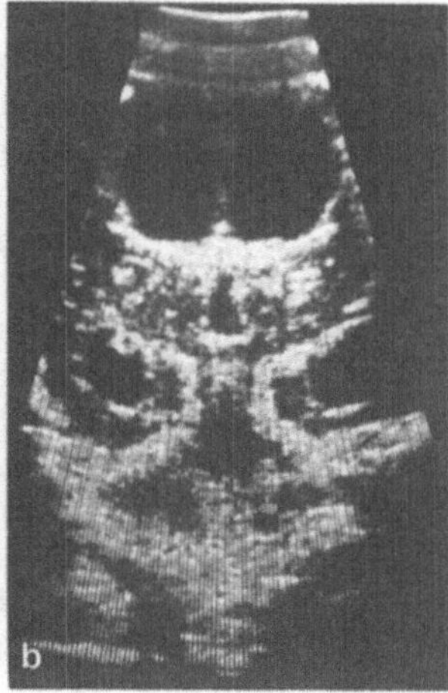

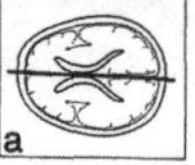 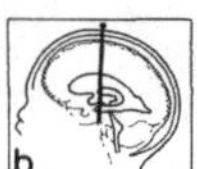

Abb. 9.5 a, b. Frühgeborenes der 34. Schwangerschaftswoche, 12. Lebenstag. Bakterielle Meningitis. Echoreiche Ventrikelgrenzen und Erweiterung des III. Ventrikels. Prominente Massa intermedia (→). In Fortsetzung des abführenden Liquorweges zeigt sich die Unterbrechung des Aquädukts im Sagittalschnitt (▶)

gramm oder aber erst bei der Obduktion nachgewiesen.

Sonographisch lassen sich bei der Meningitis Veränderungen nicht nur an den Meningen feststellen. Während sich die Hirnhäute normalerweise nicht oder allenfalls zart abbilden, weisen sie bei einer Meningitis aufgrund der vermehrten Durchblutung und der entzündlichen Infiltrate sowie der Kapillarerweiterung der Hirnhäute als auch der Hirnrinde eine erhebliche Verbreiterung und Vermehrung der Echogenität auf (Abb. 9.4). Besonders auffällig kommen diese Veränderungen im Bereich des Interhemisphärenspaltes und der Fissura Sylvii zur Darstellung. Selten kommt es zur Ausbildung von Abszessen oder Pseudozysten nach Nekrosen.

Eine Verbreiterung der pathologisch echoreichen, oft bandförmig imponierenden Ventrikelgrenzen läßt eine Ventrikulitis annehmen (Abb. 9.5). Intraventrikulär zeigt eine diffuse Echogenitätsvermehrung eine ausgeprägte Leukozyten- oder Eiweißvermehrung an. Die sonographisch zu beobachtenden Veränderungen korrelieren mit dem pathologisch-anatomisch nachweisbaren Exsudat und den entzündlichen ependymalen Veränderungen (Hill et al. 1981). Mit einer Verbreiterung der Ependymstrukturen ist insbesondere in der ersten Erkrankungswoche zu rechnen. Eiter im Ventrikelsystem kann zu einem echoreichen, lageabhängig nachweisbaren Niederschlag führen. Infolge der Entzündung kommt es zu Verklebungen, z. B. des Aquäduktes oder der Forami-

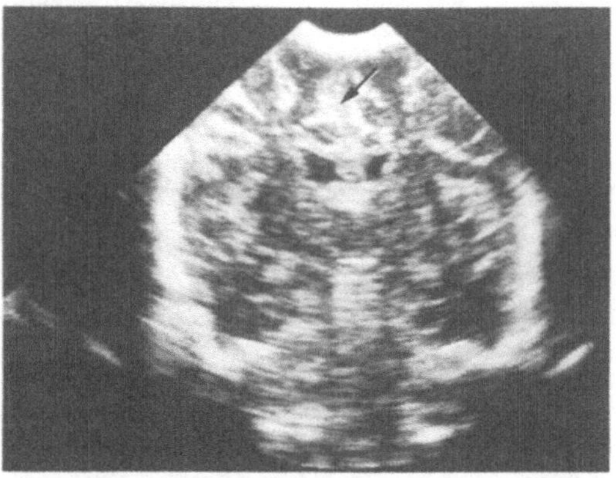

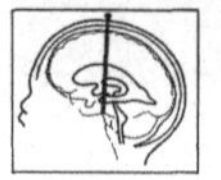

Abb. 9.6. 3 Wochen altes Neugeborenes mit bakterieller Meningitis. Ventrikelweite normal. Besondere Prominenz der Gyrierung und geringe Verbreiterung des Interhemisphärenspaltes (→). Die echoreichen Zonen weisen auf eine Enzephalomeningitis hin

na, durch Membranbildung. Die rasche Ausbildung eines Hydrocephalus occlusus ist die Folge (Abb. 9.5, 9.7).

Von der zweiten Woche der Erkrankung an lassen sich in den Ventrikeln als Hinweise für die Organisationsphase Pseudomembranen aus Zelldetritus und Fibrin erkennen. Sonographisch finden sich dann helle, feingliedrige, das Ventrikellumen durchziehende, teils septenartige Formationen (Abb. 9.8). Im Computertomogramm lassen sich derartige Veränderungen, die auf eine Beteiligung der ventrikulären Strukturen hinweisen können, schlechter

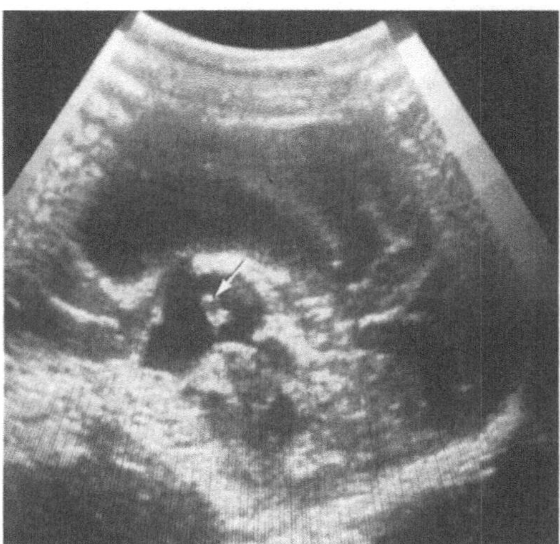

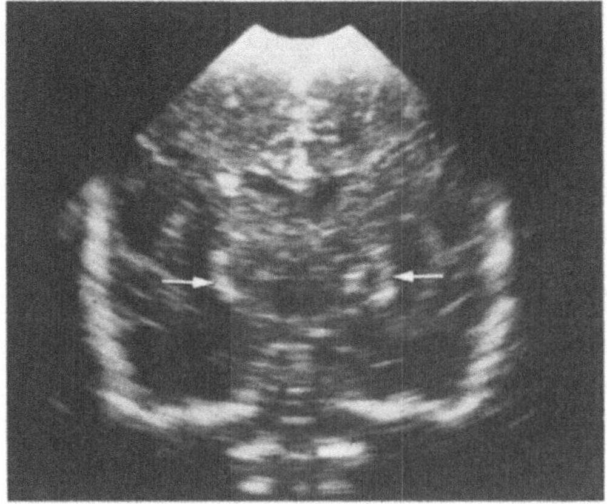

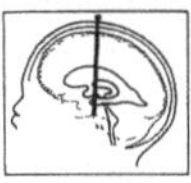

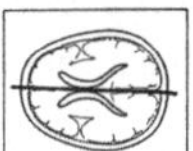

Abb. 9.7. 2,5 Monate alter Säugling mit bakterieller Meningitis und Zustand nach Hirnblutung. Besonders charakteristisch ist die echoreiche Begrenzung des III. Ventrikels und die prominente Massa intermedia (→). III. Ventrikel bereits erheblich erweitert

Abb. 9.9. 6 Monate alter Säugling mit konnataler Zytomegalie. Als Restzustand nach abgelaufener Infektion zeigen sich echoreiche, bogenförmig verlaufende Zonen entlang der Kerngebiete (→) und des lateralen rechten Seitenventrikels

darstellen. Der Einsatz der Sonographie ist notwendig, um frühzeitig einen Hinweis für einen Verschluß der abführenden Liquorwege zu erhalten (Abb. 9.5). Aufgrund rein morphologischer Gesichtspunkte kann im Anfangsstadium die Abgrenzung einer Ventrikulitis gegen eine subependymale oder geringfügige ventrikuläre Einblutung schwierig sein. Bei Berücksichtigung der klinischen Parameter sollte jedoch die Einordnung gelingen.

Die abakterielle Meningoenzephalitis weist gleichartige sonographische Muster an den Meningen auf, wobei die Intensität der Veränderung jedoch geringer ausgeprägt ist (z. B. Begleitmeningitis bei generalisiertem Virusinfekt).

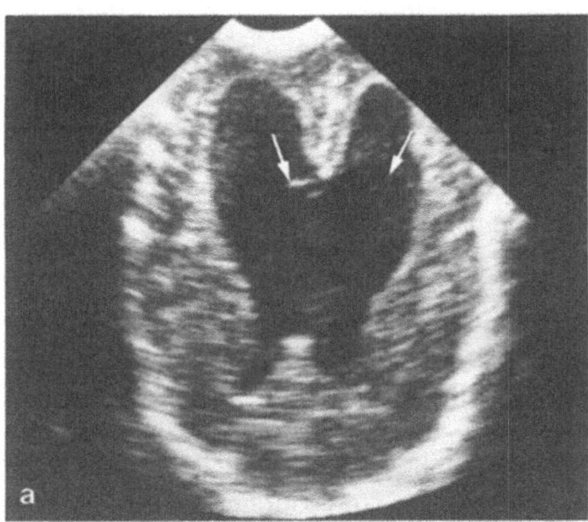

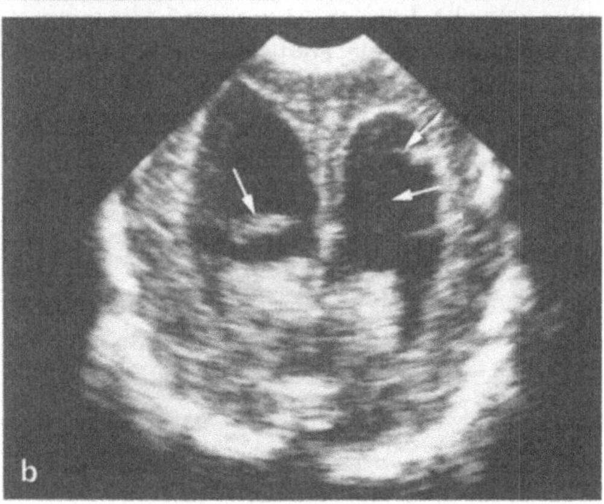

◁

Abb. 9.8 a, b. 2 Wochen alter, weiblicher Säugling mit bakterieller Meningitis und Ventrikulitis. *a* Erweiterung des Ventrikelsystems und multiple feinverteilte Echoreflexe im Ventrikellumen (→) als Hinweis für eine Ventrikulitis. *b* Als Zeichen der Organisation finden sich eine Woche später lamelläre echoreiche, schmale Zonen (→), die das Ventrikellumen durchziehen. Zunahme der Ventrikelweite gegenüber dem Vorbefund

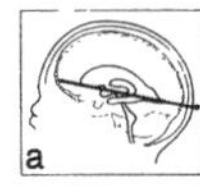

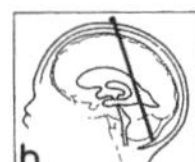

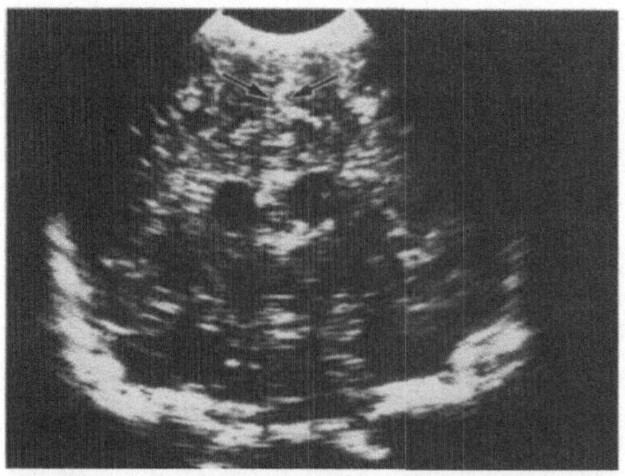

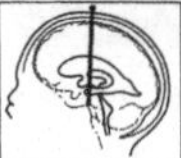

Abb. 9.10. Abakterielle Meningitis eines 5 Monate alten Säuglings mit besonders echoreicher Falx cerebri (→) und der anliegenden Hirnstrukturen als Hinweis für eine Mitbeteiligung. Abgerundetes Ventrikelsystem

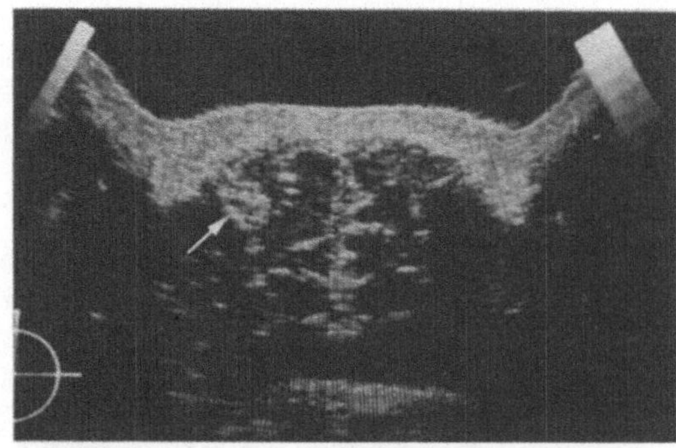

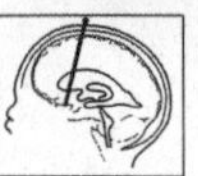

Abb. 9.11. 4 Monate alter Säugling mit bakterieller Meningitis. Entwicklung eines kleinen rindennahen Hirnabszesses als echoreiche Raumforderung mit schmalem perifokalem Randsaum, der echofrei erscheint. Geringfügige Erweiterung des Ventrikelsystems (→). In der koronaren Schnittführung Verplumpung der lateralen Ventrikelanteile. Besonders echoreiche und geringfügig verbreiterte Falx cerebri

Zusätzlich ist auch hier damit zu rechnen, daß eine diffuse oder lokale Echogenitätsvermehrung des Hirngewebes eine ausgedehntere parenchymatöse Beteiligung anzeigt (Abb. 9.10). Ausgedehnte Granulombildung kann auftreten mit echoreichen umschriebenen Anteilen und nachfolgender Einschmelzung mit porenzephalen Defekten bei mykotischer Ventrikulitis nach Shuntinfektionen mit Candida albicans.

9.3 Hirnabszeß

Hirnabszesse werden postoperativ, bei bakterieller Sepsis, Herzfehlern mit Rechts-links-Shunt, Endokarditis, Sinusthrombose bei Orbitaphlegmone oder im Rahmen einer Otitis bzw. Mastoiditis beobachtet. Nur selten wird in der Literatur über Hirnabszesse im Neugeborenen- und Säuglingsalter berichtet. Dies mag seine Ursache darin haben, daß die frühzeitige und hochdosierte antibiotische Therapie die Entstehung bzw. die volle Ausbildung von Abszessen verhindert. Tritt ein Hirnabszeß auf, so wird in 30% der Fälle der Frontallappen, nächsthäufig der Temporallappen betroffen. Die sonographische Differenzierung von Mikroabszessen bei bakterieller Meningitis erweist sich als äußerst schwierig. Die Veränderungen können im Frühstadium so geringfügig sein, daß sie dem Nachweis entgehen. Ein Hirnabszeß in der

Frühphase läßt sich als echoreiches Areal im Parenchym oder aber auch als umschriebene Zone am Boden eines Sulcus abgrenzen (Abb. 9.11). Die perifokale Ödemzone – gekennzeichnet als echoarmer Randsaum – erleichtert die Abgrenzung zum umgebenden Hirnparenchym. Je nach Lokalisation und Ausdehnung kann eine Kompression des Ventrikelsystems, eine Verlagerung der Mittelstrukturen, aber auch eine einseitig ausgeprägte Verformung von Ventrikelanteilen auftreten (Abb. 9.12). Die zentrale Einschmelzung im weiteren Verlauf zeigt eine typische Ringstruktur der teils flächig ausgebildeten Nekrosezonen und geht mit einer Verringerung der zunächst erhöhten Echogenität einher. Nach Ausheilung kann das sonographische Bild eine polyzystische Läsion zeigen, und ein echoreicher Randsaum die Demarkierung und Organisation des Prozesses anzeigen. Als Restzustand kann auch eine schmale, echoreiche Zone als Ausdruck einer gliösen Narbe zurückbleiben, die sich jedoch erst nach der Neugeborenenzeit ausbilden kann. Gelegentlich bildet sich der Abszeß zurück, ohne ein sonographisch nachweisbares Zeichen zu hinterlassen (beispielsweise bei Listerienmeningitis). Mykotische Abszesse können ein tumorähnliches Aussehen aufweisen (z. B. bei Kryptokokkose).

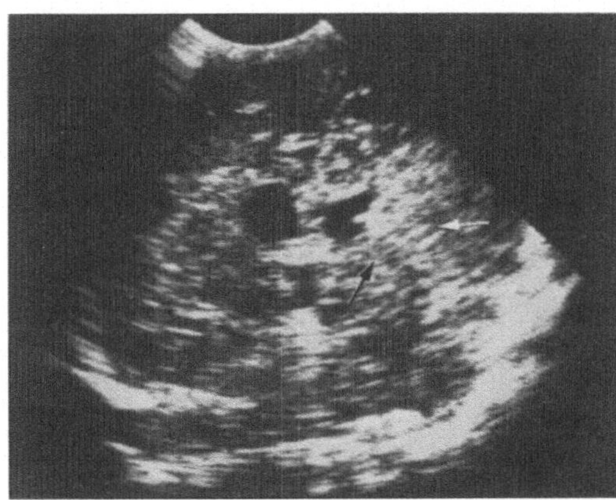

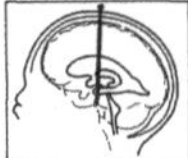

Abb. 9.12. Bakterielle Meningitis eines 5 Monate alten Säuglings. Abgerundetes Ventrikelsystem. Asymmetrie der Ventrikelgröße. Impression des Ventrikelbodens links durch ein echoreiches fokales Ödem (→)

9.4 Subdurales Empyem

Ein subdurales Empyem ist bevorzugt parietal oder frontopräzentral lokalisiert und meist die Komplikation einer bakteriellen Meningitis. Eine inadäquate antibiotische Therapie der Meningitis begünstigt das Auftreten dieser Komplikation. Hinweise können die persistierend positive Liquorkultur unter Behandlung, fortwährende Entzündungszeichen, schlechter Allgemeinzustand, Krämpfe sowie neurologische Herdzeichen oder eine Steigerung des intrakraniellen Drucks sein. Für die sonographische Diagnostik eines subduralen Empyems muß die oft schwierige Darstellung der Frontalregion und der Konvexität der Hemisphären bedacht werden. Im Anfangsstadium und bei noch geringer Ausprägung kann ein subdurales Empyem der sonographischen Diagnostik somit entgehen. Die Ausbildung einer begleiten-

den adhäsiven Arachnoiditis mit nachfolgendem Hydrocephalus externus, Arachnoidalzysten oder äußerer Atrophie kann im Verlauf zu einem erweiterten Interhemisphärenspalt wie auch zu betonten Sulci führen. Parallel zur Erweiterung des Interhemisphärenspaltes ist dann auch mit einer verbreiterten Flüssigkeitszone über der Konvexität der Großhirnhemisphäre zu rechnen. Das Empyem weist i. allg. eine höhere Echogenität als der Liquor auf. Die Abgrenzung zum serösen Subduralerguß ist damit gut möglich. Gegenüber dem subduralen Hämatom bzw. dem organisierten Subduralerguß ist eine Differenzierung aufgrund der morphologischen Befunde allein nicht, sondern nur im Zusammenhang mit den klinischen Parametern möglich. Durch eine Verminderung der Liquorresorptionsfläche während und im Zeitraum nach der Entzündung wird häufig auch die Ausbildung eines Hydrocephalus internus beobachtet.

Literatur

Dykes FD, Ahmann PA, Lazzara A (1982) Cranial ultrasound in the detection of intracranial calcifications. J Pediatr 100: 406–408

Harwood-Nash DC, Fitz CR (1976) Neuroradiology in infants and children. Mosby, St. Louis, pp 855–901

Hill A, Shackelford GD, Volpe JJ (1981) Ventriculitis with neonatal bacterial meningitis: Identification by realtime ultrasound. J Pediatr 99: 133–136

Horbar JD, Philip AGS, Lucey JF (1980) Ultrasound scan in neonatal ventriculitis. Lancet I: 976

Overall JC (1970) Neonatal bacterial meningitis: Analysis of predisposing factors and outcome compared with matched control subjects. J Pediatr 76: 499

Rosenberg HK, Levine RS, Stoltz K, Smith D, Stanford AN (1982) Meningitis – The value of real-time ultrasonic assessment. J Ultrasound Med [Suppl] 1: 37

Sutton DL, Ouvrier RA (1983) Cerebral abscess in the under 6 month age group. Arch Dis Child 58: 901–905

10 Hirntumoren

Hirntumoren sind im Säuglingsalter sehr selten. Die Prognose ist in erster Linie von der histologischen Diagnose und der Ausdehnung, aber auch von der frühzeitigen Erkennung und der exakten Lokalisation abhängig. Sonographisch wird in keinem Fall die genaue Artdiagnose eines Hirntumors festgestellt, sie kann bestenfalls vermutet werden. Viele Hirntumoren haben einen sehr unterschiedlichen Gewebeaufbau mit soliden Anteilen neben zystischen und nekrotischen Bezirken, selten auch Verkalkungen. Dies ergibt ein sehr unterschiedliches, z.T. buntes sonographisches Bild, das durch die sekundären, regressiven Veränderungen in der Regel stärker geprägt wird als durch den speziellen Zelltyp des Tumors.

Eine *sonographische Einteilung der Hirntumoren* aufgrund bisheriger Erfahrungen kann nach der primären Echotextur und Echogenität des Tumors, sekundären Tumorveränderungen, indirekten sonographischen Zeichen und dem Nachweis von Gefäßveränderungen erfolgen.

1. Hohe Echogenität haben einige solide Tumoren mit vielschichtigem Gewebeaufbau, wie das Plexuspapillom, das Riesenzellastrozytom bei tuberöser Hirnsklerose und das Meningiom. Auch das Ependymom und intrazerebrale Metastasen haben eine vermehrte Echogenität. Diese Tumoren zeigen z.T. ein charakteristisches Bild, z.T. können sie jedoch sonographisch schwer von Parenchymblutungen und entzündlichen Granulomen abgegrenzt werden (Abb. 10.1, 10.2).

2. Mäßig echoreich sind Tumoren, deren Gewebeaufbau mehr dem des Hirngewebes entspricht. Sie lassen sich direkt u.U. durch eine größere Inhomogenität nachweisen. Hierzu zählt v.a. das Astrozytom, z.B. das subkortikal, im Zwischenhirn oder Cerebellum gelegene pilozytische Astrozytom, das Gangliogliom und das Kraniopharyngeom. Hierbei muß differentialdiagnostisch besonders an ein fokales Hirnödem gedacht werden (Abb. 10.3–10.5).

3. Echoarm sind primär Geschwülste mit erhöhter Malignität, z.B. primitive neuroektodermale Tumoren und das Medulloblastom. Besonders hierbei findet sich jedoch sonographisch meist ein sehr buntes Bild mit allen regressiven Veränderungen, bedingt durch das rasche Tumorwachstum.

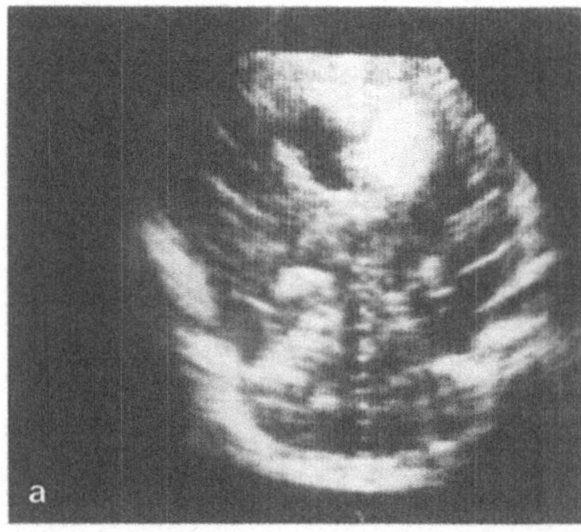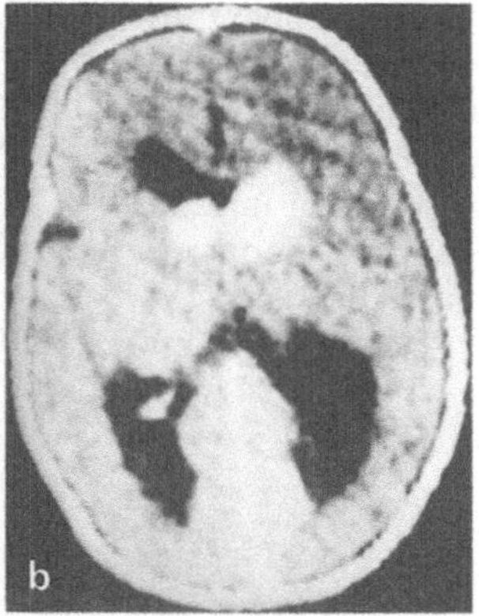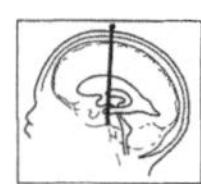

Abb. 10.1. *a* Großzelliges Riesenastrozytom im linken Seitenventrikel. 7 Monate alter Säugling mit tuberöser Hirnsklerose. *b* Computertomogramm des gleichen Säuglings

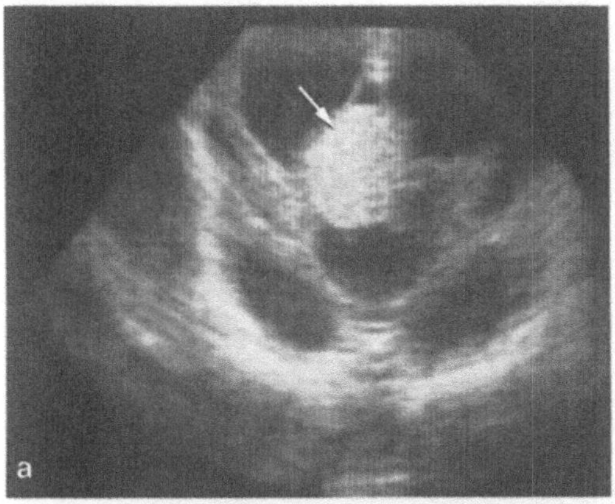

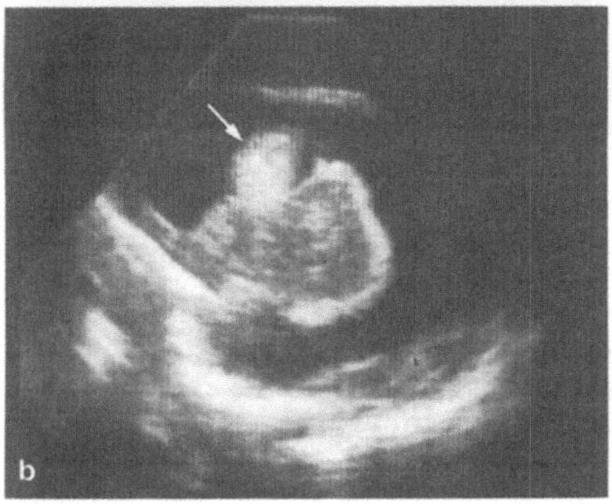

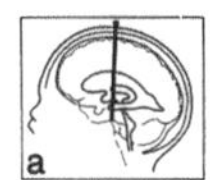
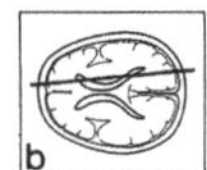

Abb. 10.2 a, b. Plexuspapillom (→), vom rechten Plexus chorioideus ausgehend, mit konsekutivem Hydrocephalus internus. 9 Monate alter Säugling

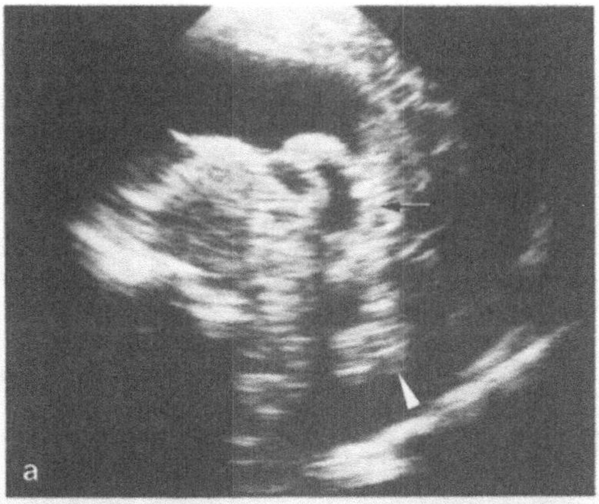

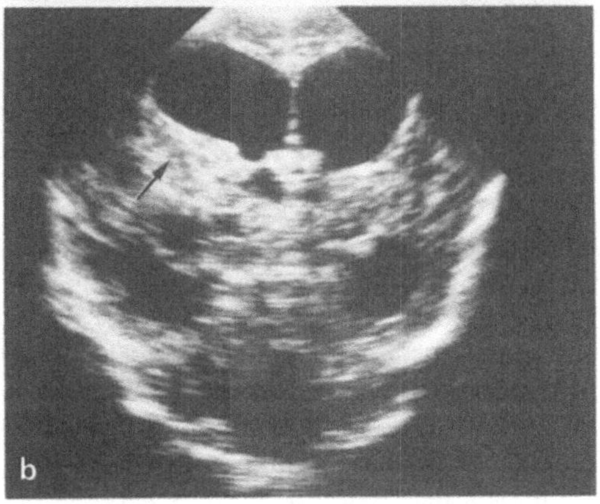

Abb. 10.3 a, b. Legende s. linke Spalte

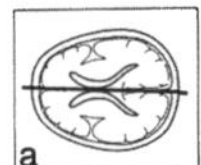
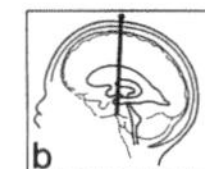

Δ

Abb. 10.3 a, b. Ausgedehnter, z.T. vermehrt echogener, z.T. zystischer Tumor im rechten Marklager (→), Mittelhirn- und Zwischenhirnbereich, bis zum Kleinhirn (▶) und auf die Gegenseite hin reichend. Histologisch Astrozytom Grad. II, 8 Monate alter Säugling

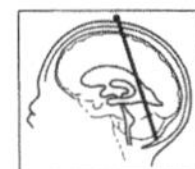

▷

Abb. 10.4. Ausgedehnter homogen echogener Tumor (→), der rechten Hemisphäre mit extremem Hydrocephalus internus (▶). Histologisch: Rhabdomyosarkom. 2 Wochen alter, klinisch dezerebrierter Säugling

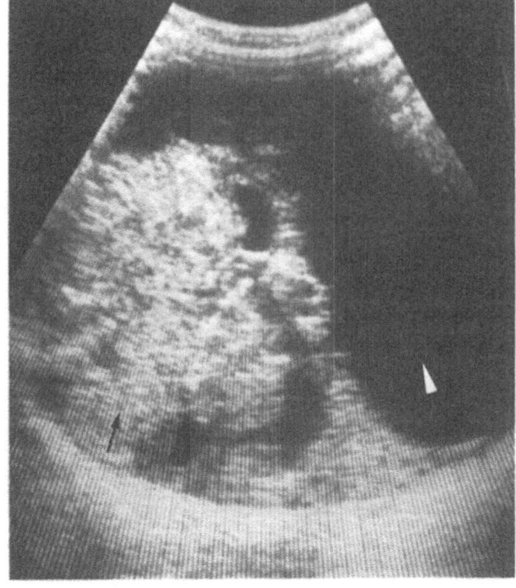

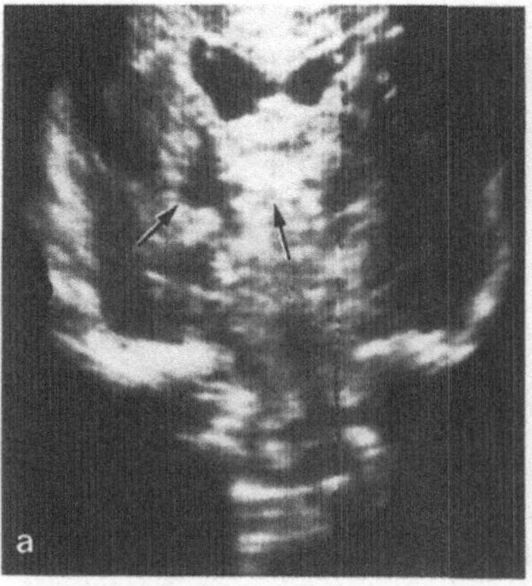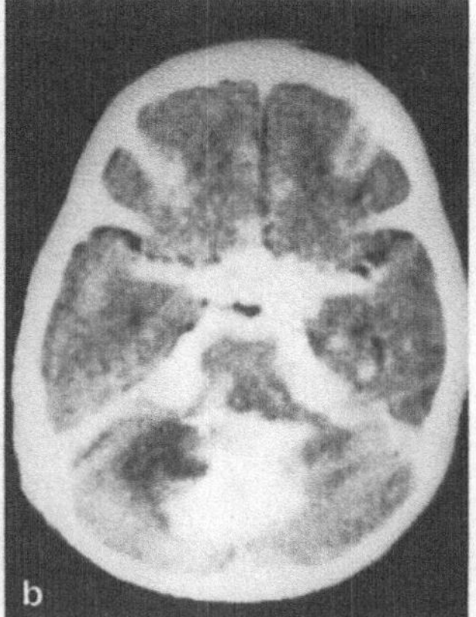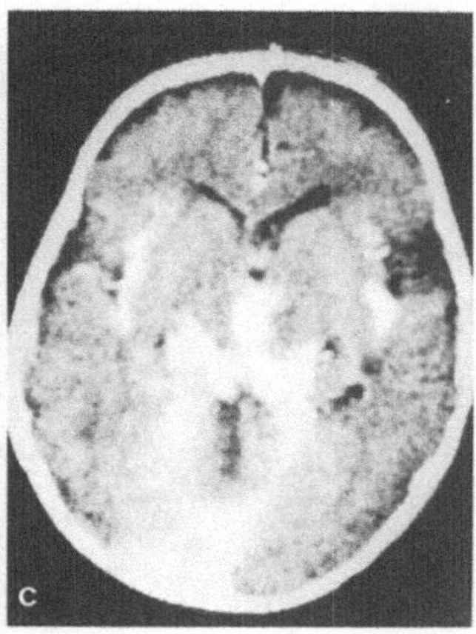

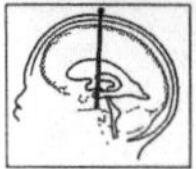 **Abb. 10.5. a** Diffus echogene Strukturen im Bereich des Mittel- und Zwischenhirns mit umgebenden Nekrosezonen (→)

b, c Im Computertomogramm mit Kontrast eindeutige Darstellung eines ausgedehnten, vom Kleinhirnwurm ausgehenden Tumors. Histologisch: Medulloblastom. 10 Monate alter Säugling

4. Echofreie intrakranielle Tumoren sind entweder Zysten, z. B. eine Cavum-septi-pellucidi-Zyste, eine Subarachnoidalzyste, oder zystische Strukturen nach Gewebeeinschmelzungen, aber auch größere Gefäßausweitungen, z. B. ein sog. Aneurysma der V. Galeni (Abb. 10.6). Hierbei müssen differentialdiagnostisch alle physiologischen und pathologischen Hohlraumbildungen des Gehirns berücksichtigt werden.

5. Sekundäre Tumorveränderungen, wie Hirnödem, Parenchymblutung, Nekrose und Kalkeinlagerung, sind wahrscheinlich für die sonographische Darstellbarkeit von besonderer Be-

deutung. Sie sind um so ausgeprägter, je höher die Wachstumspotenz des Tumors ist. Ausgedehnte Tumoren zeigen sonographisch ein buntes Bild; hochechogene Strukturen finden sich neben echofreien Arealen (Schweizerkäsemuster) (Abb. 10.3).

6. Indirekte sonographische Zeichen, die auf das Vorliegen eines Tumors deuten können, sind Verlagerungen der normalen Hirnstrukturen, z. B. des Interhemisphärenspaltes, der Fissura Sylvii, Asymmetrien und Konturunregelmäßigkeiten des Ventrikelsystems und ein sekundärer Hydrozephalus.

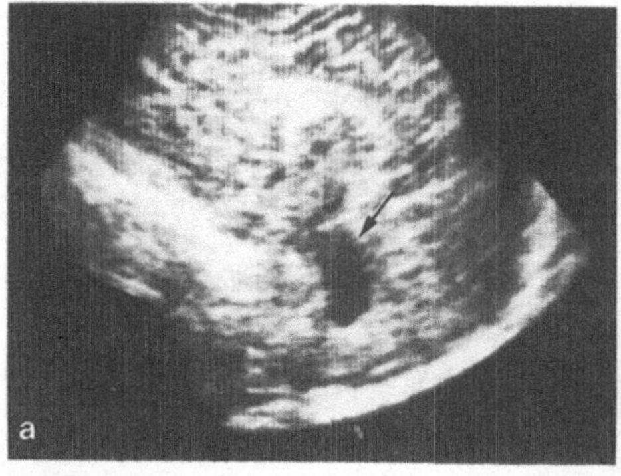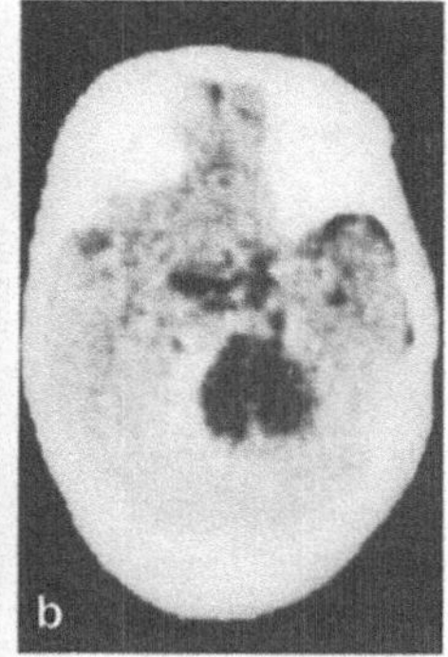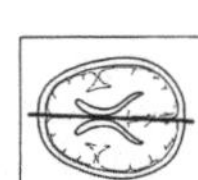

Abb. 10.6. a Kleinhirnangioblastom im Wurmbereich mit hämatinhaltiger Pseudozyste, Verdacht auf Lindau-Tumor (→). 6 Monate alter Säugling. **b** Computertomogramm des gleichen Patienten

7. Gefäßfehlbildungen, z. B. arteriovenöse Angiome und große Aneurysmen, können durch die gleichzeitige Registrierung ihres Blutflusses, ggf. auch der beteiligten Gefäße, mit der gepulsten Doppler-Sonographie identifiziert werden.

Intraoperativ kann mit einem nahfokussierten Schallkopf transdural eine gute Tumorlokalisation, z. B. von Metastasen und Astrozytomen, aber auch von Abszessen und Blutungen erfolgen. Diese Untersuchung ermöglicht eine bessere Planung und gezielteres, schonenderes therapeutisches Vorgehen.

Eine *postoperative* sonographische Verlaufsbeurteilung (Hydrozephalus, Subduralerguß, Rezidiv) kann nach osteoklastischer Operation durch die Knochenlücke durchgeführt werden.

Zusammenfassung

Die Schädelsonographie ist in der Diagnostik von Hirntumoren eine Vorfelduntersuchung. Bei klinischem Verdacht schließt ein negativer sonographischer Befund einen Tumor nicht mit Sicherheit aus. Neurochirurgische Eingriffe werden ohne eine vorher durchgeführte kraniale Computertomographie und/oder eine Angiographie auch in Zukunft nicht möglich sein.

Durch die steigende Frequenz der sonographischen Untersuchungen am Säuglingsschädel können Hirntumoren bereits in der symptomfreien Phase entdeckt werden. Jeder, der die Schädelsonographie durchführt, sollte die möglichen sonographischen Befunde eines Hirntumors kennen (Tabelle 10.1).

Tabelle 10.1. Sonographische Befunde bei Hirntumoren

Tumorart	Echogenität
Plexuspapillom	+ + +
Riesenzellastrozytom (z. B. bei der tuberösen Hirnsklerose)	+ + +
Meningiom	+ + +
Ependymom	+ + bis + + +
Metastase	− bis + +
Teratom	− bis + bis + + +
Neurofibrom	+ bis + +
Kraniopharyngeom	− bis + bis + + +
Pilozytisches Astrozytom	− bis +
Gangliogliom	+
Medulloblastom	− bis +
Arteriovenöse Malformationen	− bis + +
Aneurysma der V. Galeni	− (gepulste Doppler-Sonographie)

+ hohe, − niedrige Echogenität

Literatur

Rodemyer CR, Smith WL (1982) Diagnosis of a vein of Galen aneurysm by ultrasound. J Clin Ultrasound 10: 297–298

Rubin JM, Dohrmann GJ (1983) Intraoperative neurosurgical ultrasound in the localization and characterization of intracranial masses. Radiology 148: 519–524

Straßburg HM, Sauer M (1982) Morphologische Darstellung und Identifizierung eines Aneurysmas der Vena Galeni beim Säugling mit der Duplex-Scan-Technik. Klin Pädiat 194: 84–87

Straßburg HM, Sauer M, Weber S, Gilsbach J (1984) Ultrasonographic diagnosis of brain tumors in infancy. Pediatr Radiol 14: 284–287

Voigt K, Kendel K, Büdingen HJ, Freund H-J (1975) Zweidimensionale Ultraschall-Diagnostik von Hirntumoren und Subduralhämatomen mit dem elektronischen Sektor-Scan. Arch Psychiatr Nervenkr 220: 307–323

Nach der Verknöcherung des Schädels, insbesondere nach dem Verschluß der vorderen Fontanelle, ist mit den heute zur Verfügung stehenden Ultraschallgeräten eine B-Bilddarstellung intrakranieller Strukturen schwer möglich. Der Zeitpunkt der vollständigen Verknöcherung variiert bei gesunden Kindern zwischen 6 und 18 Monaten, wenn auch gelegentlich bis zum Ende des 2. Lebensjahres eine Untersuchung durchführbar ist. Nach dieser Zeit wird die Beurteilung des Hirngewebes mit Ultraschall nur noch selten und mit eingeschränkter Aussagekraft durchführbar sein. Besteht jedoch nach Durchführung einer Kraniotomie ein Kalottendefekt, so wird das Hirngewebe auch jenseits der Säuglingszeit der sonographischen Diagnostik wieder zugänglich. In den letzten Jahren berichteten mehrere Autoren kasuistisch über die Möglichkeit der zerebralen sonographischen Diagnostik (B-Bilddarstellung) durch Defekte der Kalotte nach Kraniotomie. Bereits Tanaka et al. (1965) konnten mit dem A-mode intraoperativ zerebrale Tumoren lokalisieren und charakterisieren. Hoffmann u. Landau berichteten 1975 erstmals über die B-Bildmethode in der Darstellung intrakranieller Veränderungen während der Gehirnoperation. Bei der sonographischen Untersuchung durch einen operativ geschaffenen Kalottendefekt ergeben sich 2 Einsatzmöglichkeiten.

Zum einen kann die sonographische Diagnostik bereits intraoperativ erfolgen. Für dieses Vorgehen ergeben sich verschiedene Indikationen: sonographisch gezielte Ventrikelpunktion zur Shuntanlage; dabei kann nicht nur der gewebeschonendste Zugang für die Implantation des zentralen Ventilschenkels gefunden werden, sondern auch die exakte Plazierung der Ventilspitze, beispielsweise in einer großen, zu shuntenden Dandy-Walker-Zyste. Bei der Operation zerebraler Tumoren ergibt sich die Möglichkeit der exakten Tumorlokalisation und damit der intraoperativen Optimierung des Zugangswegs unter weitestgehender Schonung des gesunden Hirngewebes. Gleichzeitig kann

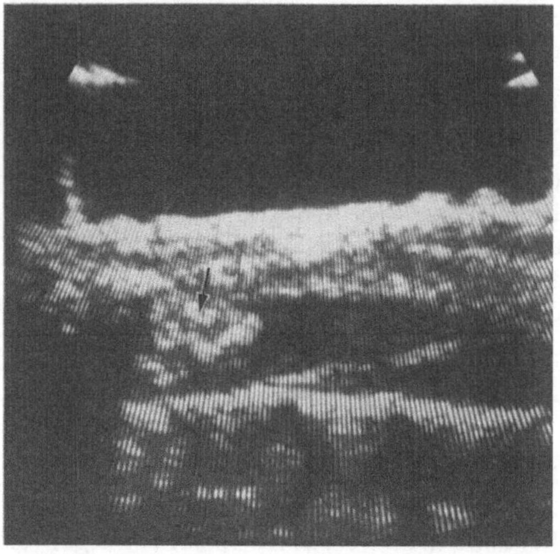

Abb. 11.1. Sonographische Untersuchung des Spinalkanals bei einem 12 Jahre alten Jungen (Längsschnitt). Zustand nach Operation eines Medulloblastoms. Echoreiche, im Rückenmark gelegene, scharfrandig abgrenzbare Zone der Metastase (→). Zustand nach Operation der lokalen Metastase und partieller Entfernung

eine weitere Information über die Tumorinfiltration gewonnen werden. Bei der intraoperativen Ultraschalluntersuchung wird der Schallkopf mit sterilem, gewebeverträglichem Gel bzw. mittels einer Folie der Gehirnoberfläche direkt angekoppelt.

Bei postoperativ bestehendem Knochendefekt wird eine sonographische Verlaufsuntersuchung möglich (Abb. 11.2). Die Anwendung der Sonographie in dieser postoperativen Phase ist von der Größe des knöchernen Defektes abhängig. Leider kann auch bei größeren osteoklastischen Defekten eine Ossifizierung der Dura, die nicht selten nach ca. 2–3 Jahren eintritt, den Zugangsweg für die sonographische Untersuchung wieder verschließen. Dies betrifft aber nicht die besonders wichtige Zeit der frühen postoperativen Verlaufskontrollen. Hierdurch können die Abstände zwischen den computertomographischen Untersuchungen verlängert werden. Die Knochendefekte ermöglichen je nach Lokalisation – oft in der hinteren Schädelgrube – eine dem Computertomogramm ähnliche Schnittführung.

Sowohl bei der intraoperativen Diagnostik an der freigelegten Gehirnoberfläche als auch bei der postoperativen Untersuchung ergibt sich durch die kurze Distanz vom Applikator zum interessierenden Gewebebereich eine besondere Problematik in der Nahfeldbeurteilung. Der Einsatz einer Wasservorlaufstrecke zur Ausblendung des Nahfeldbereichs kann sich als sinnvoll erweisen. Mit dieser Technik kann auch die bei den heute gebräuchlichen Ultraschallgeräten mögliche Nahfeldfokussierung weiter in der Abbildungsqualität verbessert werden. Schallfrequenzen zwischen 3,5 bis 7,5 MHz erlauben eine ausreichend genaue Gewebedifferenzierung. Wie auch bei der sonographischen Diagnostik des Säuglingsgehirns durch die große Fontanelle, muß auch hier berücksichtigt werden, daß besonders für eine ausreichende Darstellung der applikatorfernen Strukturen eine ausreichende Schallintensität eingesetzt wird. Insbesondere muß auch der dem Knochen anliegende Anteil des

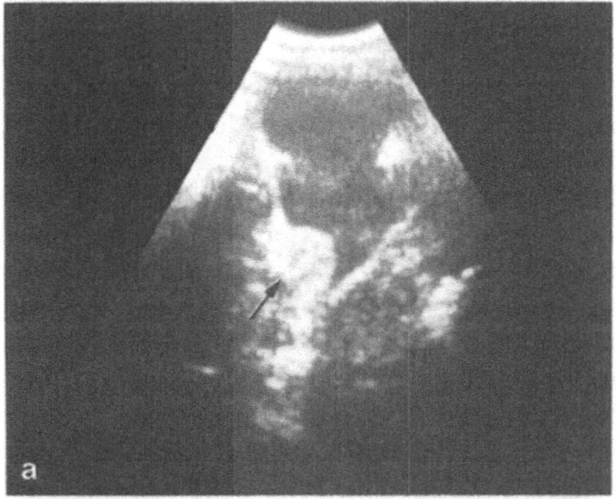
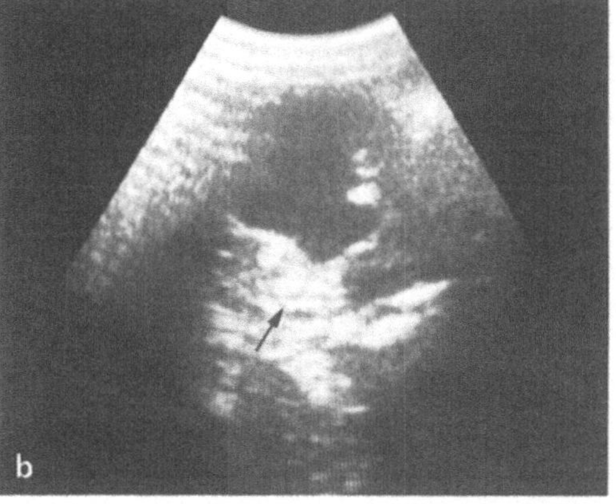

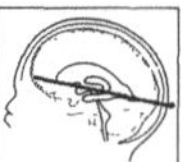
Abb. 11.3 a, b. 9 Jahre alter Junge mit Tumor der hinteren Schädelgrube (Astrozytom). Sonographischer Nachweis des Rezidivs im Bereich der Operationshöhle (→). Scharfrandig in das Lumen der OP-Höhle vorspringende echoreiche Zone des Tumors. Unscharfe Begrenzung gegenüber dem Hirnparenchym

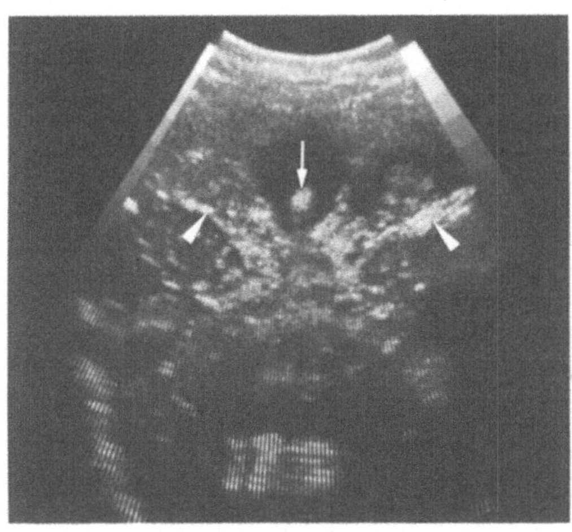

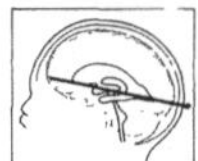
Abb. 11.2. 6 Jahre altes Mädchen mit Zustand nach Operation eines Medulloblastoms. Sonographie durch den Kalottendefekt der hinteren Schädelgrube. Abgrenzbarer, scharfrandig begrenzter Op-Defekt im Bereich des Cerebellums und des IV. Ventrikels. Punktförmige echoreiche Zone der Ventrikeldrainage (→). Scharfrandig abgrenzbares Tentorium (▶)

Gehirns ausreichend verstärkt werden, um eine zuverlässige Beurteilung zu ermöglichen.

Bei kleineren osteoklastischen Defekten der Kalotte ermöglicht nur die Verwendung eines Sektorscanners einen ausreichend großen Bildausschnitt darzustellen, um eine topographische Orientierung zu ermöglichen. Auch hier gilt, daß die topographische Orientierung sich an den einfach zu identifizierenden Leitstrukturen (Falx, Ventrikelsystem, vordere, mittlere und hintere Schädelgrube) orientiert.

Die sonographischen Kriterien in der Beurteilung intrakranieller Tumoren entsprechen den im Kap. 10 bei Säuglingen beschriebenen. In gleicher Weise gilt dies für die Beurteilungskriterien der Ventrikelweite (s. Kap. 6).

Die postoperative zerebrale Sonographie muß berücksichtigen, daß durch die häufig ausgedehnten Veränderungen der anatomischen Struktur eine Standardisierung der Schnittebenen nicht in gleicher Weise wie bei Neugeborenen oder Säuglingen gelingt. Im postoperativen Verlauf lassen sich die Defekte des Parenchyms nach Tumorentfernung exakt abgrenzen, da sie in der Regel als liquorgefüllte Hohlräume und damit als echofrei imponieren (Abb. 11.2).

Die Schädelsonographie durch einen osteoklastischen Kalottendefekt kann die Computertomographie des Schädels nicht ersetzen jedoch insbesondere im postoperativen Verlauf sinnvoll ergänzen. Der Vorteil der Sonographie liegt in einer risikolosen, engmaschigen Kontrolle des Lokalbefundes und der frühzeitigen Diagnose möglicher Komplikationen, wie postoperativ auftretende Blutungen, chronischer Subduralerguß oder auch ein lokales Tumorrezidiv (Abb. 11.3). Ein besonderer Stellenwert kommt der Überwachung der Ventrikelweite zu, da sich aufgrund des Tumors oder sekundär nach Blutung im Ventrikelsystem ein sekundärer Hydrocephalus occlusus ausbilden kann.

Literatur

Gooding GAW, Boggan JE, Bank WO, Beglin B, Edwards MSB (1981) Sonography of the adult brain through surgical defects. AJNR 2: 449–452

Hoffmann RB, Landau B (1975) Ultrasound B-scan imaging of an intracranial lesion through a postoperative bone flap defect. J Clin Ultrasound 4: 125–127

Ramm OT von, Smith SW, Kisslo JA (1978) Ultrasound tomography of the adult brain. Ultrasound Med Biol 4: 261–263

Smith WL, Menezes A, Franken EA (1983) Cranial ultrasound in the diagnosis of malignant brain tumors. J Clin Ultrasound 11: 97–100

Tanaka K, Ito K, Wagai T (1965) The localization of brain tumors by ultrasonic techniques. J Neurosurg 23: 135–147

12 Ultraschallgezielte Punktionen

Punktionen des Liquorraumes im Neugeborenen- und Säuglingsalter werden gewöhnlich über den lumbalen oder okzipitalen Weg vorgenommen. In seltenen Fällen kann die direkte Punktion der Ventrikelräume angezeigt sein. Derartiges Vorgehen wird erforderlich für die Implantation einer offenen Ventrikeldrainage bei Hydrocephalus internus. Um solche Eingriffe vornehmen zu können, ist zunächst die bestmögliche Injektions- oder Implantationsstelle sowie der sicherste Punktionsweg zu bestimmen. Im Aufsuchen des sichersten Zugangs zum vergrößerten Ventrikelsystem oder einer intrakraniellen Raumforderung kann die Sonographie ebenso eingesetzt werden wie für die gezielte Überwachung und Steuerung der Punktion (Abb. 12.1). Ziel der Serienpunktionen des Liquorraumes von lumbal oder okzipital ist die Erhöhung des Liquorflusses durch Ablassen einer größeren Menge Liquor cerebrospinalis. Die Indikation zu derartigen Maßnahmen ist beim posthämorrhagischen Hydrocephalus internus im Neugeborenenalter gegeben. In mehr als 70% der auf diese Weise behandelten Fälle entwickelt sich ein Gleichgewicht mit ausbleibender Progredienz der Ventrikelweite. Da der posthämorrhagische Hydrocephalus internus die häufigste Folge und potentielle Ursache der signifikant erhöhten Morbidität nach Hirnblutung darstellt, ist die frühzeitige Aufdeckung erforderlich. Sonographisch kann die Ventrikelweite vor und nach der lumbalen oder okzipitalen Punktion festgestellt werden und damit ein Anzeichen für noch bestehende oder wieder in Gang gekommene Zirkulation zwischen internen und externen Liquorräumen liefern. Um sonographisch meßbare Ergebnisse zu erzielen, müssen über einen Zeitraum von einigen Minuten mindestens 5 cm³ Liquor abgelassen werden. Die Kontrolluntersuchung zur Verifizierung der Abnahme der Ventrikelweite sollte im Abstand von ca. 30–60 min erfolgen.

Bei verdrängenden intrakraniellen Tumoren oder nach Obstruktion des Ventrikelsystems

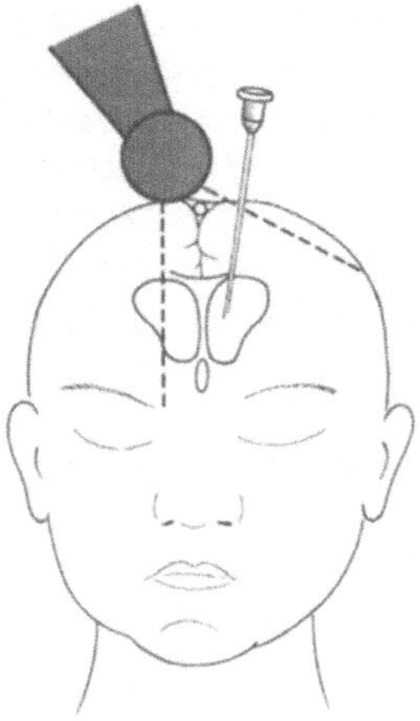

Abb. 12.1. Schematische Darstellung des Schallkopfes zur Überprüfung der Nadelführung bei einer Ventrikelpunktion über die Fontanelle

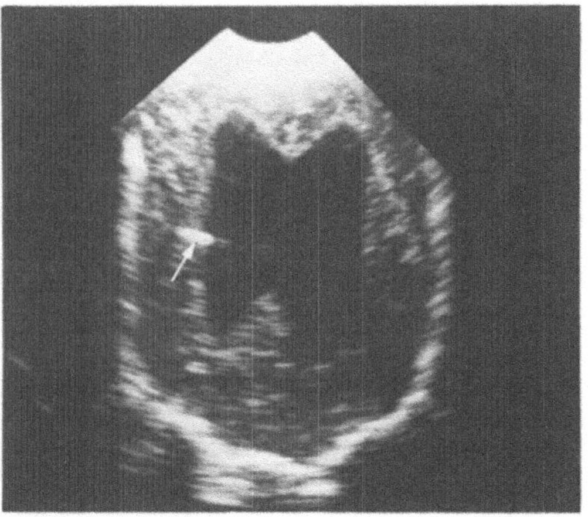
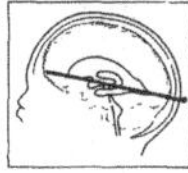

Abb. 12.2. 2 Wochen altes Neugeborenes, Nadelpunktion eines Hydrocephalus internus, Nadelspitze im Ventrikellumen (→)

anderer Genese können direkte Ventrikelpunktionen zur Druckentlastung vorgenommen werden. In diesen Fällen gelingt es unter Ultraschallkontrolle, den Katheter oder eine Punktionsnadel exakt zu plazieren. Nadel und Katheter können im sonographischen Bild als schmale echoreiche Linie mit dorsalem Schallauslöschphänomen erkannt werden (Abb. 12.2). Der kontinuierliche oder phasenweise Liquorablauf über eine offene Ventrikeldrainage wird durch die Bestimmung der Ventrikelgröße überwacht. Verschiedene Techniken der Punktion sind gebräuchlich. In jedem Fall sollte zuvor Lokalisation und Verlauf des Sinus sagittalis superior bestimmt werden, um fatale Folgen zu vermeiden. Als Punktionsstelle eignet sich der laterale Rand der vorderen Fontanelle (Abb. 12.1).

Stark erhöhter intraventrikulärer Druck kann bei ungenügender Sorgfalt (Hautverschiebung über der Kalotte vor Einstich) zu einem Liquorübertritt in den Stichkanal und zur Fistelbildung führen. Das Vordringen des Liquors in den Stichkanal kann sonographisch festgestellt werden. Zudem werden Komplikationen durch die Punktion, wie Einblutungen in das Ventrikelsystem, sonographisch erkannt.

Literatur

Mantovani JF, Pasternak JF, Mathew OP, Allan WC, Mills MT, Casper J, Volpe JJ (1980) Failure of daily lumbar punctures to prevent the development of hydrocephalus following intraventricular hemorrhage. J Pediatr 97: 278–281

Papile L, Burstein J, Burstein R, Koffler H, Koops BL, Johnson JD (1980) Posthemorrhagic hydrocephalus in low-birth-weight infants: Treatment by serial lumbar puncture. J Pediatr 97: 273–277

Shkolnik A, McLone DG (1982) Intra-operative real-time ultrasonic guidance of intracranial shunt tube placement in infants. Radiology 144: 573–576

13 Klinische Anwendung der Doppler-sonographischen Registrierung intrakranieller Gefäße

Die Grundlagen der Doppler-Sonographie werden in Kap.1 behandelt. Die Doppler-Sonographische Untersuchung *extrakranieller* Gefäße wurde in umfangreichen Monographien, auch mit spezieller Berücksichtigung der Besonderheiten bei Kindern, zusammengestellt.

13.1 Continuous-Wave-Methode

Bei Anwendung einer kontinuierlich aussendenden Schallquelle (continuous wave = cw-Methode) ist am Säuglingsschädel Doppler-sonographisch nur die A. cerebri anterior im Bereich des Balkenknies von der vorderen Fontanelle aus sinnvoll zu registrieren, zumal bei der cw-Methode in der Regel keine gleichzeitige morphologische Darstellung erfolgt. Obwohl auch Signale anderer Hirnarterien Doppler-sonographisch empfangen werden können, ist nur hier die Erfassung einer in ihrem Verlauf bekannten Arterie in einem annähernd konstanten Winkel möglich.

Technik: Die Sonde wird etwas lateral der Medianebene auf der vorderen Fontanelle plaziert und der Schallstrahl in der Sagittalebene um 30°–40° nach ventral gekippt. Unter akustischer Kontrolle wird so ein maximales Doppler-Signal des Blutflusses der A. cerebri anterior registriert. Eine regelrechte Technik vorausgesetzt, besteht normalerweise kein Unterschied zwischen der rechten und linken A. cerebri anterior; bei einem ruhigen Säugling kann nahezu immer eine stabile Doppler-sonographische Registrierung erfolgen. Die registrierten Signale werden v. a. zur Beurteilung der hämodynamischen Gesamtsituation der Hirndurchblutung angewendet (Abb. 13.1 und 13.2).

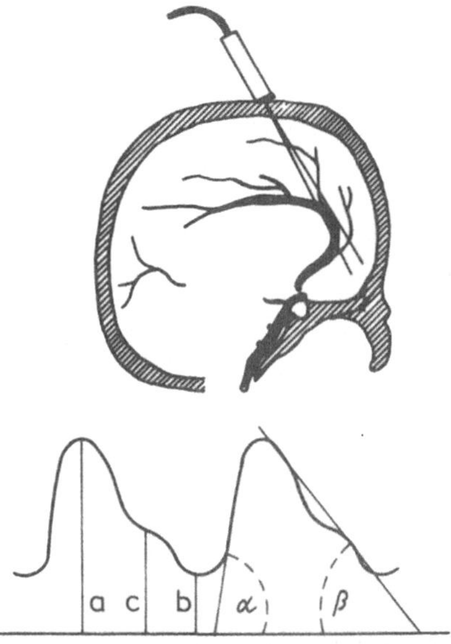

Abb. 13.1. Schematische Darstellung des Verlaufs der intrakraniellen Arterien in der Sagittalebene. Bei Kippen des Schallstrahls nach ventral wird die A. cerebri anterior am Balkenknie in einem Winkel von 40°–60° beschallt. Parameter des Doppler-Summen-Signals: *a* systolische Amplitude, *b* diastolische Amplitude, *c* Amplitude der dikroten Welle, *α* systolischer Anstieg, *β* diastolischer Abfall

13.2 Gepulste Methode

Mit der gepulsten Doppler-Sonographie ist unter günstigen Bedingungen und simultaner morphologischer Darstellung (Duplexscantechnik) jede größere intrakranielle Arterie in ihrem Verlauf zu registrieren (Abb. 13.3). Eine definierte Winkelbestimmung zwischen Gefäß und Schallstrahl ist jedoch nur bei den Arterien der Sagittalebene, d.h. den beiden Aa. cerebri anteriores und der A. basilaris über dem Clivus möglich. Von der vorderen Fontanelle aus sind die Gefäße des Circulus arteriosus cerebri, die Aa. cerebri mediae und die Aa. cerebri posteriores nur qualitativ zu erfassen.
Die gepulste Methode ermöglicht v. a. die

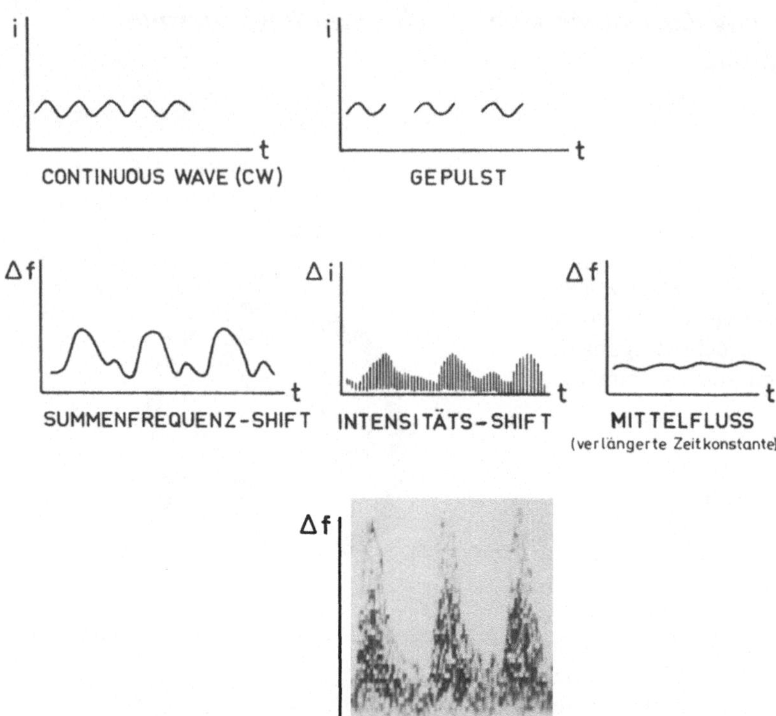

Abb. 13.2. Schematische Darstellung von kontinuierlicher und gepulster Schallaussendung, Summenfrequenz- und Intensitätsshift sowie Doppler-sonographischem Mittelfluß und der raschen Frequenzspektralanalyse nach Fourier *(unten Mitte)* der A. cerebri anterior

Doppler-sonographische Registrierung des Blutflusses in einem definierten Areal. So kann eine lokale Durchblutungsänderung, z. B. bei einer Stenose, bei einer Ischämie oder einer arteriovenösen Malformation, erfaßt werden.

13.3 Pulsatility Index (PI)

Verschiedene Parameter des Doppler-sonographischen Signals können zu seiner Beschreibung herangezogen werden; beim üblicherweise registrierten Summenfrequenzshift in erster Linie die Amplitude in der Systole und der Diastole, daneben die Winkel des systolischen Anstiegs und diastolischen Abfalls sowie die Amplitude der sog. dikroten Welle. Unter dem Pulsatility Index verstehen wir nach Bada:

$$PI = \frac{\text{systolische Amplitude} - \text{diastolische Amplitude}}{\text{systolische Amplitude}}.$$

Ein niedriger PI-Wert spricht für einen hohen Blutfluß in der Diastole, das Umgekehrte gilt für einen erhöhten PI. Mit der cw-Doppler-Sonographie wurden beim gesunden reifen Neugeborenen PI-Werte zwischen 0,6 und 0,7 registriert. Mit der gepulsten Methode sind die PI-Werte in der Regel aus methodischen Gründen etwas höher (Abb. 13.4).
Änderungen des PI sind nicht nur abhängig von der angewendeten Doppler-sonographischen Methode, sondern auch von verschiedenen anderen technischen und hämodynamischen Faktoren, die in der Tabelle 13.1 aufgelistet sind. So tritt eine PI-Erhöhung infolge einer Vasokonstriktion bei Hyperventilation und intrakranieller Druckerhöhung auf, besonders ausgeprägt jedoch nach ausgedehnteren Hirnblutungen. Ein offener Ductus Botalli kann durch Störung der Windkesselfunktion der Aorta einen retrograden Blutfluß der A. cerebri anterior in der Diastole verursachen. Eine

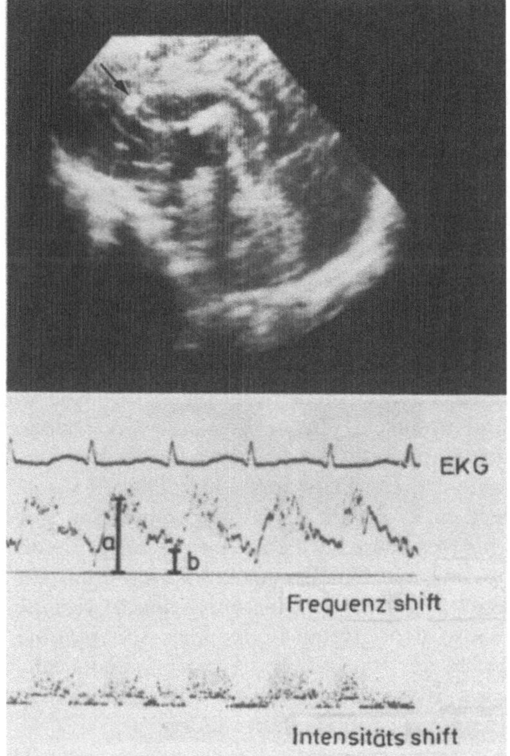

Abb. 13.3. Gepulste Doppler-Sonographie der A. cerebri anterior am Balkenknie (→) mit Frequenz- und Intensitätsshift. *a* Maximale und *b* minimale Amplitudenhöhe

PI-Erniedrigung findet sich v. a. bei der Hyperkapnie, z. B. bei Ateminsuffizienz infolge eines Atemnotsyndroms, besonders beim Pneumothorax, bei erhöhtem zentralvenösem Druck, in der Initialphase der Gefäßkongestion beim Hirnödem, aber auch infolge der entzündungsbedingten Weitstellung der Endstrombahn bei einer Enzephalitis oder Meningitis. Rasche Änderungen des systolischen und diastolischen Flußverhaltens lassen sich bei Gabe von Plasmaexpandern und bei Anwendung von Medikamenten mit Einfluß auf die Gefäßlumina (z. B. Nitroprussidnatrium) nachweisen. Auch eine vermehrte Auswurfleistung des Herzens führt zu Änderungen des PI. Letztlich bedeutet jede Manipulation, wie Umlagerung oder tracheales Absaugen, beim Frühgeborenen eine zerebrale Durchblutungsänderung, die Doppler-sonographisch eindeutig zu erkennen ist.

Nach der Hypothese von Lou et al. (1979) ist eine Störung der Autoregulation der zerebralen Arteriendurchblutung eine wesentliche Ursache der intrakraniellen Blutungen bei Frühgeborenen. Eine Vermehrung der Durchblutung (niedriger PI) bedeutet beim Frühgeborenen eine erhöhte Gefahr der Ruptur von fragilen Endgefäßen, besonders im Bereich des Stratum germinativum. Eine PI-Erhöhung infolge einer Vasokonstriktion kann auf eine lokale Ischämie mit erhöhter Gefahr einer sekundären

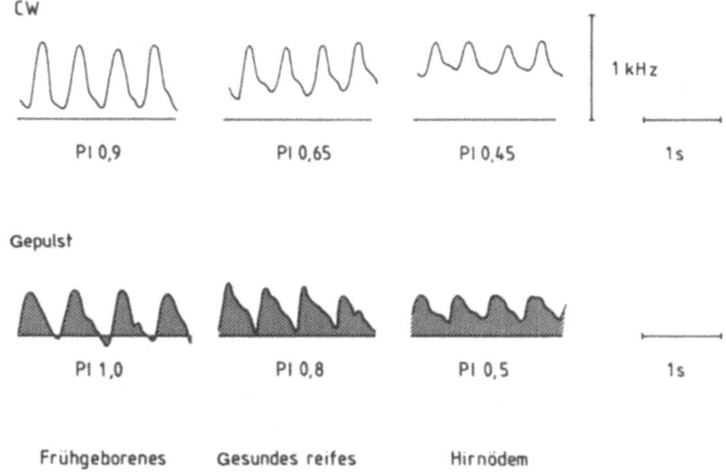

Abb. 13.4. PI bei Frühgeborenem, reifem Neugeborenen und Säugling mit Hirnödem mit der cw- und der gepulsten Methode

Tabelle 13.1. Änderungen des PI der A. cerebri anterior beim Säugling

Erhöhung des PI	Erniedrigung des PI
1. Periphere Vasokonstriktion, z. B.: – Hyperventilation – erhöhter intrakranieller Druck – ausgedehntere Hirnblutung	1. Periphere Vasodilatation, z. B.: – Hypoventilation – beginnendes Hirnödem (Gefäßkongestion) – Meningitis-Enzephalitis – Muskelrelaxation – generalisierter Krampfanfall
2. Störung der Windkesselfunktion der Aorta, z. B.: – offener Ductus Botalli	2. Erhöhter zentralvenöser Druck: – tracheales Absaugen – Husten – Pneumothorax – Rechtsherzinsuffizienz
3. Verminderte Fließeigenschaft des Blutes, z. B.: – Polyglobulie mit einem Hämatokrit >70%	3. Arteriovenöse Gefäßmalformationen, z. B.: – V Galeni-Aneurysma – Stealing-Mechanismus bei a. v.-Shunt
4. Vermehrter kardialer Auswurf, z. B.: – arterielle Blutdrucksteigerung – intravasale Volumenvermehrung – Herzrhythmusstörung	4. Technisch bedingt, z. B.: – nicht optimale Gefäßdurchschallung – nicht optimaler Beschallungswinkel
5. Technisch bedingt, z. B.: – gepulste Methode – niedrige Ultraschallfrequenz	

Blutung hinweisen. Hingegen erlaubt der isolierte Befund eines hohen PI allein nicht, wie ursprünglich angenommen, eine intrakranielle Blutung zu diagnostizieren. Nach Volpe et al. (1982) findet sich vor einer Frühgeborenen-Hirnblutung häufig ein auffallend wechselnder PI. Die Doppler-sonographischen Befunde unterstreichen jedoch die Notwendigkeit einer möglichst sorgsamen Handhabung unreifer Frühgeborener gerade in den ersten Lebenstagen, um Hirnschädigungen zu vermeiden.

13.4 Frequenzspektralanalyse

In Zukunft wird v. a. eine Beschreibung und evtl. auch quantitative Erfassung des Blutflusses mit Hilfe der raschen Frequenzspektralanalyse nach Fourier eine Verbesserung der intrakraniellen Doppler-sonographischen Durchblutungsdiagnostik beim Säugling ermöglichen. Vorteilhaft ist hierbei die simultane Darstellung aller Differenzfrequenzen und ihrer Intensitäten. Dies ist sowohl mit der cw- als auch mit der gepulsten Methode möglich. Besonders gut können hiermit die Durchblutungscharakteristika verschiedener Arterien und unterschiedlicher Zustände des Probanden dargestellt werden, ebenso werden Artefakte früher erkannt (Abb. 13.1, 13.4, 13.5).

Seit ca. 2 Jahren wird die Doppler-Sonographie vermehrt bei neurochirurgischen Gefäßoperationen (Aneurysmen, Anastomosen) eingesetzt. Außerdem kann durch neuentwickelte, relativ niedrigfrequente Doppler-Sonographiegeräte der Blutfluß der A. cerebri media auch beim Erwachsenen durch den Knochen der Temporalschuppe erfaßt werden.

13.5 Zusammenfassung

Die doppler-sonographische Untersuchung intrakranieller Gefäße beim Säugling, insbesondere der A. cerebri anterior, erlaubt einen Einblick in die vielfältige Dynamik der zerebralen Durchblutung. Viele Variablen können die Summenfrequenzkurven beeinflussen; der PI allein ist für die Diagnosestellung einer Hirnblutung nicht geeignet.

Die Sonographie ist zum Nachweis intrakranieller Blutungen heute eine anerkannte Methode. Wesentlich für die Prognose des Säuglings ist aber nicht die Blutung als solche, sondern das gesamte Ausmaß der Hirnparenchymschädigung. Hierbei spielen hämodynamische Aspekte, insbesondere Ischämien und konsekutive Hypoxie, eine wesentliche Rolle. Möglicherweise kann die erweiterte Anwendung der Doppler-Sonographie sowohl für die Kenntnis über die Hirnblutung als auch über die zerebrale Ischämie noch wesentliche Beiträge liefern.

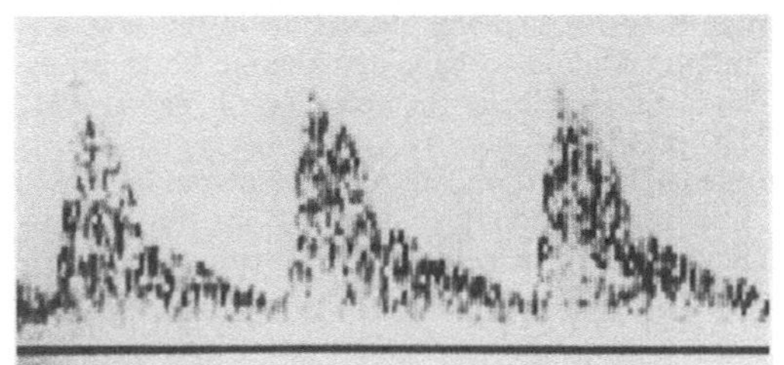

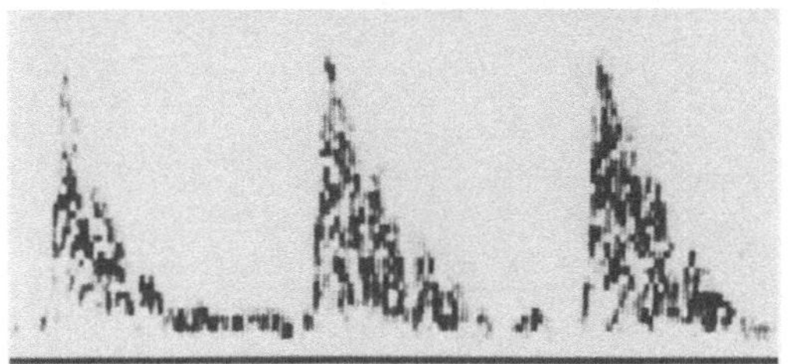

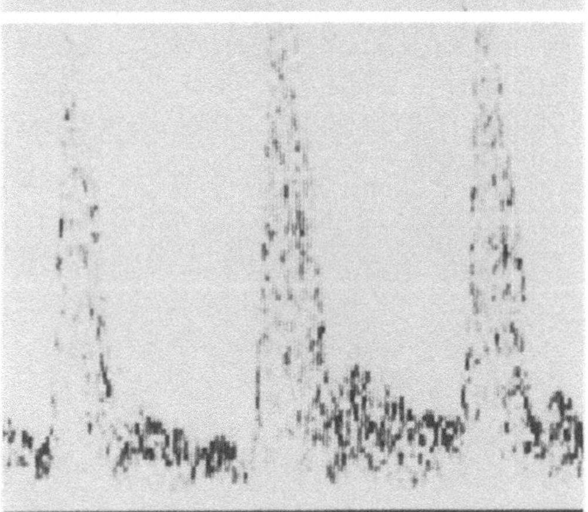

Abb. 13.5. Frequenzspektralanalyse der A. cerebri anterior *(oben),* der A. carotis communis *(Mitte)* und der A. femoralis *(unten)* bei einem reifen, 4 Wochen alten Säugling

Literatur

Bada HS, Hajjar W, Chua C, Sumner DS (1979) Noninvasive diagnosis of neonatal asphyxia and intraventricular hemorrhage by Doppler ultrasound. J Pediatr 95: 775–779

Bada HS, Miller JE, Menke JA et al. (1982) Intracranial pressure and cerebral arterial pulsatile flow measurements in neonatal intraventricular hemorrhage. J Pediatr 100: 291–296

Bejar R, Merritt TA, Coen RW, Manning F, Gluck L (1982) Pulsatility index, patent ductus arteriosus, and brain damage. Pediatrics 69: 818–822

Büdingen HJ, Reutern GM von, Freund HJ (1982) Doppler-Sonographie der extrakraniellen Hirnarterien. Thieme, Stuttgart

Daven JR, Milstein JM, Guthrie RD (1983) Cerebral vascular resistance in premature infants. Am J Dis Child 137: 328–332

Hill A, Volpe JJ (1982) Decrease in pulsatile flow in the anterior cerebral arteries in infantile hydrocephalus. Pediatrics 69: 4–7

Hill A, Perlman JM, Volpe JJ (1982) Relationship of pneumothorax to the occurence of intraventricular hemorrhage in the preterm newborn. Pediatrics 69: 144–149

Keller HM, Boltshauser E, Imhof HG, Valavanis A, Isler W (1982) Cerebrovascular Doppler-ultrasound examination in children: Principles, indication and findings. Neuropediatrics 13: 142–151

Kriessmann A, Bollinger A (1978) Ultraschall-Doppler-Diagnostik in der Angiologie. Thieme, Stuttgart

Lou HC, Lassen NA, Friis-Hansen B (1979) Impaired autoregulation of cerebral blood flow in the distressed newborn infant. J Pediatr 94: 118–121

Martin CG, Snider AR, Katz SM, Peabody JL, Brady JP (1982) Abnormal cerebral blood flow patterns in preterm infants with large patent ductus arteriosus. J Pediatr 101: 587–593

Mullaart RA, Daniels O, Hopman JCW et al. (1982) Ultrasound detection of congenital arteriovenous aneurysm of the great cerebral vein of Galen. Eur J Pediatr 139: 195–198

Perlman JM, Volpe JJ (1982) Cerebral blood flow velocity in relation to intraventricular hemorrhage in the premature newborn infant. J Pediatr 100: 956–959

Perlman MJ, Hill A, Volpe JJ (1981) The effect of patent ductus arteriosus on flow velocity in the anterior cerebral arteries: Ductal steal in the premature newborn infant. J Pediatr 99: 767–771

Pourcelot L (1975) Applications cliniques de l'examen Doppler transcutane. In: Péronneau P (ed) Vélocimetrie ultrasonore Doppler. INSERM, Paris, p 213

Sivakoff M, Nouri S (1982) Diagnosis of vein of Galen arteriovenous malformation by two-dimensional ultrasound and pulsed Doppler method. Pediatrics 69: 84–86

Straßburg HM, Niederhoff H, Sauer M (1982) Die Dopplersonographische Registrierung der Durchblutung intrakranieller Gefäße beim Säugling. Monatsschr Kinderheilkd 130: 608–612

Straßburg HM (1983) Dopplersonographische Diagnostik intrakranieller Blutungen beim Neugeborenen. In: Haller U, Wille E (Hrsg) Diagnostik intrakranieller Blutungen beim Neugeborenen. Springer, Berlin Heidelberg New York Tokyo, S 33–47

Volpe JJ (1979) Cerebral blood flow in the newborn infant: relation to hypoxic-ischemic brain injury and periventricular hemorrhage. J Pediatr 94: 170–173

Volpe JJ, Perlman JM, Hill A, McMenamin JB (1982) Cerebral blood flow velocity in the human newborn: the value of its determination. Pediatrics 70: 147–152

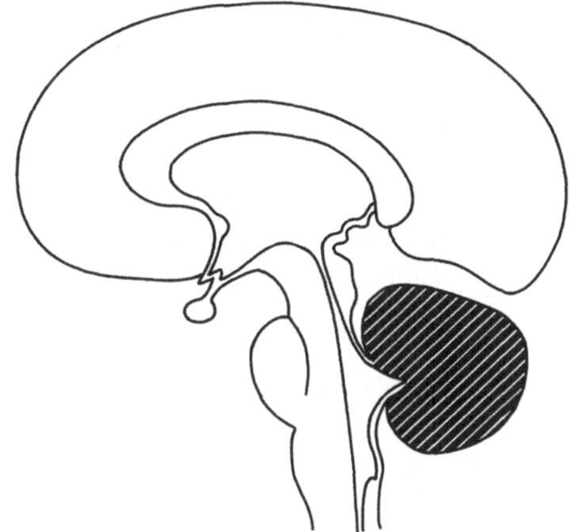

GA	Gew.	ZWG	GA	Gew.	ZWG
26	600	0,75	34	1,900	2,66
27	720	1,26	34½	2,240	2,82
27½	775	1,29	34½	2,120	2,88
27½	800	1,30	35	2,050	2,97
28	820	1,30	35½	2,220	3,18
28½	830	1,62	37	2,700	3,73
28½	900	1,58	38	2,925	3,56
29	1,212	1,46	38	2,750	3,40
30	1,200	2,02	38½	2,840	3,98
30	1,465	1,81	38½	2,809	3,82
32	1,580	2,41	39½	3,170	4,04
32	1,590	2,45	40	3,300	3,83
32½	1,560	2,66	40	3,300	3,58
32½	1,800	2,16	40½	3,150	4,02
32½	1,590	2,24	40½	3,330	3,88
33	1,900	2,47	41	3,680	4,06
33	1,950	2,67	42	3,270	4,74
33	1,950	2,51			

Abb. 14.1. *Links:* Ellipsoidkonfiguration des Kleinhirns in der Region des Wurmes *(schraffiert),* schematisch dargestellt in der mittleren sagittalen Schnittebene. *Rechts:* Mittelwerte der Flächenmessungen des Kleinhirns in der mittleren sagittalen Schnittebene bei Frühgeborenen und reifen Neugeborenen. Tabellarisch aufgetragen sind Gestationsalter *(GA),* Körpergewicht *(Gew)* und zentrale Wurmgröße *(ZWG).* (Nach Birnholz 1982)

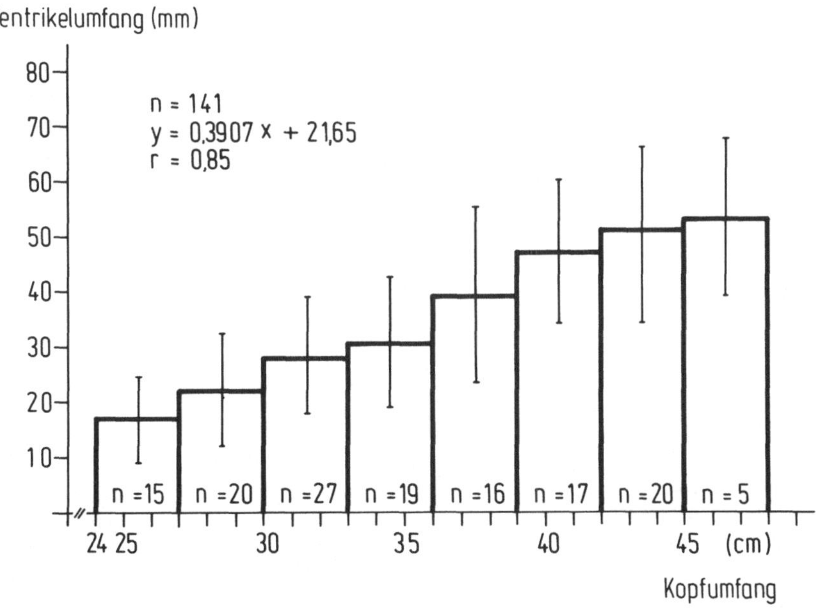

Abb. 14.2. Mittelwerte und Standardabweichungen der Umfangmessung eines Seitenventrikels in der koronaren Schnittebene bezogen auf den Kopfumfang innerhalb des ersten Lebensjahres. (Nach Dittrich et al. 1983)

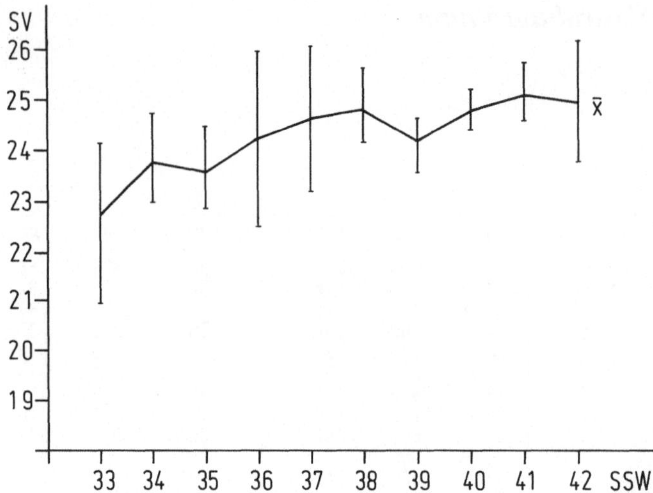

Abb. 14.3. Mittelwerte und Konfidenzintervalle der Seitenventrikelgesamtdurchmesser (SV in mm) bezogen auf die Schwangerschaftswoche *(SSW)*. (Aus Laub und Alberti 1984)

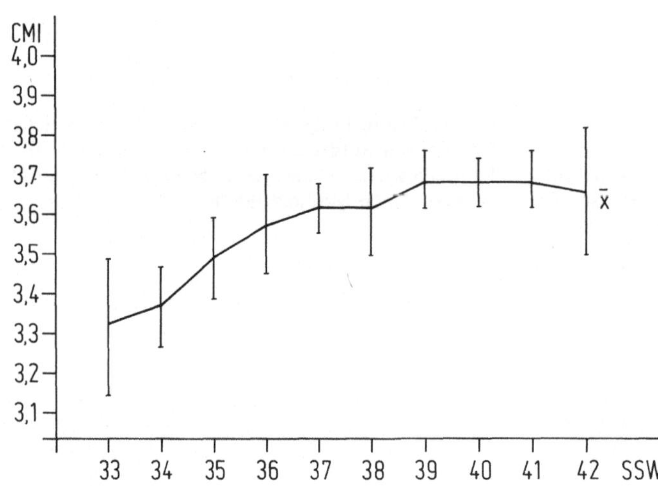

Abb. 14.4. Mittelwerte und Konfidenzintervalle des Cella-Media-Index *(CMI)* in Bezug auf die Schwangerschaftswoche *(SSW)*. (Aus Laub und Alberti 1984)

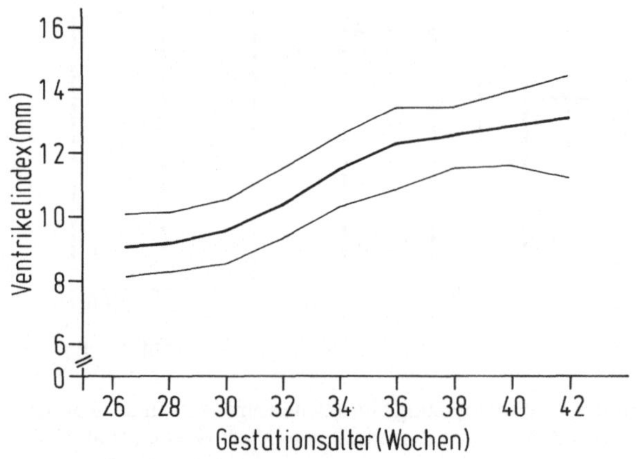

Abb. 14.5. Querschnittskurve des Ventrikelindex, entsprechend der Streckenmessung zwischen Falx cerebri und lateraler Begrenzung eines Seitenventrikels. Aufgetragen sind die 3., 50. und 97. Percentile mit geglättetem Kurvenverlauf. (Nach Levene 1981)

Literatur

Birnholz JC (1982) Newborn cerebellar size. Pediatrics 70: 284–287
Dittrich M, Dinkel E, Peters H (1983) Sonographische Diagnostik und Verlaufsbeurteilung der Hirnblutung bei Risikoneugeborenen. In: Haller U, Wille L (Hrsg) Diagnostik intrakranieller Blutungen beim Neugeborenen. Springer, Berlin Heidelberg New York, S.95–104
Laub MC, Alberti P (1984) Ultraschallechographie (A-Scan) der Hirnventrikel bei Neugeborenen: Beziehungen zum Reifegrad und klinische Bedeutung. Pädiat Pädol 19: 145–151
Levene MI (1981) Measurement of the growth of the lateral ventricles in preterm infants with real-time ultrasound. Arch Dis Child 56: 900–904